SEGREDOS DA GORDINHA FELIZ

Dados Internacionais de Catalogação na Publicação (CIP)
(Câmara Brasileira do Livro, SP, Brasil)

Shanker, Wendy
    Segredos da gordinha feliz / Wendy Shanker ; tradução Marisa de Menezes de Assis Gomes. -- Campinas, SP : Verus Editora, 2007.

    Título original: The fat girl's guide to life
    ISBN 978-85-7686-028-0

    1. Comedores compulsivos 2. Mulheres obesas 3. Mulheres - Saúde e higiene 4. Obesidade - Aspectos psicológicos I. Título.

07-7920   CDD-155.916

Índices para catálogo sistemático:
1. Mulheres obesas : Aspectos psicológicos   155.916

WENDY SHANKER

SEGREDOS DA
gordinha
feliz

Tradução
Marisa de Menezes de Assis Gomes

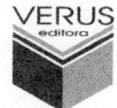

Título original
The Fat Girl's Guide to Life

Copidesque
Ana Paula Gomes

Revisão
Carlos Eduardo Sigrist

Capa e projeto gráfico
André S. Tavares da Silva

Copyright © 2004 by Wendy Shanker

Todos os direitos reservados, no Brasil, por Verus Editora. Nenhuma parte desta obra pode ser reproduzida ou transmitida por qualquer forma e/ou quaisquer meios (eletrônico ou mecânico, incluindo fotocópia e gravação) ou arquivada em qualquer sistema ou banco de dados sem permissão escrita da editora.

VERUS EDITORA LTDA.
Av. Brasil, 1999, Jd. Chapadão
13070-178 - Campinas/SP - Brasil
Fone/Fax: (19) 4009-6868
verus@veruseditora.com.br
www.veruseditora.com.br

Faça a sua escolha. Você está preparada para ser forte?
— *Buffy, a caça-vampiros*

Agradecimentos

Sou muito grata:

Pelo amor que tenho recebido dos meus amigos e da minha família, especialmente da minha mãe, do meu pai e de Josh;

Pelos conselhos e pelas idéias maravilhosas de Carrie Ansell, Nancy Gell, Tracy Ginsberg, Lynn Harris, Marjorie Ingall, Kimberly Kleid, Emmy Laybourne Podunovich, Marta Ravin, Deborah Grayson Riegel e Samantha Saturn;

Pelo generoso apoio de Ceslie, Kevin, Susan e da equipe da revista *Grace Woman*; de Sue Shapiro e da turma de redação das noites de terça-feira; de Susan Swan, Eve Ensler e do movimento V-Day; de Marcelle Karp e da revista *Bust*; do pessoal do programa *TRL*, da MTV; de Jennifer Baumgardner e Amy Richards, Emme, Ophira Edut, Diane Landau, Karen Robinovitz, Alix Strauss, Jennifer Weiner e Michele Weston;

Pelo trabalho incansável da equipe da Bloomsbury dos Estados Unidos, entre eles Lara Carrigan, Dena Rosenberg, Yelena Gitlin, Greg Villepique e, em especial, meu editor, Colin Dickerman;

Pelo incentivo do meu agente, Peter Steinberg, e de sua esposa, Lisa Shapiro. Este livro não existiria sem eles;

Pelas palavras profundas e inspiradoras das escritoras que são citadas nestas páginas;

E pelo esforço de todas as Garotas, Gordas e Magras, que abriram caminho antes de mim.

Sumário

Introdução 11

1 De "gorda" a "Gorda" 17
2 A história do meu corpo 27
3 Cuide da sua vida 42
4 Mais aventuras na terra das dietas 61
5 Meu nome é Wendy e eu como compulsivamente...
    eu acho 75
6 Duke 86
7 A ciência da gordura 112
8 Ouça suas entranhas 131
9 Um rosto tão bonito 145
10 Hollywood 172
11 O par da garota gorda 181
12 A garota gorda na cama 194
13 Compras e estilo 206
14 R - e - s - p - e - i - t - o 223
15 Aquela palavra com "f" 238

Notas 258

Introdução

Por dezesseis anos vivi uma odisséia de autodepreciação e incertezas. Em vez de ciclopes, enfrentei o Vigilantes do Peso. Em vez de sereias, enormes quantidades de *muffins* de banana com gotas de chocolate tentaram me desviar do caminho. A odisséia agora chegou ao fim. Os monstros, tanto os que descobri quanto os que inventei, foram derrotados. Agora sei que não há nada errado comigo, nem com meu corpo, nem com minha mente. Eu sou gorda e isso é tudo.

Não venci por causa de uma revelação nem de uma daquelas conversas que mudam a vida, tampouco por um passe de mágica. Essa foi uma guerra vencida pelo cansaço. Eu simplesmente decidi que já estava cheia. Cheia de me olhar no espelho e praguejar contra mim mesma antes até de começar a escovar os dentes. Cheia de punir a mim e o meu corpo lendo romances açucarados de Danielle Steel numa sombra, enquanto todo mundo nadava na piscina. Cheia de olhar para os espelhos dos elevadores para me assegurar de que era bonita. Cheia de me espremer em roupas íntimas de *nylon* que prejudicam a circulação e deixam a pele com marcas vermelhas. Cheia de desperdiçar meu dinheiro suado para tentar mudar uma situação que se tornou cada vez mais imutável.

Para ser franca, se eu pudesse escolher entre ser gorda e enfrentar o drama de tentar ser magra, preferiria ser gorda. Não que eu tenha "desistido de mim" ou "me abandonado". Não fico de pijama comendo bombons o dia inteiro. Faço exercícios quatro ou cinco vezes por semana. Calculo a quantidade de proteínas e carboidratos que consumo e geralmente anoto o que comi em um caderninho ao final do dia. Acompanho as notícias relacionadas a saúde e estou sempre atenta a novidades. Vou ao médico para controlar a pressão e os índices de colesterol e triglicérides. E não desisti de tentar encontrar um jeito de meu corpo adquirir uma forma mais aceita pela sociedade e que torne minha vida mais fácil. Mas, com certeza, mudei meus conceitos. E mudei minha atitude.

Eu incentivo você a fazer dieta, exercícios, lipoaspiração ou abdominais se é isso que quer e se estiver convencida de que precisa mudar o seu corpo para ser feliz.

Mas, se não for por isso...

Se na verdade você acha que é isso que seu *marido* quer...

Se na verdade você acha que é isso que sua *mãe* quer...

Se na verdade você acha que é isso que a *Cameron Diaz* quer...

Se é isso que vem fazendo a vida inteira e não está dando certo, e um belo dia você tem vontade de que um carro a atropele, mas tem certeza de que, sendo tão gorda, ele vai bater em você e ser jogado para longe...

... então é hora de parar e repensar a vida.

É hora de mudar nossas atitudes em relação a esse negócio de imagem corporal. Ela *é* uma imagem. Mas é o SEU corpo, que carrega a SUA mente, e a mente é bem mais fácil de mudar do que a largura das coxas ou o formato do bumbum.

Nós deveríamos ser capazes de rir de um problema tão simples como a celulite, mas não somos. Será que podemos pelo menos tentar avaliar a beleza com base em nossos próprios padrões, e não naqueles que decidimos adotar por causa da revista *Vogue*, das atrizes de Hollywood, da nossa tia e da garota eleita "o bumbum mais bonito" do colegial? Não deveríamos ensinar os homens a desejar outra coisa que não fossem mulheres com corpo de menina e seios de coelhinha da *Playboy*? E não podemos arrumar um jeito melhor de gastar nosso tempo e nosso dinheiro?

Não sou médica nem terapeuta. Não me formei na área da saúde. Sou apenas uma ex-viciada em regimes, com um prato cheio de provocações e idéias na cabeça. Existem tantas mulheres como eu, que sabem mais de gordura do que de política externa, que passam mais tempo contando calorias do que conversando com os amigos. Isso não está certo.

Vou falar duramente a respeito da indústria das dietas, do governo, da mídia e das celebridades, da família e dos amigos, de sentimentos, moda e feminismo. Tudo isso afeta a maneira como vejo a mim e o meu corpo e as estratégias que usei para fazer as pazes comigo mesma. Foi uma longa e dura batalha.

Hoje defendo a antidieta como a melhor opção, mas admito que ainda tenho dias bons e dias ruins. Desisti de contar calorias, mas secretamente espero que um dia eu consiga tomar a decisão de abolir os *bagels* da minha vida. Já entendi que nunca vou ter bíceps definidos com esses braços flácidos, mas continuo fazendo musculação. Não estou 100% satisfeita, mas continuo tentando – e estou chegando lá. Não estou forçando uma aceitação completa de mim mesma, mas ser tolerante comigo já é uma maneira perfeitamente razoável de começar. Não entrei em contato com minha Deusa Interior, não acho que tenho um corpo fabuloso e, com certeza, não vou entoar um dos mantras da Nova Era: "Simplesmente ame a si mesma!" Não me vejo linda nem generosa quando me olho no espelho, emoldurada por um maravilhoso pôr-do-sol no horizonte e pássaros voando no céu. Mas não peço mais desculpas pelo que sou ou por minha aparência. Tenho coisas mais importantes a fazer.

E você também. Você tem uma carreira pela frente, muita criatividade para desenvolver, uma família para construir e amigos para amar. Você vive numa sociedade que está atravessando um intenso processo de transição e que requer sua atenção e sua ajuda. Se pensarmos no que acontece diariamente com as mulheres no mundo – estupros, miséria, falta de cuidados médicos, violação de direitos e guerras civis –, veremos que nossa obsessão por contar calorias é ridícula.

Estamos prontas, dispostas e capacitadas para mudar a maneira como o mundo nos vê. Mas, para isso, precisamos primeiro mudar a maneira como nós nos vemos. Os amigos não vão parar de dar sugestões úteis, porém idiotas, sobre óleo de milho e cuscuz até que você diga a eles que as sugestões são idiotas, não úteis. Aqueles que gostam de dizer gracinhas não vão parar de fazer comentários se você não os enfrentar. As revistas não vão começar a colocar garotas gordas em suas páginas a não ser que você comece a comprar revistas que já fazem isso. As indústrias não vão parar de fabricar comidas sem gordura, mas que ainda assim engordam, até que você pare de comê-las. E, a não ser que você esteja preparada para aceitar essas mudanças, não espere ver o Brad Pitt beijando uma atriz gorda em seu próximo filme, nem o capitão do time de futebol repelindo a líder da torcida para ver melhor a gorducha porém adorável redatora do anuário da turma.

A boa notícia é que algumas mudanças já se fazem notar. Agora existem garotas gordas estrelando espetáculos na Broadway e programas no horário nobre da TV. Somos heroínas em romances de sucesso, e nosso rosto (e corpo) finalmente começa a aparecer nas principais revistas femininas. Vamos ganhar essa batalha. Afinal de contas, somos maiores do que elas. Por que temos medo de reagir? Por que assumimos a responsabilidade pelo fracasso ("Não tenho força de vontade", "Não sou esforçada", "Sou um fracasso", "O problema é a minha menstruação"), em vez de desafiar o sistema? Alguma vez já lhe ocorreu que, se você não consegue atingir o peso ideal numa clínica de emagrecimento, é porque há alguma coisa errada com o peso ideal, e *não* com você? Se você toma litros de *shake*, fica morrendo de fome e irritada, cumpre o programa ao pé da letra e ainda assim não emagrece, não lhe passa pela cabeça que aquele pedacinho de torrada de canela que comeu na última terça-feira pode não ter culpa no cartório? Se você malha como uma triatleta e ainda tem pelancas nos braços, nunca lhe ocorreu que talvez esses sejam simplesmente seus braços e que, mesmo que você contratasse o *personal trainer* da Jennifer Aniston, ainda assim não se sentiria confortável numa blusa tomara-que-caia?

A verdade é que até mulheres que vestem tamanho 36 freqüentemente se sentem horríveis e se acham enormes. Portanto, vá em frente e sinta-se gorda. Se essa palavra com "g" não se aplica a você, pode substituir por "espinhenta", "com cabelo crespo", "baixinha" ou qualquer outra coisa. Se você tem algum atributo físico que impeça um estúdio de Hollywood de lhe dar um cheque de 20 milhões de dólares, então temos muito em comum.

Talvez você enfrente mudanças no corpo sobre as quais não tem controle (alguma doença, digamos, ou um acidente, ou gravidez) ou atitudes das quais se arrepende amargamente (como se entupir de salgadinhos, ficar sentada no sofá o dia inteiro vendo TV ou experimentar pela primeira vez aquele sorvete de café com amêndoas e cobertura de chocolate). Você pode estar pensando naqueles três quilos ilusórios que quer perder, ou nos 25, ou talvez nos cinqüenta.

Sugiro que você vá mais além. Calcule o tempo que já perdeu pensando em seu peso e se martirizando por causa dele. Agora quero que você se imagine NÃO fazendo mais isso. Ao contrário, imagine o alívio de passar na frente de um prédio espelhado e não praguejar contra a imagem refletida. Imagine não engolir em seco quando seu paquera do escritório vier caminhando em sua direção. Imagine-se num dia de vento sem ter que segurar a blusa para ela não levantar e deixar sua barriga à mostra.

Agora imagine se todas nós fizéssemos isso. As Garotas Gordas e as Garotas Magras. As modelos e as solteironas malvestidas, as peruas e as lésbicas assumidas, as estrelas de cinema e as relações-públicas, as senadoras e as estagiárias, as especialistas em moda e as caixas de supermercado, as mães e as presidentes de empresa. Hum.... imagine ter livre todo esse tempo que gastamos nos torturando. Imagine ter na carteira todo o dinheiro que gastaríamos para comprar sorvetes sem gordura, sem açúcar e sem sabor. São muitos minutos e muito dinheiro de muitas mulheres muito inteligentes.

Este livro é para você, caso se sinta gorda, pareça gorda, se comporte como gorda ou não se encaixe em nenhuma dessas categorias. Espero que, ao terminar a leitura, você compreenda a diferença entre ser gorda e ser GORDA. Você vai poder aproveitar todo o tempo e a energia que vinha desperdiçando com seu corpo e se dedicar a coisas muito mais importantes e interessantes. E pode vir a perceber que aquilo que imaginava desejar – um corpo esbelto – não é o que você mais necessita.

Suponho que, se não conseguimos perder peso, então podemos simplesmente aceitá-lo!

1
De "gorda" a "Gorda"

> Wendy é nome de gorda.
> – *Monica (Courteney Cox Arquette), em* Friends[1]

Começo contando a uma amiga, a um colega de trabalho ou a um conhecido que estou escrevendo um livro chamado *Segredos da gordinha feliz*. Ele ou ela geralmente me olha da cabeça aos pés enquanto escolhe bem as palavras: "Mas, Wendy, não acho que você seja..." (aqui há uma pequena pausa, porque é difícil dizer aquela palavra) "...gorda".

Eu sei, meu amor, mas é só porque você acha que gorda é sinônimo de horrível. Para você, gorda significa "perdedora", "deplorável", "repulsiva" e "incorrigível". Nenhuma dessas palavras descreve a minha pessoa. Estou aqui para lhe dizer que "gorda" é uma palavra. É um adjetivo. Assim como "alta", "morena", "feminina", "judia" ou "inteligente", adjetivos que também servem para me descrever. De acordo com todos os padrões – os da sociedade, do prontuário médico, da arara de roupas nas lojas e de meus próprios ideais –, eu sou definitivamente gorda. Portanto, vá em frente e comece a me ver assim.

AQUELA PALAVRA COM "G"

"Gorda."

Se algum dia você quiser deixar alguém constrangido, diga essa palavra em alto e bom som. Seja para se referir a você mesma ("Oi, eu sou gorda!"), seja para reconhecer que alguém é gorda ("Ela é bonita, mas muito gorda!"). Em ambos os casos, pode ter certeza de que vai chocar essa pessoa.

"Gorda" é a palavra que uso para me descrever fisicamente, sem nenhum escrúpulo. Quanto mais a repito, mais me sinto à vontade e menos força ela tem de me magoar quando alguém a usa como um insulto. Quando falo de mim para as pessoas, gosto de dizer que sou gorda, embora isso normalmente as deixe aterrorizadas. Não sei o que elas imaginam – talvez uma daquelas pessoas que precisam ser arrancadas de dentro de casa com uma empilhadeira. Já disse essa palavra tantas vezes que ela realmente não me incomoda mais. A palavra não me aborrece, mas dispenso suas associações. Qual é a pior coisa que alguém poderia me dizer? "Você é gorda"? Não, isso eu acabei de dizer.

"Gordo", literalmente, significa "que tem gordura, oleoso, gorduroso [...], carne gorda". Também significa "com fartura ou generosidade; vultoso, polpudo". Dê um mergulho nas definições dos dicionários. Em nossa sociedade, "gordo" é ruim – a não ser que você esteja fazendo aquela dieta de ingerir muita gordura e nenhum carboidrato. Nesse caso, sirva-se de uma generosa fatia de *bacon* acompanhada de ovos – sem pão, é claro.

"Mas, Wendy", diz a minha pobre e inocente amiga/parente/vítima, "já que 'gorda' é uma palavra tão forte, não há outra que você possa usar?" Claro que há. Eu poderia usar "acima do peso", "tamanho grande", "curvilínea" ou milhares de outras, e eu as uso. Mas por que não me chamar da forma como me vejo? A palavra de que gosto mais, e a que melhor descreve meu corpo, é "gorda". O contrário de magra. Gosto dela. É curta, doce e surpreendentemente compacta.

Mas gosto de me intitular garota gorda, e não mulher gorda. Por quê? Pessoalmente, acho que a palavra "garota" evoca a energia do "poder das garotas", também conhecido como o lado divertido do feminismo. "Garota gorda" também é uma das expressões do nosso inconsciente coletivo – tal como "criança gorda" – que precisam desesperadamente ser repensadas. Uma noite dessas – e esse fato é recente –, eu vinha pensando na vida dentro do metrô lotado. Quando ele parou na minha estação, eu disse "Com licença" e tentei chegar até a porta. Atrás de mim, uma adolescente que passou o caminho inteiro aos beijos com o namorado disse bem alto: "GAROTA GORDA ABRINDO CAMINHO!" Não consigo nem dizer quanto aquilo me surpreendeu e como me senti humilhada. Só fui me recompor depois de ter saído do trem, e aí já era tarde demais para reagir. Eu sou EU! Fantasticamente EU. Sou a garota poderosa de 31 anos que escreveu o livro que você está lendo neste exato momento, mas aquela frase me deixou muito chateada. Não sei por que ela disse aquilo. Tenho certeza de que foi por causa dela mesma, não de mim: talvez quisesse impressionar o namorado, talvez quisesse fazer com que ele soubesse que ela nunca ficaria gorda (como eu), talvez eu lembrasse a mãe dela, a irmã, a amiga, a ex-amiga ou alguma garota da escola que ela odiava. Talvez estivesse com raiva porque meu bumbum grande e gordo ocupou um espaço tão disputado e eu estava distraída demais para reparar.

E o que eu poderia dizer a ela? Sei o que perguntaria se pudesse voltar no tempo. Calmamente, perguntaria por quê. "Por que você disse isso? O que estava pretendendo? Não vou ser grosseira como você foi comigo. Eu só quero saber por quê." Não sou eu que tenho que me defender dela. Ela é que não tem que me ofender.

Ainda assim, é difícil ser chamada de "gorda" e não ligar. Penso na pobre Fergie. Você se lembra da Sarah Ferguson, a duquesa de cabelos vermelhos e atual porta-voz do Vigilantes do Peso? Os tablóides ingleses costumavam se referir a ela como a "Duquesa dos Porcos". Os jornalistas publicaram uma matéria dizendo que 82%

dos homens prefeririam dormir com uma cabra a dormir com ela. Há pouco tempo, uma notícia da Reuters revelou que Fergie

> se encontrou recentemente com o autor da manchete "Duquesa dos Porcos", que tanto a atormentara, e descobriu que o inimigo era um homem de meia-idade, jovial e quase careca, que não tinha a menor idéia do sofrimento que lhe causara todos aqueles anos. Em pouco tempo, ela já estava rindo com ele e percebeu, de repente, que o autor da frase nunca tinha tido intenção de magoá-la. "Ele era pago para ser espirituoso e ponto final. Então me ocorreu que sobreviveremos aos nossos críticos se soubermos que a intenção deles, no fundo, pode não ter nada a ver conosco", disse a duquesa.[2]

Mais ou menos como a adolescente no metrô. Foi bom para Fergie conhecer quem a havia atormentado, mas é uma pena que ela tenha sofrido por tantos anos. Você não se identifica com essa história?

Palavras são apenas um monte de letras enfileiradas. Elas não são negativas; a conotação que damos a elas é que pode ser. As palavras podem continuar as mesmas, mas nossa atitude em relação a elas é que tem de mudar. Essa evolução pode ser notada entre a comunidade *gay* com relação à palavra "homossexual". Antes rejeitada, essa palavra agora implica respeito e orgulho.

Assim como os *gays* fizeram, precisamos recuperar o poder da palavra "gorda". Mas não é porque estou abrindo as comportas para essa palavra que alguém de fora está autorizado a abusar. Sim, sou uma Garota Gorda. E estou abrindo caminho. Mas, a todos vocês que andam no metrô comigo, espero que fique bem claro: guardem seus insultos para vocês.

VOCÊ É GORDA O SUFICIENTE PARA LER ESTE LIVRO?

Digamos que de fato haja uma mudança de atitude e possamos dizer a palavra "gorda" com tanta naturalidade quanto dizemos "magra". Você agora já a repetiu muitas vezes, eu já a repeti muitas vezes; e, embora no início possamos assustar as pessoas, quanto mais a dissermos, menos assustadora ela ficará. Um dia o susto vai desaparecer e cada um passará a cuidar da própria vida, exceto por algo muito importante: e se você não for gorda? Afinal de contas, quando minha amiga que usa número 40 reclama que ela parece _____ (preencha com o nome de um animal bem grande: um hipopótamo? uma vaca? uma leitoa? um elefante?), eu dou um sorriso de desprezo: "Ela não sabe do que está falando! Ela, gorda? Ha, ha". Do mesmo modo, sei que mulheres com manequim 58 podem me olhar e dizer: "Ai, meu Deus, Wendy é tão magra! Ela não sabe como é difícil ser gorda!" Está bem, está bem. Existem muitas maneiras de determinar quem é realmente gorda e quem está apenas tendo um péssimo dia.

1. Supondo que todas nós somos gordas

Quase todas as mulheres que conheço se acham gordas, ou não se acham magras o suficiente. Não importa se conseguimos ou não pegar punhados de carne do nosso corpo com as mãos (eu consigo, e freqüentemente dou uns apertões na minha barriga), nós sempre dizemos: "Oh, meu Deus, como sou gorda!" Ou terminamos uma refeição generosa e dizemos: "Ai, assim eu vou engordar muito!" Ou ligamos para as amigas e dizemos: "Estou me sentindo tão gorda hoje". Ou então fazemos a clássica pergunta: "Eu fico gorda com essa roupa?"

Quando me perguntam isso, normalmente respondo: "A minha opinião não tem importância". São grandes as chances de eu achar que você fica linda com essa roupa e menos gorda do que eu ficaria. Tecnicamente, por ser gorda, eu pareço gorda com qualquer roupa. Faria mais sentido eu perguntar: "Eu fico bem com essa roupa?", "Essa cor cai bem em mim?" ou "Essa roupa é apropriada para a ocasião?"

A maioria de nós tem medo. Espremidas em sutiãs para diminuir os seios e em meias-calças modeladoras, e com blusas amarradas na cintura para esconder o bumbum, temos medo de que alguém nos chame de gorda. Outro dia vi uma garota na academia com um agasalho amarrado na cintura, pulando feito uma louca no aparelho de *step*. O que ela estava tentando fazer? Mulher, você está fazendo exercício numa academia! Por que esconder o bumbum? Não estou preocupada se seu bumbum imenso está invadindo meu espaço, principalmente porque ele não tem nada de imenso.

Pode ser que todas nós nos SINTAMOS gordas, mas as estatísticas mostram que nem todas SOMOS gordas. Portanto, uma nova realidade se mostra: a ansiedade que temos por causa de nossa auto-imagem é, na maioria das vezes, ridícula. Se até mesmo a Paris Hilton às vezes se sente gorda, não dá logo vontade de jogar a toalha?

Não, a teoria de "supor que todas nós somos gordas" não funciona comigo. Ela prova apenas que alguém realmente conseguiu nos fazer tropeçar, ou que nós tropeçamos sozinhas, e caímos direitinho.

2. Usando parâmetros subjetivos para determinar a gordura

Talvez possamos usar parâmetros totalmente subjetivos para decidir se somos gordas ou não, tais como:

- Consigo dobrar o corpo até tocar a ponta dos pés?
- Tenho barriga?
- Minha pele é lisinha como um plástico, ou irregular como a de um... ser humano?
- O número das minhas roupas é maior que 44 ou tem alguma letra "G"?
- Alguma vez usei maiô em público desde a adolescência?
- Ainda tenho esperança de entrar na calça *jeans* que usava no colegial?
- Senti dificuldade de andar esta semana?
- Comi algum doce hoje?

Está vendo? O problema dos parâmetros subjetivos é que eles são realmente subjetivos. E mudam a cada instante. Não, vamos ter que optar por algo mais contundente.

3. Usando parâmetros objetivos para determinar a gordura

Poderíamos usar critérios físicos para determinar nossa gordura, tais como:

- índice de massa corporal (IMC);
- adipômetro;
- circunferência da cintura;
- recomendações médicas;
- a cara que sua mãe faz quando vê você trocando de roupa (ops, desculpe, esse vai para a lista dos subjetivos).

Essa é uma maneira lógica de determinar quanto você é gorda. Só há um problema: a maioria desses parâmetros não foi cientificamente comprovada e é infundada. Voltaremos a eles no capítulo 7.

A maioria dos critérios objetivos envolve estatísticas, mas nunca fui muito fã dos números como maneira de determinar, de forma precisa, quem eu sou. Prestamos atenção demais no peso que achamos que deveríamos ter, no tamanho que deveríamos ter ou no menor peso que um dia tivemos. Tenho 1,71 metro e deveria pesar 61 quilos. Com certeza, não vejo esse número na balança desde o início dos anos 80, mas sei que esse seria o cálculo correto para o meu peso/altura. Você sabe que fórmula é essa: para saber seu peso ideal, subtraia dez unidades dos centímetros de sua altura que ultrapassem um metro. De acordo com esse método puramente não-científico, uma mulher de 1,68 metro deveria pesar 58 quilos. Uma piada! No dia em que eu vir 61 quilos na balança, é sinal de que alguém arrancou meus braços, minhas pernas e minha cabeça. A coisa simplesmente não funciona assim, não importa quantas celebridades apareçam nas revistas medindo 1,75 metro e pesando 52 quilos.

O peso é uma das poucas situações em que menos é mais. Sempre queremos mais dinheiro, mais comida, mais roupas, mais espaço, mais músculos. Costumamos sofrer com as perdas. Perdemos jogos, dinheiro, amigos, pais. Perder é sempre ruim, exceto quando subimos na balança. Quando se trata do nosso corpo, é como se tentássemos desesperadamente adivinhar os números da loteria. Queremos derrubar a média e derrotar as probabilidades. Mas, com 1,63 metro e 69 quilos, até mesmo a mulher mais comum[3] não representa o ideal: com essa altura, ela deveria pesar 53 quilos, de acordo com a fórmula descrita. Essa é uma loteria que não conseguimos ganhar.

FICANDO "ACIMA" DO PESO

Viu só? Uma coisa é ser gorda e se sentir infeliz. Mas é um disparate ser magra e se sentir gorda e infeliz. Que tal ser gorda e se sentir normal? E se pararmos de pensar: "Estou gorda, preciso perder peso..."? Isso realmente faria você perder peso: tiraria um peso enorme dos ombros e da consciência. É como se você passasse a vida toda se culpando por não ter estudado medicina e, no fim, compreendesse que não vai estudar medicina e que isso não tem a menor importância. Ou então quisesse ganhar cinqüenta mil dólares por ano apenas por querer e acabasse percebendo que consegue se virar muito bem com quarenta mil. Você se livra desse peso, e sua atenção se volta para as mudanças que estão de fato a seu alcance.

Agora não me *sinto* mais gorda (como sinônimo de feia, má, inútil, preguiçosa). Agora eu *sou* gorda (o oposto de magra), mas me sinto... Gorda. Se a garota gorda fica constrangida quando entra numa loja e não encontra uma roupa que sirva, a Garota Gorda chama a vendedora e solicita uma roupa do seu número. Se a garota gorda esconde o corpo em roupas enormes e sem formato, a Garota Gorda usa decotes e chama a atenção para suas curvas. Garotas Gordas questionam as estatísticas e exigem mais pesquisas. Garotas Gordas dizem às pessoas cruéis para se meterem com a própria vida. Garotas Gordas reagem.

Sentir-se Gorda vai assustar as pessoas muito mais do que repetir a palavra "gorda" bem alto algumas vezes. Presume-se que, se você está acima do peso, acabará fazendo qualquer coisa para *não* ficar assim. Muito poucas pessoas, especialmente as Magras Indignadas, compreendem que NINGUÉM QUER SER GORDA.

Decidir ou comunicar que você vai continuar acima do peso (não necessariamente doente ou debilitada, apenas acima do peso) é um ato de rebeldia. A pessoa com quem você estiver falando terá de perguntar a si própria por que luta tanto contra a mesma coisa. Ela vai ficar furiosa, vai achar que você está na defensiva e está sendo irresponsável. Não importa o que ela diga. Só importa aquilo que *você* pensa. Porque ser "gorda" é um estado do corpo, mas ser "Gorda" é um estado de espírito.

Devo admitir que há uma sensação de perda quando você realmente desiste da fantasia que vem alimentando há tanto tempo: a de que um dia você vai acordar magra, a vida vai ser maravilhosa, você vai queimar todas as roupas largas e todas as fotos do tempo em que era gorda e tirar uma foto nova, magra e de *jeans*, naquele mesmo lugar onde tirou quando era gorda. Ou então a de ser aquela pessoa que todos admiram na reunião da Associação de Pais e Mestres, ou aquela que todos elogiam, aos sussurros, no vestiário do clube. Tudo bem. Agora você tem a chance de inventar um objetivo completamente novo para sua vida, talvez um que esteja dentro de seu leque de possibilidades.

Perceba uma coisa: você não precisa ser gorda para ser Gorda. Tenho uma amiga que passou a adolescência inteira reclamando por ser lisa como uma tábua. Nada de seios. E eles só cresceram quando ela fez 20 anos. Ela deve ter feito mais de cinqüenta mil exercícios do tipo "você precisa desenvolver os seios", sem nenhum resultado. Estava convencida de que todo mundo no colégio olhava para ela e pensava: "Não dá para acreditar que ela ainda não tem peito!" Tinha certeza de que era tão feia e pouco feminina que não havia nenhum homem atraído por ela. Mas é claro que havia, e mais de um, na verdade. Quando ela entrou na faculdade, os seios finalmente apareceram. Um era ligeiramente maior que o outro, mas ela gostava deles assim mesmo. No fim, ela entendeu que era inteligente, engraçada e bonita, e isso era tudo.

A questão é que minha amiga é magra, mas é Gorda. Ela percebeu o tempo e a energia que havia perdido por causa de uma coisa sobre a qual não tinha controle, uma mudança no corpo que poderia ou não acontecer quando a hora certa chegasse.

As pessoas entendem seus sinais a respeito de como devem se comportar em relação a você. Se você agir como se tivesse vergonha de si mesma, elas sentirão vergonha de você. Se você se mostrar orgulhosa, mesmo que seja só encenação, elas se curvarão a seus pés. Dê a volta por cima. Vista-se bem. Faça por merecer. Represente por bastante tempo, e até você passará a acreditar. E, quanto às pessoas que morrem de medo daquela palavra com "g" e daquele corpo com "g", tente enviar a essas pobres almas um pouco de amor. Então siga em frente e ocupe o seu lugar no mundo.

2
A história do meu corpo

> Você não percebe o trabalho maravilhoso que Deus fez? Não consegue ver como ele a fez bonita?
> – *Do filme* De volta ao paraíso[1]

Todo mundo tem uma história. Todo corpo também tem uma história.

A história do meu corpo começou há uns duzentos anos, com meus ancestrais no Velho Mundo. Minha família é gorda. Provavelmente herdamos toda essa gordura porque somos descendentes de judeus alemães que se estabeleceram em inóspitas regiões da Rússia, onde era preciso se proteger de invernos rigorosíssimos com uma grossa camada isolante, ou seja, de gordura. Uma pessoa grande, forte e gorda sinalizava um bom companheiro, com uma longa vida pela frente (a não ser que os cossacos o atacassem antes). Assim, era preciso comer para sobreviver, e quanto mais melhor. A comida judaica é escura, gordurosa e frita – e não mudou muito nos últimos seis mil anos. Estou falando de carne, pão, recheio, mais pão, um pouco de tripa e de gordura de galinha e uma porção extra de fígado, só por precaução. Nenhum legume ou verdura. Não é exatamente uma comida *light*. Tenho a impressão de que o maná do deserto tinha gosto de *donuts*.

Quase todas as pessoas da minha numerosa família são gordas. Se não são gordas, vivem lutando para manter o peso. Algumas de minhas primas pelo lado materno sofriam de obesidade mórbida e morreram bem jovens. Meu nome é homenagem a uma delas. Meu avô por parte de pai só conseguiu emagrecer quando começou a sofrer de diabetes, aos 40 e poucos anos. Meu avô por parte de mãe era tão gordo que sua barriga redonda lembrava a de uma mulher grávida, só que dura como uma pedra. Eu não me importava que eles fossem assim e era louca pelos dois.

Todos os acontecimentos de família e todos os ritos de passagem são comemorados com comida. Se você for judia, isso significa bandejas com comidas apetitosas compradas na *delicatessen* e passeios a confeitarias. Nascimentos e mortes – além de qualquer outro evento que ocorra entre os dois – são ocasiões propícias para comer sem parar. Pela fé judaica, você realmente recebe uma grande herança se for mulher. Nossos genes são quase todos de mulheres gordas, e talvez de duas magras que se mantêm assim a duras penas. Nós, mulheres judias, podemos nascer magras, mas do parto em diante é melhor tomar cuidado. Claro que isso não se aplica apenas à cultura judaica. Se você assistiu aos filmes *Casamento grego*, *O poderoso chefão*, *A grande noite* ou *Comer, beber, viver*, sabe que acontece o mesmo em todas as culturas. Com exceção, talvez, dos pobres escandinavos. São eles que mais precisam de gordura no corpo para suportar o inverno, mas parecem ser os que menos a consomem. Ou você já viu uma bandeja de comida em um filme do Bergman?

PESO E PERDA

Meu peso é uma combinação de genética, ambiente familiar, papilas gustativas, dietas de efeito sanfona e um ou outro ataque de fome (ou vários). Meu histórico de regimes teve início logo após meu nascimento, quando minha mãe começou a contar calorias por mim. Pobres mães dos anos 70, tão preocupadas com o corpo! Às vezes acho que os filhos de Medéia sofreram menos.

Comecei a fazer regime antes mesmo de começar a andar. Preocupada com seus quilos a mais, minha mãe temia que eu herdasse seu problema com a balança. Reza a lenda familiar que, em vez de leite integral – com todas aquelas calorias inúteis! –, minha mãe dava leite desnatado para mim e para Josh, meu irmão. Naquela época, ela vestia manequim 44. Perfeitamente normal.

O plano dela de me tornar magra e vitoriosa funcionou bem durante a infância. Nunca tomei conhecimento de todas as guloseimas que eu estava perdendo. Por ironia, meu pai era distribuidor de alimentos finos. O apetite dos consumidores de chocolates, biscoitos, azeitonas, chás e cafés sofisticados sustentava nossa casa e colocava refeições balanceadas em nossa mesa. Doces e iguarias apetitosas, porém, estavam fora do cardápio. Nunca havia cereais açucarados nem refrigerantes, como na casa de nossos amigos. Não recebíamos doces como recompensa (minha mãe ganhou uma bolacha recheada de chocolate quando começou a andar). Claro que havia bolo nos aniversários e balas em ocasiões especiais. Mas nossas refeições seguiam as orientações da sagrada pirâmide alimentar, e brincávamos na rua depois da escola. Éramos crianças normais.

Infelizmente, como só descobrimos quando já é tarde demais, a aparência é o que menos importa no que diz respeito a nossa condição física. Aos 35 anos minha mãe morreu de leucemia, deixando um marido de 40, uma filha de 10 e um filho de 8 anos. O mundo desabou sobre nossa cabeça. A morte dela foi tão chocante quanto se ela tivesse sofrido um acidente de carro, já que meus pais haviam decidido guardar segredo da doença para a família, incluindo Joshie e eu. Como ela não apresentava nenhum sintoma, eles imaginaram que não havia motivo para preocupar ninguém até que não houvesse mais jeito. Ela estava bem e então teve um resfriado... e morreu em uma semana.

As centenas de pessoas presentes ao enterro, entre parentes, vizinhos e amigos, tinham muito a dizer sobre minha mãe. Diziam que ela era gentil, inteligente, uma boa amiga, esposa, mãe e filha, que era divertida e tinha um lindo sorriso. E... adivinhe! Ninguém disse: "Que pena ela não ter perdido uns dez quilos". Ou então: "Se ela ao menos tivesse feito mais exercícios aeróbicos, teria mais força nas juntas". Ninguém foi olhar qual era o tamanho da saia que ela estava vestindo no caixão.

Eu parei de comer. Não que estivesse fazendo greve de fome de propósito. Eu simplesmente não sentia fome. Para uma família judia – e especialmente para uma família judia em luto –, não há pecado maior, ou causa maior de preocupação, do que alguém pular uma refeição. Passados alguns dias, minhas tias se debruçaram sobre mim, ansiosas, para ter certeza de que eu colocaria alguma comida na boca – no caso, uma torrada. Quando recomecei a comer, não consegui mais parar, principalmente porque enfim tínhamos guloseimas em casa.

Do dia do enterro em diante, nossa casa ficou cheia de comida. Vizinhos bem-intencionados nos enviavam travessas de frango e de frios. Os tios e tias nos convidavam para jantar todas as noites. Tudo era tão delicioso! Nesse caso, a comida definitivamente significava amor. Quando meu pai se casou de novo – com uma mulher maravilhosa chamada Myrna –, um ano depois, comemoramos com várias rodadas de jantares e sobremesas para toda a comunidade. Por sorte, embora eu estivesse entrando na puberdade, ninguém prestava atenção em meu peso. Exceto eu mesma.

APRENDENDO A LIÇÃO

Comecei a gastar dinheiro para perder peso no primeiro ano do colegial. Antes disso, eu lia algumas dicas de dietas em revistas para adolescentes, mas não as levava muito a sério. Quando estava no primeiro ano, minha vizinha de armário na escola contou que pesava 58 quilos. Não lembro quanto eu pesava na época, mas tinha certeza de que era bem mais, e aquilo me causou certa insegurança. Insegurança, não preocupação excessiva. Comecei por um clássico: Vigilantes do Peso. Fiquei contente por entrar no programa para adolescentes, pois isso significava porções extras de pão e de leite todos os dias. Depois de uma série de perdas e ganhos de peso insignificantes, e após recomeçar várias vezes o programa, fui para um centro que prometia emagrecimento rápido, onde eu comprava pacotinhos de pudim para complementar minha cota de proteínas e legumes. Foi aí que o processo começou para valer. Eu perdia peso e voltava a ganhar ainda mais. Perdia e ganhava mais e mais. E um pouco mais.

Aos 16 anos, eu pesava 84 quilos. Não podia mais sair para comprar roupas com minhas amigas. Myrna, minha madrasta, me levou até a única loja especializada em tamanhos grandes da cidade. As roupas eram caríssimas, e o gosto da clientela, muito mais sofisticado que o meu. Ainda bem que ela nunca me fez sentir constrangida nem culpada por minhas necessidades especiais na hora de fazer compras. Nessa época comecei a desenvolver um estilo próprio de me vestir, que mantenho até hoje: um monte de roupas pretas e básicas, alguns toques de cor, jóias grandes e batom vermelho e atrevido. Pode chamar de O Estilo Fabuloso da Garota Gorda.

No verão anterior à minha entrada no colegial, encontrei na caixa de correio uma carta da Clínica de Controle de Peso do Hospital William Beaumont. Meus pais haviam entrado em contato com a clínica para ver se eu seria aceita no programa de obesidade. Eles pareciam muito preocupados com meu peso. Quando li a palavra "obesidade", quase desmaiei. Obesa? Eu? Sem chance! Talvez um pouco acima do peso, mas francamente eu não era obesa. Eu não era nem g... g..., você sabe, aquela palavra com "g": gorda! Eu sabia que precisava cuidar mais do corpo, até podia suportar a idéia de controlar a vontade de comer doce, mas de uma coisa eu tinha certeza: eu nunca ficaria tão repulsiva quanto aquelas gordas que eu via no *shopping*, enroladas em roupas de poliéster e com *jeans* tão apertados que não escondiam as dobras de gordura abaixo do umbigo. *Elas* eram gordas. *Elas* eram obesas. Eu, não. Recusei a proposta dos meus pais e entrei, de novo, no Vigilantes do Peso.

Eu ia à escola, saía para dançar e continuava a comprar roupas grandes. A carteira de motorista me permitiu ter um carro, e este, por sua vez, me permitiu sair para comprar bolachas de chocolate – eu devorava um pacote inteiro – e pães – que comia até ver o fim. Tornei-me especialista em esconder meus acessos de fome e as provas do crime, mas nunca me ocorreu perguntar a mim mesma o motivo de comer compulsivamente. Assim como minhas amigas, eu fazia regime, freqüentava aulas de aeróbica, comia de acordo com os grupos de alimentos e fingia que tudo estava absolutamente normal. Pelo menos eu não usava drogas, não estava ficando anoréxica nem tomava iogurte desnatado e vomitava em seguida no banheiro feminino da sala de estudos, como algumas de minhas colegas de escola.

Quando me formei no segundo grau, eu estava tão magra quanto jamais conseguiria ficar em toda a minha vida adulta. No baile, com meu vestido preto e o acompanhante dos meus sonhos, e na colação de grau, fazendo o discurso de abertura, vestida de branco, eu usava tamanho 44 e pesava 74 quilos. Imagino que a Heidi Klum desmaiaria se visse esse número ao subir na balança, mas foi uma grande vitória para mim.

OS 23 QUILOS DE CALOURA

Mudei correndo para a Universidade de Michigan. Ah, a vida na faculdade... terra dos famosos sete quilos que os calouros costumam engordar no primeiro ano! Só que, no meu caso, foram 23. Imagine a cena: eu, jogada num pufe, com uma mão no frigobar e a outra enfiando na boca um pedaço do bolo que havia sobrado do aniversário da minha colega de quarto. Havia alguns problemas nessa situação. Em primeiro lugar, detestei minha colega de quarto desde o momento em que ela pendurou na parede aquele pôster da Marilyn Monroe feito pelo Andy Warhol (eu tinha um Monet, então vamos ser francos, doa a quem doer). Nós tínhamos uma convivência meio hostil, e ela não havia me autorizado a comer o bolo. Acontece que aquele enorme pedaço de bolo estava me torturando havia 24 horas, chamando meu nome numa voz que aparentemente apenas eu conseguia ouvir, implorando que o libertasse daquela cela gelada e o enfiasse goela abaixo. Como resistir a um pedido desses? Eu não tinha pensado racionalmente em como resolver a questão: não haveria como substituir o bolo desaparecido quando a bruxa da minha colega sentisse falta dele. Eu não sabia quem tinha comprado o bolo, nem onde, e não havia como adivinhar. Eu podia tentar colocar a culpa em nossa outra colega de quarto, mas ela nunca acreditaria em mim. Talvez eu pudesse desaparecer por uns dias e, quando o roubo fosse descoberto, me fazer de desentendida...

Espere aí – que barulho é esse?

Ai! Esqueci de trancar a porta. Minha colega de quarto, a mesma que não tem um pingo de sensibilidade em seu corpo de caloura que não engordou os sete quilos de praxe, me pegou em flagrante. Ela não precisou dizer nada. Não precisei ouvir aquela palavra com "g" sair dos lábios dela enquanto permaneceu parada na porta de boca aberta (a minha, é claro, estava suja de glacê). Eu podia ler a acusação – "gorda" – nos olhos dela. Pude ver a mim mesma como ela me via, e tive nojo.

Se isso tivesse acontecido na vida de qualquer pessoa ativa e determinada, esse seria o momento em que ela diria que os astros se alinharam e ela começou a treinar para uma maratona, nunca mais comeu batatas fritas e viveu feliz para sempre. Eu, não. Quando entendi – com o rosto sujo de glacê – que eu não era uma pessoa legal, mas uma gorducha repulsiva, comecei a acreditar que tinha todos os atributos associados às pessoas gordas. Eu era má. Eu não tinha jeito. Não tinha força de vontade. Era preguiçosa. Não me cuidava. Eu desejava comida mais do que desejava amor. Alguma coisa estava errada com meu corpo. Alguma coisa estava errada comigo.

Qualquer fiapo de amor-próprio que eu ainda tivesse desapareceu quando li um artigo na revista *Allure* da espirituosa escritora britânica Fay Weldon, autora de *Ela é o diabo*. Ela esmiuçou cada milímetro de minha aversão a mim mesma:

> Ser gorda é deprimente. Ser gorda é preferir um pequeno prazer hoje a um prazer maior amanhã. Ser gorda é não acreditar no futuro, por isso você prefere um prazer menor no presente. (Um doce na mão vale mais do que um amor verdadeiro mais à frente.) Ser gorda também é celebrar os prazeres do dia: viva agora, não depois. Ser gorda é uma festa sem fim. Ser gorda é sentir sabores e delícias na língua. Ser gorda implica ataques cardíacos, problemas nos joelhos e uma imagem eternamente horrível de si mesma. Ser gorda é tudo, menos uma coisa: ser magra. E menos outra coisa também: ser bonita. Ser gorda é repulsivo. Ser gorda é ter uma parede de insensibilidade entre você e a dura realidade. Ser gorda é um consolo, uma desculpa e uma fuga para não fazer sexo. Ser gorda está nas suas mãos. Ser gorda é uma transformação; ser gorda magoa e humilha. Ser gorda é perder a menina na plenitude da mulher [...]. Felizes das magras, porque o sol de aprovação da sociedade as ilumina. Pobres e infelizes das gordas, porque se recusam a enxergar, preferem tentar mudar o mundo a mudar a si mesmas e ainda choramingam "Isso não é justo!", enquanto caminham para seus caixões tamanho família.[2]

Um discurso perfeito sobre o ódio a si mesma. Vesti completamente a carapuça – tamanho G, é claro. Eu me sentia infeliz, e a comida estava ligada a minha infelicidade. Eu não conseguia entender o que estava errado nem conseguia parar de comer. Mas finalmente pude compreender a mensagem de desprezo dirigida a mim de todos os lados: dos homens, das outras mulheres, da televisão, da tela do cinema, das páginas das revistas. Quanto mais eu negava isso, pior me sentia e com mais facilidade culpava meu corpo. Escondida à noite em meu quarto, no dormitório da universidade, devorando potes de sorvete e me sentindo sozinha, finalmente compreendi. O cara por quem eu estava apaixonada gostava de mim como amiga porque eu era gorda. Não consegui o estágio que queria porque eu era gorda. Minhas notas eram medíocres porque eu era gorda. Não fui escolhida para aquele papel na peça de teatro porque eu era gorda. E então comecei a fazer terapia porque eu era gorda. A terapeuta e eu gastamos um bocado de tempo conversando sobre a morte da minha mãe e a forma como a minha família reagiu, mas ela não conseguiu me ajudar a controlar o apetite.

Quando cheguei aos 98 quilos, desenterrei aquela carta do Hospital Beaumont e comecei uma dieta com os produtos da Herbalife. No segundo ano da faculdade, enquanto meus amigos tomavam cerveja e comiam batata frita, eu engolia pacotes de proteína, tomava sopas e Metamucil e me sentia excluída. Cheguei a levar um *shake* de proteína para um bar uma vez. Lembro-me de me sentir orgulhosa ao me admirar no espelho quando consegui chegar aos 88 quilos (ver esse número de novo na balança significava que eu era praticamente magra!). Aqueles quatro meses de dieta me ajudaram a perder dezoito quilos antes de eu voltar, aos poucos, a comer comida de verdade.

Quando penso que passei meses sem comer praticamente nada – apenas pacotinhos de pó e montanhas de Metamucil –, fico estarrecida. Eu literalmente passei fome. Para alguém que gasta tanto tempo pensando em comida, como eu, passar fome é, na verdade, uma privação estranhamente agradável. Depois dos primeiros quatro ou cinco dias com os nervos à flor da pele de tanta fome, você fica meio entorpecida. É um alívio não pensar mais em comida, nem no que vai fazer para o jantar, nem desperdiçar mais dinheiro que não estava planejando gastar. Perder alguns quilos é um ótimo prêmio extra, mas lá no fundo você sabe que vai recuperá-los. Sua vida fica bem mais sossegada sem almoços de negócios ou jantares comemorativos. A cozinha está sempre limpa, sem cheiro de caldo de galinha nem de mingau de aveia. Mas, um dia, você tem que voltar a comer.

Essa hora tinha chegado. Comecei a comer uma fruta aqui, um legume ali. Fui dando pequenos passos. Certa noite, fui a um *show* com uns amigos e depois dormiria na casa dos meus pais – pela primeira vez desde que começara a dieta. Não haveria mais ninguém em casa, apenas eu. Um alarme soou no fundo da minha alma: problemas à vista. Eu sabia que enfrentaria dificuldades na casa dos meus pais – na casa em que eu havia me tornado gorda –, a sós com a geladeira. Implorei a uma amiga para dormir comigo, mas não fui sincera e não contei qual era o motivo. Ela preferiu dormir na casa do namorado. Fiquei com minha rude acompanhante de sempre, a sra. Brastemp.

Ali estava eu. Eu contra a geladeira. Digamos apenas que ela ganhou e continuou a ganhar por anos a fio. Recuperei os dezoito quilos num piscar de olhos e mais uns nove de bônus, só com essa brincadeira.

CORPO DE TRABALHO

Depois de formada, mudei para Nova York. Longe de casa, da família e da universidade, fiz novos amigos, freqüentei danceterias e experimentei (como qualquer boa garota judia do Meio-Oeste) drogas e sexo. Voltei a fazer terapia. Fiz curso de cinema na Universidade de Nova York e trabalhei como estagiária na MTV. Comecei a vislumbrar uma vida para além dos horizontes de Michigan e das expectativas da sociedade, e comecei a me encontrar.

Lembro-me de estar me arrumando para uma festa, certa noite, aos 25 anos. Eu me olhei no espelho e decidi que gostava do que via. Durante todo o tempo em que fiz regime, as pessoas sempre diziam para eu tentar controlar o peso enquanto ainda era jovem, porque depois "fica cada vez mais difícil". (Sempre pensei que elas estivessem se referindo a conseguir um namorado; Natalie Angier, vencedora do prêmio Pulitzer na categoria de texto científico e autora do livro *Mulher: uma geografia íntima*, afirma que aos 25 anos "os vários órgãos do corpo atingem o ápice, em relação tanto ao tamanho como ao desempenho, e os valores relativos ao metabolismo são estabelecidos como padrão. Seu peso aos 25 anos é provavelmente o mais adequado ao seu corpo. É esse peso que seu metabolismo luta para manter, ajustando-se para mais ou para menos se você perde ou ganha alguns quilos, motivo pelo qual as pessoas que fazem dieta passam por maus bocados na fase da manutenção".) Ao me olhar no espelho aos 25 anos, não posso negar que me achei bonita! Assim, fui para a festa me sentindo linda e maravilhosa. Naquela noite, todos os homens me ignoraram completamente. Voltei para casa e tornei a me olhar no espelho. Como eu havia sido tola em me achar apresentável. Como eu havia sido tola em achar que estava bem. Era tarde demais para encontrar a verdadeira felicidade. E eu sabia o motivo.

A beleza abria as portas do sucesso, dos empregos e do amor, mas beleza significava magreza, e eu não conseguia ser magra. Eu podia ter um cérebro maravilhoso, mas não possuía o atributo que levava uma pessoa a ser bem-sucedida em nossa sociedade: um corpo que me levasse a algum lugar. No escritório, garotas burras com pernas bonitas eram promovidas antes de mim. À noite, nos bares, os homens podiam até rir de minhas piadas, mas saíam com as meninas vestidas com calça de cintura baixa e sapatos de salto alto (péssima combinação, por sinal).

Assim, voltei ao Vigilantes do Peso pela milionésima vez. Gastava meu pobre salário com nutricionistas e *personal trainers* e comprava pilhas de livros de dietas. Levava sopa de repolho para almoçar no trabalho e voltava para casa soltando pum. Entrei numa academia, mas só trocava de roupa dentro do banheiro, com vergonha de me despir no vestiário ao lado de outra mulher, obviamente em melhor forma. Fiquei mais amarga, mais gorda e desesperada. Foi o ponto mais baixo a que cheguei: minha vida estava em risco. Imagine um fundo musical bem dramático para a cena.

Ok, não tão dramático assim. Meu médico me deu uma receita com uma combinação de dois medicamentos, chamados fenfluramina e fentermina, conhecida também como fen-fen. Essa combinação altera a maneira como o corpo metaboliza a serotonina, um mensageiro químico que regula o humor, a emoção, o sono e o apetite. Adorei o remédio. Ele conseguiu calar aquela vozinha que ficava o tempo todo no meu ouvido, dizendo: "Coma, coma, coma!" Finalmente compreendi que eu não era má nem preguiçosa e que não me faltava força de vontade. Meus circuitos apenas eram diferentes quando se tratava do apetite. Continuei a comer de forma balanceada e a fazer exercícios para perder peso, mas pela primeira vez na vida parei de me torturar. Perdi peso e fiquei ótima.

Infelizmente, o fen-fen começou a matar pessoas: entre milhões de consumidores do remédio, 24 casos de uma severa hipertensão pulmonar foram oficialmente comunicados. A FDA retirou a droga do mercado. Entrei em pânico. Meu eletrocardiograma dizia que estava tudo bem, e eu estava disposta a correr o risco. Tentei comprar o remédio no mercado negro, convencida de que ficaria enorme de novo se não o tomasse. Eu sabia das ocorrências médicas, mas ficaria feliz em conciliar uma insuficiência cardíaca com um namorado e uma calça de couro sintético. (A propósito, nunca entrei com nenhuma ação por causa do remédio. Eu adorava a paz de espírito que ele proporcionava e voltaria a tomá-lo sem pensar duas vezes. Meu eletrocardiograma era perfeito e eu confiava nisso.) Tentei algumas alternativas. A fentermina sozinha não surtiu efeito; o Prozac não funcionou. Voltei ao velho plano: "entupa-se de comida, não vomite, faça exercícios e, como recompensa, coma um chocolatinho recheado com creme de amendoim". No fim, eu estava cansada de tanto lutar contra o meu peso e exausta demais para fingir que não me importava.

JÁ CHEGA

Foi então que me aconteceu algo muito estranho: comecei a tirar proveito do meu corpo. Uma agência perguntou se eu gostaria de ser modelo de roupas grandes. Comecei a escrever artigos para revistas falando de imagem corporal e parei de bancar a feliz quando a situação era triste. Muitas pessoas escreviam por causa de meus artigos e diziam: "Eu penso como você!" Trabalhei em clubes como comediante. E, como tinha medo de que alguém interrompesse minha apresentação com alguma observação desagradável sobre meu peso, eu me adiantava a ele com meu farto material. Mulheres gordas vinham me procurar no final só para me agradecer. Cheguei ao ponto de acreditar de verdade nas bobagens que dizia. Por que os homens não prefeririam transar com uma garota gorda a transar com uma magricela? Por que eu não podia comer o que quisesse, se meu coração era saudável e meus exames de sangue eram perfeitos? Eu me enganava, achando que tinha descoberto a verdade.

Estava me sentindo no auge. Meu declínio, portanto, não demoraria muito. Adoeci. Fui diagnosticada como portadora de uma doença auto-imune rara e incurável chamada granulomatose de Wegener. Não tinha nenhuma relação com meu peso, foi apenas uma coisa que aconteceu. Para manter a doença sob controle, precisei tomar um monte de esteróides. Engordei dezoito quilos em quatro meses. Quando finalmente me olhei no espelho, fiquei horrorizada com o que vi. Eu tinha 28 anos e pesava 117 quilos. Para piorar, meu corte de cabelo era horrível (por que aderi ao desfiado se eu sempre soube que preferia chanel?). Eu me sentia na mais completa miséria.

Voltei, então, à dieta com Herbalife, sob supervisão médica, para perder aqueles dezoito quilos DE NOVO – o que me custou quase três anos. Ainda assim, o mundo não me olhava com dezoito quilos a menos. O mundo via apenas os 36 que eu ainda precisava perder.

A SAGA CONTINUA

Pelos meus cálculos, gastei dezesseis anos tentando emagrecer. Eu perdia e recuperava dezenas de quilos. Comi milhares de *bagels*, tomei centenas de copinhos de *frozen yogurt* e ainda preciso dar um fim à busca pelo *cookie* de chocolate perfeito. Eu tentava vomitar, tomava laxantes que pareciam tão saborosos quanto chocolate e pressionava determinados pontos na sola dos pés para tentar refrear meu apetite. Consultei sete especialistas em emagrecimento, tive três nutricionistas e três *personal trainers*. Tentei seguir uma dúzia de programas para emagrecer, tomei milhares de pílulas, me matriculei em seis academias de ginástica, li 31 livros e gastei tanto dinheiro tentando perder peso que poderia ter freqüentado uma universidade de elite. Desde os meus 14 anos, não se passou um único dia sem que eu tivesse refletido sobre esse assunto.

Como não me peso todos os dias, não tenho muita certeza, mas hoje acredito que esteja pesando cem quilos. Até este exato momento, ninguém mais sabia desse número (à exceção do meu médico), porque isso me deixa constrangida. Você acha que meus amigos vão gostar menos de mim agora que sabem meu peso? Meus pais vão me rejeitar? Creio que não.

Myrna, minha madrasta, chegou aos 50 anos e enfrenta os mesmos problemas que afetam tantas mulheres da sua idade: oscilação hormonal, mudanças no metabolismo, problemas com a autoimagem. É difícil para ela encontrar roupas que lhe vistam bem, mesmo estando disposta a pagar caro. Reconheço plenamente que ela foi uma grande amiga, no que se refere a problemas relacionados à perda de peso e à auto-imagem. Gostaria que todas as Garotas Gordas tivessem essa sorte.

Agora que estou na faixa dos 30 anos, meu pai e eu chegamos a um entendimento amigável com relação a meu peso. Mas não foi fácil. Chegamos a ficar meses sem nos falar por causa de algum comentário que ele havia feito sobre isso. Uma vez tivemos uma discussão feia em um restaurante por causa do tipo de molho de salada que eu havia pedido, o que me fez sair correndo para o banheiro, aos prantos. Quanto mais eu defendia minhas prioridades e objetivos, mais meu pai começava a reconhecer meus sentimentos. Hoje conseguimos conversar com cautela e objetividade sobre regimes e exercícios sem que eu me sinta na berlinda.

Tento servir de modelo para meus pais e para a saúde deles. Faço questão de sair com eles para fazer exercícios sempre que estamos juntos. Mas, quando vamos a restaurantes, peço exatamente o que pediria se não estivessem comigo. Sou eu que pago por qualquer tentativa de emagrecer (academia, medicamentos etc.) e não conto com nenhuma ajuda financeira da parte deles. Assim, sou totalmente responsável por mim e tenho o controle da situação. Eu gostaria que meu pai cuidasse melhor da própria saúde, pois me preocupo com o peso dele e com outros fatores de risco, mas não posso dizer a ele o que fazer. Como eu me sentiria se ele tentasse fazer o mesmo? A preocupação que ele tem comigo é a mesma que tenho com ele. Cada um quer que o outro tenha uma vida longa, saudável e feliz. Se ele não consegue diminuir de peso – por causa de alguma limitação física, frustrações pessoais, desinteresse, preguiça ou motivos particulares –, não há muito que eu possa fazer para motivá-lo. Somos responsáveis por nossas decisões a respeito de nosso corpo.

E AINDA NÃO TERMINOU

Quem sabe o que teria acontecido se minha mãe não tivesse morrido? Talvez eu me revoltasse contra ela e me tornasse anoréxica. Talvez eu nem chegasse a ter problemas com meu peso. Talvez eu agora estivesse escrevendo um livro sobre como é difícil a vida de uma pessoa magra e bonita, já que ninguém a leva a sério e todos a vêem apenas como objeto sexual. Tenho a impressão, entretanto, de que a história do meu corpo teria sido a mesma, uma vez que a maioria das pessoas da minha família é gorda e não costuma praticar esportes, e a herança genética tem uma influência terrível em nossa constituição física. (Meu irmão, Josh, em um momento de extrema doçura, chegou a me pedir desculpas por ter um metabolismo mais eficiente que o meu.) Sei que a história do meu corpo ainda não terminou. Eu apenas parei de tentar reescrever o final.

3
Cuide da sua vida

> Vivo numa sociedade que detesta pessoas gordas. Das capas de revista aos apresentadores de *talk show*. De futuros empregadores a futuros amores. Sinto na pele o desprezo preconceituoso da sociedade por pessoas como eu. É surpreendente que eu tenha conseguido chegar aos 35 anos tendo respeito por mim mesma e me dando valor. É um milagre que eu consiga rir todos os dias e levar a vida com orgulho e segurança, já que nossa cultura é implacável com pessoas gordas. Não consigo entender isso e duvido que um dia venha a conseguir. Não causamos mal a ninguém. Nós apenas somos gordos.
> – *Camryn Manheim*, Wake Up, I'm Fat![1]

A pergunta que sempre me vem à cabeça é a seguinte: POR QUE VOCÊ SE IMPORTA COM O FATO DE EU SER GORDA? O corpo é *meu*. Sei muito bem o que estou fazendo com ele. Não estou jogando fumaça de cigarro na sua cara. Não estou dirigindo bêbada e colocando sua vida em risco. Não estou tirando comida da sua boca. A não ser que você estivesse na minha pele, isso não a afeta em nada. Sendo assim, considerando que sou uma pessoa relativamente saudável, por que será que tanta gente (incluindo minha vizinha, minha prima e a editora da revista *Cosmopolitan*) está decidida a fazer com que eu seja magra?

A LÓGICA DA MAGREZA

Todo mundo tem inveja de você.

Como assim? Inveja de *você*? Ninguém em sã consciência gostaria de se enfiar em sua calça tamanho GG. Como alguém poderia ter inveja de você?

Bem, a Lógica da Magreza (uma teoria propagada pelas Garotas Magras) presume que, se você está acima do peso, deve ser daquelas pessoas que passam o dia com o traseiro no sofá, devorando pacotes de bolacha recheada e atirando no lixo qualquer cuidado com a saúde. Ora, as Garotas Gordas têm seus dias ruins, mas sabemos que na maioria das vezes não é assim.

Eu sei como a Lógica da Magreza surgiu. Quando estou fazendo regime e vejo alguém comendo alguma coisa que eu queria comer, fico com uma superinveja dessa pessoa (especialmente se ela for daquelas que costumam dizer: "Nossa, eu como tudo que vejo pela frente e não engordo!" – dá vontade de matar). Normalmente, ver alguém comendo algo tão inofensivo quanto um *waffle* já é demais para mim, e fico verde de inveja. Claro que me sinto ligeiramente menos invejosa depois de me entupir de *waffles* horas mais tarde, mas ainda assim...

Imagine que, em todo o país, homens e mulheres preocupados com suas dietas estejam observando você andar, seu corpo inteiro chacoalhando (esse é um de seus piores pesadelos, não é?). Agora imagine o que eles estão pensando: "Aposto que aquela mulher gorda toma litros de sorvete de chocolate com calda de chocolate branco e amêndoas. Quem dera eu pudesse tomar esse sorvete, mas não posso, pois estou seguindo algumas regras que não fazem o menor sentido, nem sequer em termos médicos. Isso é tão frustrante! Preciso descontar essa frustração em alguém. Humm... que tal descontar naquela gorducha que não pára de comer, exatamente do jeito que eu gostaria de estar comendo?" E o que vem em seguida? Piadas maldosas e olhares de reprovação, o combustível de que tanto se ocupam os meninos na escola e que se espalha pela mídia na vida adulta. A insegurança nos contamina e, *voilà*, a indústria da dieta acaba de nascer.

Por mais estranho que pareça, as Garotas Magras precisam ter Garotas Gordas ao redor. A Garota Gorda desempenha um papel social muito importante: ela é a melhor amiga. A excêntrica melhor amiga. Aquela ingênua que fica sempre em segundo plano. Ninguém quer que você mude. Você não representa nenhuma ameaça. Você não rouba a cena. Elas precisam de você por perto para diverti-las e para servir de coadjuvante na vida delas. Se conseguisse perder peso de verdade, você seria uma ameaça: uma rival a mais. Natalie Angier afirma: "É triste que algumas mulheres culpem outras mulheres por seus atos e por suas escolhas em relação a estratégias emocionais e reprodutivas. Isso é compreensível, dada a rivalidade entre as mulheres na história recente da humanidade, mas é prejudicial continuarmos com esse disse-me-disse, com gritos e brigas. Precisamos umas das outras".

Da próxima vez que sua colega de trabalho lhe apontar o dedo só porque você pediu batata frita, e ela pediu batata assada, lembre-se de que ela não está preocupada com você. Está estressada consigo mesma. Se ela der um sorriso de desprezo quando diz que vai para a academia e você responde que vai ao cinema, não leve em consideração. O problema é dela. Vá em frente e assista ao filme. E traga para ela alguns pacotes de M&M's.

O CONTRATO

Muito bem, agora vamos nos aprofundar um pouco mais. As Garotas Magras não ficam apenas loucas de inveja só porque adorariam comer tudo aquilo que imaginam que você come. Elas também ficam loucas de raiva porque você está acintosamente desrespeitando o Contrato. Você sabe: o Contrato que aceitou apenas por nascer mulher, na sociedade atual, em pleno século XXI. Você não precisa assinar nada. Aceitamos o Contrato ao nascermos.

O Contrato diz, silenciosamente, que por ser mulher você deve se tornar atraente para os homens. Essa é uma necessidade biológica. As fêmeas humanas precisam acasalar com os machos humanos no intuito de preservar o futuro da espécie. Os patos grasnam, os pavões exibem a cauda, e as mulheres compram cremes para alisar os cabelos e fazem aplicações de colágeno.

Quando você quebra o Contrato ao fazer alguma coisa que não é considerada atraente pelo sexo oposto – digamos, engordar alguns quilos, envelhecer ou ganhar mais do que os homens –, eles se sentem frustrados. Eles têm uma missão, e você os está impedindo de cumpri-la. Agora eles vão ter que transar com você mesmo que seus braços sejam flácidos, que a raiz de seus cabelos esteja branca ou que sua conta bancária os intimide. Eles ficam furiosos. Em vez de analisarem a origem dessa frustração ou enfrentá-la, eles fazem piadas sobre mulheres gordas. Deus não permita que eles venham a sentir atração por você, mesmo que engorde, fique velha ou rica: nesse caso, terão muito que explicar aos amigos. Mas voltaremos ao assunto mais adiante.

Um outro aspecto do Contrato (e a parte mais difícil, eu diria) é o Acordo Tácito entre as Mulheres. Vejamos: já existem mulheres demais trabalhando loucamente para cumprir a parte delas no Acordo Tácito com os Homens. Elas passam as horas livres na academia, recusam pratos que adorariam comer, usam sapatos que machucam os pés e roupas que restringem os movimentos do corpo.

E então você entra em cena, com seu andar sacolejante. Sua tonta, você não percebe que apenas por ser gorda já está quebrando todas as regras?! Você é como aquela pessoa que fura a fila do cinema. *Todo mundo está quietinho esperando na fila, e aí você chega e passa na minha frente! Que ousadia! Estou esperando há vinte minutos! Pode ser que não haja mais entrada! Eu exijo vingança!*

A pior parte do Contrato é que, às vezes, mulheres gordas, velhas e bem-sucedidas, contrariando todas as probabilidades, ainda conseguem homens, amigos e uma carreira, e isso é tããão injusto! O cérebro das Magras fica louco com isso. *Estou dando o maior duro, e tudo isso para quê? Por que fico aqui me acabando de tanto malhar enquanto ela está ali sentada, comendo um pudim – que contém açúcar, ALÉM de gordura E de carboidratos?!*

Conheço esse sentimento. Toda vez que vejo uma mulher com silicone nos seios reviro os olhos de indignação, mas sinto uma ponta de inveja. Ela está furando a fila. Os peitos dela são de mentira. Ela está trapaceando! *Agora ela vai arrumar alguém antes de mim! Já sei, vou fazer piada sobre ela, ou vou espalhar que ela não presta e mostrar para todo mudo quem ela é!* Mas talvez seja ela a inteligente. Afinal, eu também poderia colocar silicone. Ou fazer uma lipo, se fosse o caso.

Tenho muita vontade de dizer às Garotas Magras "Vocês ganharam!" e não ligar mais para elas. Afinal de contas, a teoria evolucionista de Darwin sugere que, quanto mais gordas nós formos, mais as Magras têm a ganhar. As Magras têm mais chances de arranjar um parceiro sexual do que as Gordas. As Magras ganham mais do que as Gordas. Assim, para garantir as próprias chances de sucesso evolucionista, por que elas não vão embora e nos deixam em paz com nossas bolachas recheadas de chocolate?

MINHA GRANDE E GORDA TEORIA DA CONSPIRAÇÃO

Existe uma conspiração de grandes proporções, no melhor estilo *Matrix*, para transformar Garotas Gordas em Garotas Magras. Não é uma invasão alienígena, mas uma invasão política e corporativa. Não creio que esteja sendo muito paranóica ao afirmar que existe uma enorme quantidade de gente que ganha uma enorme quantidade de dinheiro tentando fazer com que você perca peso. Não me refiro apenas à indústria do emagrecimento – vamos falar dela mais adiante. Por enquanto, pense apenas nos produtos que substituem refeições e em suplementos. Pense naquele monte de mercadorias anunciadas tarde da noite, como aparelhos para abdominais e livros de receitas. Pense nas malhas reforçadas para afinar a silhueta, nos sutiãs que diminuem os seios e nas cintas modeladoras. Pense agora em todas as revistas femininas, em todas as academias, em todos os produtos sem gordura, em todos os produtos sem açúcar (a não ser, é claro, que você seja diabética) e em todos os anúncios aterrorizantes nas páginas das revistas.

Todos eles ganham dinheiro se você for gorda. Ganham dinheiro se você pensar que é gorda. Ganham dinheiro até se você não for gorda. Não há nenhuma motivação para as entidades citadas afirmarem: "Quer saber de uma coisa? Esqueça! Você está ótima, você se sente ótima e isso é suficiente para mim!" A única pessoa que pode ter alguma motivação para desligar essa engrenagem de queimar calorias é você. Não estou dizendo que todas essas entidades sejam ruins ou mal-intencionadas (nem todas, pelo menos), mas seu rico dinheirinho ajudou as pessoas por trás desses produtos a comprar um monte de Jaguars, viagens para Antígua e brincos de diamantes, enquanto você ganhou apenas dores de cabeça.

HISTERIA DE "MASSA"

Em primeiro lugar, como se calcula o peso "correto"? O diretor nacional de Saúde e o Instituto Nacional de Saúde aconselham as pessoas a usar o índice de massa corporal (IMC) para calcular o peso ideal. O IMC mede a gordura do corpo com base na altura e no peso. A fórmula é a seguinte: IMC = peso (em quilos)/altura^2 (em metros). Essa fórmula foi desenvolvida durante a 2ª Pesquisa Nacional de Saúde e Nutrição, feita entre 1976 e 1980. O sobrepeso, de acordo com o IMC, ficava em torno de 27. E então, no dia 3 de junho de 2003, trinta milhões de americanos que foram dormir com peso normal acordaram gordos, devido à mudança de critérios: hoje, qualquer pessoa com IMC entre 25 e 29,9 é considerada com sobrepeso, enquanto aquelas com índice maior que 30 são tidas como obesas (o meu é 34,5!).[2]

O IMC é comumente usado por médicos para determinar se o paciente está acima do peso e pelos convênios médicos para determinar se você pode ser cliente. (Lembre-se de que, por mais que o governo nos repreenda por estarmos acima do peso, são pouquíssimos os programas de emagrecimento cobertos pelos convênios. Assim, você está perdida se comer e está perdida se quiser fazer regime.) O IMC, entretanto, não leva em conta a idade, nem se você é homem ou mulher. Ele não leva em conta a densidade óssea nem o histórico familiar. Não leva em conta se você é uma atleta olímpica ou se está amamentando. Mas é um índice adotado pelo governo. De acordo com o padrão do Instituto Nacional de Saúde, quase metade dos adultos entre 20 e 74 anos está acima do peso, e dois em cada dez adultos são classificados como obesos.

A maioria dos médicos confere seu peso, calcula seu IMC e a aconselha a emagrecer. Com um pouco de sorte, você sai do consultório com a milionésima cópia de uma lista de alimentos para fazer uma dieta: uma fruta aqui, um queijo *cottage* ali. E nada gostoso, não é, doutor? "De fato, não. Hum... e você deveria fazer exercícios." É mesmo?

O IMC é uma fórmula rápida e conveniente para os médicos tirarem conclusões apressadas, mas mesmo o Instituto Nacional de Saúde, que desenvolveu as estatísticas do IMC, reconhece que os números são "um tanto arbitrários".[3] Meu IMC jamais atingirá uma taxa satisfatória. Isso é fisicamente impossível. E, mesmo que eu conseguisse atingir esse nível, não seria capaz de mantê-lo. Ainda assim, faço exercícios, meu colesterol e minha pressão arterial são normais, não sou diabética e na minha família quase não há casos de problemas cardíacos. Malho de quatro a cinco vezes por semana e tenho uma alimentação balanceada. Eu me considero saudável. Assim sendo, vá encher a paciência das Garotas Magras que almoçam bolinhos recheados com creme e largam as roupas em cima da bicicleta ergométrica empoeirada, não a minha.

Surpreendentemente, o *Wall Street Journal* revelou que metade da população de Hollywood está acima do peso, de acordo com o IMC. "Galãs musculosos de Hollywood e atletas famosos podem ser considerados com sobrepeso, segundo os dados de peso e altura encontrados em vários *sites* de celebridades e esportes", incluindo aí Mel Gibson, Michael Jordan, George Clooney, Brad Pitt, Bruce Willis e Harrison Ford (que deve esmagar Calista Flockhart na cama). "Enquanto isso, muitas das mulheres estão [...] abaixo do peso, de acordo com esses mesmos dados."[4] Isso inclui Julia Roberts, Hilary Swank, Nicole Kidman, Gwyneth Paltrow e Madonna. Nenhuma surpresa.

Se tantas pessoas estão acima dos padrões do IMC – imagine só, George Clooney! –, alguém já pensou que talvez o IMC precise ser adaptado à realidade, e não eu e você a ele? Já lhe ocorreu que talvez os índices que utilizamos para calcular o peso saudável não sejam realistas para uma nação industrializada do século XXI? Claro que não, porque muitas pessoas ganham rios de dinheiro graças aos padrões impossíveis de atingir do IMC.

Pesquisadores sugeriram, na revista médica *Science*, que existe uma forma mais precisa que o IMC para calcular os fatores de risco de pressão alta, doenças cardíacas e diabetes. Um teste de aptidão metabólica, por exemplo, mede os índices de colesterol, triglicérides, glicose e insulina no sangue, a pressão arterial e a forma como o corpo processa a glicose. Assim, peça a seu médico para fazer um exame de sangue que meça essas taxas. Converse com ele sobre como determinar o peso mais saudável para você. Leve em consideração sua idade, o histórico médico de sua família, seus hábitos alimentares e se você faz exercícios regularmente. Não adote um número arbitrário de um gráfico estatístico para decidir quanto você deve pesar. O professor de fisiologia e consultor do Programa de Saúde Cardiovascular e Condicionamento Físico da Universidade de Virgínia, dr. Glenn A. Gaesser, sugere no livro *Big Fat Lies* que "você provavelmente está com o peso ideal quando não faz nada para controlar o peso, mas segue uma dieta com pouca gordura, rica em fibras, com grande quantidade de frutas, legumes e grãos integrais, e é fisicamente ativo". Lembre-se: a garota bonita do comercial pode ter colesterol alto. Às vezes, os fatores mais importantes relacionados à saúde são aqueles que não conseguimos enxergar.

PESO POLÍTICO

E quanto ao governo? É possível que ele esteja envolvido nessa conspiração? Todos os dias, os órgãos governamentais ligados à saúde divulgam documentos diferentes recomendando o que devemos e o que não devemos comer. Num dia são grandes quantidades de carboidratos, no outro nenhum carboidrato. Muita gordura, ou gordura nenhuma. O governo um dia sugere que você faça uma pequena caminhada, depois diz que deve fazer exercícios puxados uma hora por dia, sete dias por semana, se espera alguma perda significativa de peso. Segundo o *New York Times*,

> as pessoas precisam fazer mais exercícios – pelo menos uma hora por dia, o dobro do anteriormente recomendado – para manter a saúde e o peso normal, de acordo com as novas recomendações divulgadas ontem pelo Instituto de Medicina, o departamento médico da Academia Nacional [...]. A dra. Marion Nestle, diretora do Departamento de Nutrição e Estudos Alimentares da Universidade de Nova York, considerou a recomendação quanto aos exercícios "surpreendente, mas impraticável", uma vez que 60% da população é completamente sedentária.[5]

A cada notícia divulgada, você gasta mais dinheiro e alguém o embolsa. Cada vez que o governo recomenda que se coma menos gordura, uma quantidade enorme de produtos sem gordura aparece. Fábricas são construídas, as pessoas conseguem emprego, a economia cresce e o presidente é reeleito. Ou então uma nova droga para queimar gordura é inventada. Os investidores colocam dinheiro, a bolsa de valores fica em alta, as indústrias farmacêuticas lucram com as drogas receitadas e todo mundo fica feliz – até descobrirmos que essa droga vai acabar nos matando.

Os meios de comunicação fazem estardalhaço todos os dias, relatando histórias sobre como somos gordos: cerca de 40% de nós estão acima do peso ou são obesos. Vale a pena dar uma olhada de novo nesses números. O *Wall Street Journal* fez a seguinte observação a respeito das constantes estatísticas em relação ao sobrepeso e à obesidade:

Esses números, baseados numa pesquisa feita com 1.446 indivíduos por um período de sete meses, em 1999, são aqueles utilizados como padrão pelos especialistas quando mencionam os atuais problemas de peso da população [...]. Além disso, estatísticas mais recentes do Centro de Controle e Prevenção de Doenças, freqüentemente citadas pelo diretor nacional de Saúde e por médicos em geral, se originaram de uma pesquisa que o próprio centro reconhece como muito pequena para ser conclusiva.[6]

Vou repetir: aquela estatística que nos deixa horrorizadas tem como base uma amostra de apenas 1.446 pessoas, menos de 0,0005% da população. Não entendo muito de estatística, mas nem o Centro de Controle e Prevenção de Doenças considera essa amostra numerosa o suficiente para refletir com precisão a realidade de toda uma população.

Paul Campos, professor de direito na Universidade de Colorado/Boulder, ressalta que a maior parte das pesquisas sobre obesidade é paga por indústrias que vendem produtos para emagrecer. Ele compara a alta dessas empresas com os recentes escândalos na bolsa de valores de Wall Street, quando analistas recomendaram aos clientes que comprassem ações vendidas pelos próprios bancos para os quais trabalhavam, causando uma procura imensa por elas. Campos ainda questiona se não seria necessária uma separação entre problemas de peso e o governo, ao descobrir que o ex-diretor nacional de Saúde, C. Everett Koop, lançou a campanha Entre em Forma, América com mais de 2 milhões de dólares doados pelo Vigilantes do Peso e pela companhia especializada em emagrecimento Jenny Craig.

Até mesmo a Organização Americana para a Obesidade, uma bem-intencionada organização sem fins lucrativos que faz *lobby* no Congresso por mudanças na política pública em relação à obesidade, foi fundada por um conjunto de empresas, entre elas o Laboratório Abbott (fabricante do Meridia), o Laboratório Roche (fabricante do Xenical [orlistat]) e o Vigilantes do Peso.[7] Todo mundo está querendo ganhar dinheiro em cima de você. Você é a única pessoa lutando por si mesma. Não fique esperando pelo governo para emagrecer: trate de se defender sozinha.

As agências do governo lamentam a silhueta que a população ganhou nos últimos cinqüenta anos. Entretanto, mesmo que você obedeça à dieta ao pé da letra – comendo filé de frango grelhado e uma porção de brócolis no jantar –, o peito de frango já não tem a mesma qualidade que tinha nos anos 50. Ele está cheio de hormônios e conservantes, e a carne é um mistério. "Criar animais se tornou uma ciência tão exata que, por meio da seleção genética e de melhor conhecimento nutricional, os pesquisadores conseguiram alterar a composição física da maioria das carnes que ingerimos. Os aviários, por exemplo, reduziram o tempo que a galinha leva para chegar ao peso final, entre 2 e 2,5 quilos, de dezessete semanas, no final dos anos 50, para seis semanas atualmente", revelou a revista *New Yorker*.[8] Se a galinha foi modificada para ganhar peso a uma velocidade astronômica, e nós comemos essa carne, não acabaríamos ganhando peso também? O McDonald's vem apoiando a redução do uso de antibióticos que aceleram o crescimento dos animais, pois "a prática de usar antibióticos na criação de animais parece estar diminuindo o efeito dos antibióticos nos seres humanos".[9] (Viu? Agora você não precisa mais daqueles sabonetes antibacterianos.) Vamos supor que você pare de comer carne e se torne vegetariana. Até mesmo os alimentos saudáveis, como frutas e legumes, são geneticamente alterados para que fiquem maiores, mais crocantes e tenham uma coloração mais viva. Você pode optar pela comida orgânica, mas é cara demais.

O governo é uma grande empresa com objetivos capitalistas. Se viesse à tona a verdade sobre o emagrecimento – de que perder peso não tem relação com ingerir alimentos que não existem na natureza, mas com fazer uma caminhada em volta do quarteirão –, ninguém ganharia dinheiro nenhum.

VAMOS FALAR DOS PROGRAMAS?

Programas de emagrecimento são um dos únicos produtos ou serviços que adquirimos e cujo fracasso atribuímos a nós mesmas. Quando você pede um hambúrguer em uma lanchonete e ele não está bom, você não põe a culpa em suas papilas gustativas. Quando compra um esmalte e ele descasca, você não culpa suas unhas. Quando compra uma lâmpada e ela não acende, você não culpa suas mãos por não a terem apertado direito no bocal (a não ser que você tenha mesmo a encaixado errado).

Pagar por um programa de emagrecimento equivale a apostar em um cassino de Las Vegas. A probabilidade de a casa ganhar é bem maior. Muito raramente alguém ganha uma bolada, apenas para nos fazer pensar que podemos ganhar também. Mas, se você não tirar a sorte grande, é evidente que não vai colocar a culpa em si mesma. O sistema é criado para que a casa ganhe. (Talvez alguma espécie de comitê de cassinos pudesse supervisionar esses programas...) Entregar seu dinheiro suado a um programa de emagrecimento é exatamente a mesma coisa que enfiar suas moedas em máquinas caça-níqueis.

Mas, se é assim que prefere gastar seu dinheiro, você não está sozinha. Os americanos gastam 35 bilhões de dólares por ano com produtos e programas de emagrecimento.[10] O Vigilantes do Peso teve público recorde em 2001, com aproximadamente 47 milhões de pessoas no mundo inteiro contando os pontos da comida. As vendas do Vigilantes do Peso em 2001 totalizaram 623,9 milhões de dólares.[11]

A indústria do emagrecimento gasta 39,8 bilhões de dólares todos os anos para atrair sua atenção.[12] O Vigilantes do Peso gasta, anualmente, mais de 30 milhões de dólares em propaganda. (Em segundo lugar, a Jenny Craig gasta 20 milhões.[13]) Como sua vontade própria pode competir com um orçamento de 30 milhões de dólares? O Vigilantes do Peso parece gastar muito dinheiro, mas só até você descobrir que a rede de lanchonetes Wendy's gasta

270,2 milhões de dólares por ano para fazer com que você peça a maior porção de batatas fritas. O McDonald's gasta 537,6 milhões de dólares todos os anos para anunciar as promoções do McLanche Feliz.[14] Não surpreende que, por dia, quase cinqüenta milhões de pessoas no mundo inteiro comam ali.[15]

Além da propaganda, não menospreze a maneira como as indústrias do emagrecimento vêm se infiltrando em seu dia-a-dia. A Ford, a Pepsi e a General Mills lançaram campanhas para combater a obesidade entre seus funcionários, colocando produtos mais saudáveis nas máquinas automáticas e abrindo o acesso às escadas para desestimular o uso dos elevadores. A idéia é que os gastos médicos dessas companhias vão diminuir se os empregados forem mais saudáveis. Não é uma idéia ruim, mas vale a pena perguntar por que o patrão tem de se manifestar sobre o tamanho ou o formato do corpo dos funcionários. O programa *In the Money*, da CNN, entrevistou Helen Darling, do Grupo Empresarial de Saúde de Washington, uma organização lobista sem fins lucrativos que presta consultoria a grandes empresas sobre questões relativas a saúde. O apresentador perguntou, hipoteticamente: "Se eu costumo desobedecer às normas de segurança da empresa e coloco em risco a vida de meus colegas, a empresa tem todo o direito de me demitir. Se eu me recuso a emagrecer e me torno um daqueles que aumentam exageradamente os custos dos planos de saúde, colocando a segurança financeira de meus colegas em risco, por que a empresa não poderia me demitir depois de um tempo, se eu continuasse me recusando a perder peso?"[16]

Puxa vida, essa é a Lógica da Magreza como eu nunca havia escutado antes! Em primeiro lugar, eu adoraria conhecer alguém no mundo que realmente "se recusa" a emagrecer. Isso seria interessante. Depois surge a questão de quanto meu bumbum teria de ser gordo – o que seria uma medida, suponho, da intensidade de minha "recusa" em emagrecer – para colocar em risco a segurança financeira da empresa. E ainda há aquela velha lei da "não-discriminação na hora da contratação". Ou seja, olhem aquele cara na cadeira de rodas. Suponho que ele "se recusa" a andar! Se ao menos se esforçasse um pouquinho, talvez a companhia não fosse para o buraco!

Por sorte, Darling respondeu que sua intenção não era demitir todas as pessoas gordas, mas proporcionar aos funcionários as informações necessárias e oferecer opções que os ajudassem a melhorar a saúde e o estilo de vida.

Não são apenas os patrões que têm que ficar longe do meu corpo. Também não quero meus colegas de trabalho se metendo nesse assunto. O plano At Work, do Vigilantes do Peso, faz reuniões no escritório, assim você nem precisa sair do local de trabalho para seguir o programa. Com certeza isso torna a coisa toda mais cômoda, mas não deixa de ser uma invasão de privacidade. Por acaso a Sharon, do Contas a Pagar, precisa realmente ficar sabendo quantos pontos eu comi no último fim de semana na praia? Meu chefe deve ser informado disso? Assim como existe uma separação entre Igreja e Estado, prefiro que haja uma separação entre meu corpo e meu trabalho.

UM ESTUDO DE CASO: VIGILANTES DO PESO

É verdade: minha grande e gorda teoria da conspiração inclui até mesmo o sagrado programa do Vigilantes do Peso – que a maioria de nós concorda ser o programa de emagrecimento mais ilustre, moderado e acessível do mundo. Gastei bastante dinheiro no Vigilantes do Peso. Até onde sei, eles continuam publicando novos livretos, mas a essência não muda. Assim como a clientela. A maior parte é composta por mulheres de tamanho normal, que vestem 44 ou 46 e ouviram a vida inteira que tinham "os ossos largos". Depois há aquela que pesa uns 150 quilos, tem sotaque caipira e vem quase sempre acompanhada da mãe, do mesmo tamanho. E, é claro, há o homem acima do peso que vai perder 27 quilos em três semanas.

Os coordenadores são pessoas realmente animadas que adotaram o programa e o transformaram em um estilo de vida. A maioria conseguiu atingir o peso ideal e foi capaz de mantê-lo. Exceto o cara que coordenava o grupo que eu freqüentava, no centro de Manhattan. Ele costumava dizer: "Quando falamos sobre os pontos de um pão, estamos nos referindo a metade de um *bagel* da Lender's Bagel, e não a um *bagel* gigante da Pick-a-Bagel. Sabe aqueles que pesam quase duzentos gramas? Humm... adoro os *bagels* recheados da Pick-a-Bagel, torradinhos, com salada e *cream cheese*... É mesmo? Você prefere os da H&H?" De repente, a reunião descambava para os Devoradores Anônimos de Carboidratos. O cara tinha uns quinze quilos além do peso ideal, mas sempre me deixava louca para comer um *bagel* recheado.

Nas reuniões do Vigilantes do Peso sempre há alguém – geralmente a moça com sotaque caipira – que faz perguntas do tipo: "Se eu comer três tomates em vez de dois, como faço para contar esses pontos? Devo usar os pontos extras ou...?" Contar pontos pode ser confuso, mas você e eu sabemos muito bem que o problema provavelmente está no excesso de bolachas recheadas, não no excesso de tomates. Pouquíssimas pessoas vão parar no Vigilantes do Peso porque exageraram na quantidade de frutas e verduras.

Entretanto, OS MAIORES PROGRAMAS DE EMAGRECIMENTO NÃO SERIAM MODELOS DE SUCESSO EMPRESARIAL SE AJUDASSEM VOCÊ A PERDER PESO E A SE MANTER ASSIM. Pense nisso! Se você se inscrevesse em um desses programas pela primeira vez, emagrecesse e mantivesse o peso, não precisaria continuar dando dinheiro a eles e voltar sempre para tentar diminuir de peso. Pense naquela primeira pergunta que eles fazem, no início das reuniões: "Quantos de vocês já estiveram antes no Vigilantes do Peso?" Você já foi a alguma reunião em que ninguém levantasse a mão? Eu não. À frente de uma organização britânica chamada AnyBody, a professora Susie Orbach, autora do livro *Gordura é uma questão feminista* e socióloga da Escola de Economia e Ciências Políticas de Londres, "pretende mover uma ação coletiva" contra uma grande organização mundial de programas de emagrecimento, nos moldes daquelas ações enfrentadas pelas empresas de cigarro americanas. "Queremos provar que essa organização tem conhecimento de que grande parte das dietas não funciona; seu lucro depende disso, e a taxa de recaídas é absolutamente crucial para ela."[17]

Se o programa é tão viável, tão lógico, tão fácil de seguir e faz tanto sentido, por que não conseguimos segui-lo e ter sucesso? Nós compramos imóveis. Temos empregos. Criamos nossos filhos. E ainda assim não conseguimos nos tornar membros vitalícios do Vigilantes do Peso? Imaginamos ter feito algo errado. Não seguimos o programa. Não contamos os pontos corretamente. A culpa foi nossa. Mas, com uma taxa de êxito tão pequena, talvez o problema não seja você, e sim o programa. As histórias de sucesso descritas no *site* do Vigilantes do Peso trazem a ressalva: "Para muitos, os resultados são temporários". Até mesmo os resultados alcançados pela porta-voz da empresa são atípicos, como atesta o último folheto do Vigilantes que recebi pelo correio (sem pedir): "Sarah, duquesa de York. Mantém o peso desde 1997. Os resultados não são típicos". Como é que é? Você não preferiria se inscrever em um programa no qual emagrecer e manter o peso seja o resultado típico? Um estudo recente demonstrou que pessoas que seguiram o programa do Vigilantes do Peso por dois anos perderam, em média, apenas três quilos.[18]

Conversei sobre essas frustrações com minha amiga Carrie, que seguiu o programa do Vigilantes do Peso diversas vezes. Ela estava convencida de que havia falhado porque não anotava direito o que comia. Ora, essa garota é capaz de fazer qualquer coisa. Ela escreveu, produziu, dirigiu e editou um filme. Ela reformou a casa. Ela se casou e está criando uma criança maravilhosa. E está dizendo que não conseguiu se sair bem no programa do Vigilantes do Peso por ter sido muito preguiçosa/burra/descuidada/esquecida, ou por ter raiva de si mesma e não ter rabiscado alguns pontos num quadrinho?

É claro que existe uma ligação mental entre querer perder peso e perder peso. Já li milhões de histórias do tipo "antes e depois" em que as pessoas dizem: "Um dia eu tomei uma decisão e fui à luta". Se perder peso for apenas uma questão de tomar uma decisão, então por que você está pagando o Vigilantes do Peso? Use esse dinheiro para fazer terapia, comprar roupas novas ou passar uma temporada em um *spa*. O Vigilantes do Peso pode dar motivação, mas não pode dar um jeito em você. É pura matemática. Existem 3.500 calorias em meio quilo, então você tem que queimar 3.500 calorias para perder meio quilo. Se você não consegue isso, com certeza não é porque não anotou seus pontos. Uma pessoa com noventa quilos queima apenas 21 calorias se passar dez minutos escrevendo. Assim, você teria que escrever em seu maldito jornal pessoal durante 28 horas seguidas para queimar meio quilo de gordura. Existe ou um erro de matemática no programa ou então um erro na informação sobre emagrecimento que chega até nós, o que faz com que você continue engordando a conta bancária dos outros enquanto você só continua engordando.

Não acho que o Vigilantes do Peso esteja querendo se aproveitar de você. Não acho que eles queiram que você engorde. Mas acho que eles tentam ganhar dinheiro em cima de uma falha humana. É claro que eles podem ajudar, se você quiser perder pouco peso ou seguir uma dieta balanceada. O vistoso folheto de propaganda contém uma nota de esclarecimento na qual se lê: "O programa do Vigilantes do Peso é feito para que se percam não mais que novecentos gramas por semana. Para muitos que o adotam, a perda de peso é temporária. O Vigilantes do Peso não pretende afirmar que esses resultados se aplicam a todos os participantes do programa".[19] Já que vai gastar todo esse dinheiro, você não espera mais que isso?

Exatamente quanto tempo e dinheiro você está dando ao Vigilantes do Peso? Tente fazer a conta. Digamos que você vá seguir o programa por seis meses e more em Nova York.

Taxa de inscrição: 15 dólares
Taxa semanal: 11,95 dólares (26 semanas, no total)

Isso dá 325,70 dólares, sem contar os produtos vendidos: comida, calculadoras, revistas, balanças ou qualquer outra miudeza. O que daria para fazer com esse dinheiro? Renovar o guarda-roupa para o verão? Comprar meia dúzia de pares de tênis? Ou vinte batons? Uma mesa nova para o escritório? Matricular-se em um curso?

Agora vamos falar do tempo. Você vai seguir o programa por seis meses. Isso soma 26 horas (sem contar o tempo gasto no cálculo dos pontos, no transporte, em tirar medidas e planejar refeições). O que você poderia fazer com esse tempo? Ajudar sua filha com os exercícios de álgebra? Tentar a receita nova que viu no programa da Nigella? Tomar um longo banho de banheira? Ler aquele livro que está juntando poeira na mesa-de-cabeceira desde que você entrou no Vigilantes do Peso, seis meses atrás? Eu assistiria à maratona de *Buffy, a caça-vampiros*. Pode se juntar a mim, se quiser. A propósito, se voltarmos ao estudo que revelou que uma pessoa comum perde apenas três quilos em dois anos no Vigilantes do Peso, gastando uma média de 11,95 dólares por semana, isso significa 1.242,80 dólares, ou 414,26 dólares por quilo perdido (estou sendo generosa e não considerei a taxa de inscrição). Você levaria pouco mais de dezessete semanas – mais de quatro meses – para perder meio quilo. Isso sem falar das 104 horas de sua vida que poderiam ser aproveitadas de outra maneira. Os "excepcionalmente aplicados" vencedores do programa do Vigilantes do Peso (ou eu deveria chamar de perdedores?) emagrecem, em média, cinco quilos em dois anos. A maioria das pessoas diria que perder é melhor que ganhar, e o Vigilantes do Peso pode ajudá-lo a perder peso. No entanto, eu pergunto: quanto você precisa perder para ganhar?

LIVRE-PENSAMENTO

As empresas podem levar nosso dinheiro se permitirmos. Isso faz a alegria do capitalismo. Mas, quando você está feliz e satisfeita, ninguém ganha dinheiro. As caixas registradoras só funcionam quando sua mente acessa o menu "eu quero". Precisamos permanecer no ciclo perpétuo de querer, desejar e adquirir coisas que estão além de nosso alcance para que a sociedade capitalista prospere. O programa sem custo algum recomendado por Laura Fraser, "Coma verduras e vá para a rua brincar", no livro *Losing It: America's Obsession with Weight and the Industry that Feeds on It*, funciona tão bem quanto qualquer um que seja pago. Lembre-se de que qualquer programa de emagrecimento pelo qual você tenha de pagar seria um fracasso financeiro se realmente funcionasse.

Seria possível usar o dinheiro que você desperdiçou com dietas malsucedidas para angariar fundos de campanha e eleger uma mulher para o Congresso? Você não poderia ter usado esse tempo para escrever uma carta para a direção da escola de seu filho exigindo computadores novos? Ou para se dedicar à caridade? Seria possível aproveitar esse tempo e esse dinheiro para melhorar sua vida ou a de uma pessoa com quem você se importa, em vez de encher o bolso dos outros? Claro que sim. Mas essa pessoa com os bolsos cheios – ou o cara que desfila de terno nos corredores do governo – não quer que você fique pensando muito, nem que se sinta poderosa, nem que se esforce para mudar. Pense nisso como uma sutil mas poderosa lavagem cerebral que você pode interromper simplesmente não abrindo mais a carteira.

E você achava que tinha apenas uma vontade incontrolável de comer Sucrilhos!

4
Mais aventuras na terra das dietas

> No ano em que emagreci trinta quilos, as pessoas me paravam na rua para perguntar: "Você está se sentindo bem? Aconteceu alguma coisa?" Fiquei tentada a escrever um livro de memórias com o título *Prefiro ser gorda*.
> – Wendy Wasserstein, *"Ano novo, visual novo"*, Harper's Bazaar[1]

A gordura não está apenas em nossa cabeça; a vontade de comer está ao nosso redor. Quer saber algumas influências do ambiente em que vivemos sobre nosso peso, de acordo com pesquisas recentes? O excedente na produção de milho barateia o xarope de milho, que tem alto teor de frutose e é usado nos refrigerantes. O preço do azeite de dendê importado é irrisório. Há novas tecnologias; empregos, educação e salários; porções gigantescas vendidas a preços baixíssimos; propaganda de última geração; imensa quantidade de comida disponível a qualquer hora; variedade infinita de pratos e produtos.[2]

Não me culpo pela mania de fazer regime, porque regime, não beisebol, é o verdadeiro passatempo nacional. Mas assumo a responsabilidade por meu corpo e por meus atos? Pode apostar que sim, todos os dias.

EMAGRECER OU MORRER

Parei de freqüentar o Vigilantes do Peso por três razões. A primeira: achei que o programa não era bom o suficiente para uma Garota Gorda de peso como eu. Então criei minha grande e gorda teoria da conspiração, que se tornou a razão número dois. O terceiro motivo não tem relação direta com o Vigilantes do Peso, mas me assustou do mesmo jeito.

Certa noite, fui a uma das reuniões semanais no salão de conferências de um hotel, no Upper West Side, em Manhattan. Estava esperando na fila para me pesar quando ouvi um estrondo. Ao me virar, dei de cara com um homem de máscara apontando uma arma para mim. Outro homem de máscara deu a volta na mesa, agarrou pelo pescoço uma pobre funcionária do Vigilantes do Peso e pôs a arma na testa dela. Por um instante, fiquei na dúvida se aquela não seria uma nova tática, bem radical: "Vigilantes do Peso: emagreçam ou morram!!!" Então, horrorizada, percebi que estávamos sendo assaltados.

Os mascarados obrigaram todo mundo a deitar no chão (inclusive a mulher com sotaque caipira que comia tomates e o cara gordo que ia perder peso em pouco tempo). Uma parte de mim imaginava ser capaz de rolar o corpo de repente, dar um pontapé no saco do bandido, tomar a arma da mão dele e dar um salto mortal sobre o comparsa, quebrando-lhe todos os ossos. Mas, como não me chamo Nikita e estava apavorada, permaneci imóvel. Tentei fazer o possível para me proteger daquela triste realidade e me esforcei para não prestar atenção nos sussurros desesperados das pessoas ao meu redor.

Com a cara enfiada no carpete do chão, as mãos entrelaçadas atrás da cabeça e o coração em disparada, pensei: "Por que nós? Por que aterrorizar um grupo de pessoas relativamente gordas e amáveis que já enfrentam a humilhação de participar de uma reunião do Vigilantes do Peso?" Eles provavelmente achavam que éramos burros e lerdos e que cairíamos no chão com o peso dos doces que escondíamos nos bolsos. Imaginei a polícia invadindo o salão, surpreendendo os ladrões e gritando: "Larguem o lanche sem gordura, seus desgraçados! Vou contar até três para vocês entregarem o lanche!" Os criminosos responderiam: "Soltaremos os reféns em troca de uma caixa de barrinhas de cereja com creme, dois vídeos de exercícios e um ano de comida congelada *light*!" Então os policiais viriam com uma contraproposta: "Vocês aceitariam uma caixa de omeletes de queijo e presunto do Vigilantes, além de uma assinatura gratuita da revista deles?" Os bandidos se entreolhariam e diriam: "Sim, aceitamos!" Nós nos levantaríamos do chão para comemorar, alguém abriria um pacote de pipoca sem sal e sem manteiga (três pontos) e seguiríamos todos juntos para uma aula de *spinning*.

Mas não foi isso que aconteceu.

Eu rezava por nossa vida enquanto os bandidos passavam por nós, tomando todas as nossas jóias e tirando tudo que havia em nossas bolsas e carteiras. Quando terminaram, eles ameaçaram matar quem ousasse se mexer. Após alguns minutos de pavor e silêncio, o coordenador do Vigilantes corajosamente se levantou e chamou a polícia. Nós nos certificamos de que todos estavam bem e espantamos o medo. A polícia chegou logo em seguida.

Liguei para os meus pais em Michigan para contar o que havia acontecido. Aqui vai uma dica muito útil: jamais ligue para seus pais e conte que você foi vítima de um assalto à mão armada numa reunião do Vigilantes do Peso em Nova York. Eles vão querer que você volte para Michigan imediatamente.

Enquanto um dos policiais tomava meu depoimento, ele percebeu que havia uma balança ao lado dele. "O que aconteceu depois?", ele me perguntou. "Você ouviu alguma coisa?" E então, achando que eu não perceberia, SUBIU NA BALANÇA E SE PESOU! Esse policial não era gordo nem magro. Era um cara comum, de 30 e poucos anos, branco, com corte de cabelo militar e um distintivo no peito. Mas a balança estava chamando sua atenção. Ele fez um pequeno gesto de satisfação, desceu e continuou a conversar comigo. Como se eu já não soubesse, aquele policial comprovou mais uma vez que vivemos numa sociedade obcecada pela gordura. Numa hora como aquela, como ele poderia estar mais interessado no próprio peso do que em minha segurança?

Fui embora imaginando a manchete dos jornais no dia seguinte: "Emagreceram de pavor!" Eu estava feliz de estar viva. Parei num caixa eletrônico para pegar algum dinheiro e comprei um pacote de *cookies* de chocolate para comemorar minha longevidade.

Na semana seguinte, voltei à reunião do Vigilantes do Peso decidida a não deixar que dois ladrões insignificantes passassem a amedrontar minha vida. Havia um segurança na porta e, além do coordenador, eu era a única pessoa que tinha voltado. E essa foi a última vez que estive em uma reunião do Vigilantes do Peso.

Um dos assaltantes foi preso na semana seguinte ao tentar vender nossas jóias para comprar *crack*. Tive vontade de trancá-lo num quarto e lhe dar umas bofetadas. "Seu sem-vergonha!", eu gritaria. "Já não era patético demais estar numa reunião do Vigilantes do Peso, pagando para alguém nos dar selos e adesivos que supostamente nos ajudariam a emagrecer, e vocês tinham que nos humilhar ainda mais? E nos aterrorizar? E tudo isso para comprar drogas, seu idiota?!" Pelo menos me senti parte de um exclusivo grupo de escritores importantes quando li, em *A difícil arte de amar*, que Nora Ephron havia sido assaltada numa sessão de terapia em grupo.

A meu ver, ter sido assaltada numa reunião do Vigilantes do Peso foi um sinal inconfundível de Deus para que eu me sinta feliz como sou.

MAIS DO QUE UMA MODA PASSAGEIRA

Jurei nunca mais fazer regime, mas devo admitir que o apelo para continuar é muito forte. Leio histórias do tipo "antes e depois" nas revistas, acompanho o sucesso de amigas que contrataram *personal trainers* e se recusam a comer arroz e às vezes acho que entendi mal essa coisa de ser contra as dietas. Mas, quando estou na companhia de pessoas que fazem regime, a decisão de ser eu mesma reaparece ainda mais forte.

É verdade que pessoas que não comem carboidratos emagrecem como loucas, mas a que preço? Vale a pena ser magra e ter o colesterol nas alturas? Não é melhor correr o risco de ter uma doença cardíaca por uma cesta de pães do que por uma travessa de carne? O pão é o sustento da vida. Além disso, é tão chato ficar dizendo "não" o tempo todo. Para que viver uma vida cheia de "nãos"? Não tenho a menor paciência com pessoas que não comem isso e não comem aquilo: "Sem pão, por favor", "Sem gordura, por favor", "Sem glúten, por favor", "Sem açúcar, por favor", "Sou alérgica a isso", "Não posso comer aquilo", não, não e não! Nota dez em disciplina, mas vá comer em casa, por favor! Quando sair, acompanhe os outros e deixe seus dramas alimentares para quando estiver sozinha entre quatro paredes. E não me interessa saber quanto você comeu ou deixou de comer, nem seus comentários sobre quanto eu comi ou deixei de comer, nem o que vai acontecer quando você for se pesar na próxima terça-feira. Eu não estou reparando no seu prato. Não estou contando calorias. Guarde seus comentários para si mesma.

O programa mais bem-sucedido de ingestão de poucos carboidratos, a dieta do dr. Atkins, parece ser extremamente tolerante. Coma queijo até não agüentar mais! Empanturre-se de *bacon*, mas Deus lhe perdoe se você comer uma nectarina! Isso não parece uma contradição quando se pretende emagrecer? Isso me parece muito ruim. Imagine o mal que causa aos rins. Imagine o efeito das toxinas em seu corpo, considerando que você fica sem ir ao banheiro umas duas semanas, porque não tem fibras no organismo... é como cimentar os intestinos. (PS: Esse pessoal que segue a dieta do dr. Atkins fica tão irritado! Acho que eles ficam furiosos com o mundo porque não conseguem ir ao banheiro nem podem comer *pizza*.)

E como escolher uma entre tantas dietas oferecidas hoje em dia no mercado? A cada dia surge uma nova dieta que invalida a anterior. Qual delas é a certa? Qual delas é a melhor para mim? Quantos destes livros estão se enchendo de poeira nas prateleiras da sua casa?

- *Eat More, Weigh Less*, de Dean Ornish (médico)
- *Get with the Program!*, de Bob Greene
- *The pH Miracle*, de Robert O. Young (Ph.D.) e Shelley Redford Young
- *A dieta do tipo sanguíneo*, de Peter D'Adamo (médico naturopata)
- *Boa forma em 8 minutos pela manhã*, de Jorge Cruise
- *The Peanut Butter Diet*, de Holly McCord (dietista)
- *O ponto Z: a dieta*, de Barry Sears
- *Body for life: em plena forma para a vida*, de Bill Phillips
- *The Fat Flush Plan*, de Ann Louise Gittleman (enfermeira)
- *The Insulin-Resistance Diet*, de Cheryle Hart (médica) e Mary Kay Grossman (dietista)
- *The Omega Diet*, de Artemis P. Simopoulos (médica) e Jo Robinson
- *Sugar busters! Como reduzir o colesterol e perder peso eliminando o açúcar*, de H. Leighton Steward, Sam S. Andrews (médico), Morrison C. Bethea (médico) e Luis A. Balart (médico)
- *The Schwarzbein Principle II*, de Diana Schwarzbein (médica)
- *A nova dieta revolucionária do dr. Atkins*, de Robert Atkins (médico)
- *O poder da proteína*, de Michael Eades (médico) e Mary Dan Eades (médica)
- *A imagem certa para emagrecer*, de Howard M. Shapiro (médico)

Há tantos médicos nessa lista... Como eles poderiam levar você para o mau caminho? Milhões de cópias do livro *A nova dieta revolucionária do dr. Atkins* foram vendidas no mundo todo. E não vamos nos esquecer da dieta dos alimentos crus, da dieta Perricone e da macrobiótica. Você ainda pode fazer a dieta de South Beach, a da toranja, a do farelo de trigo, a do *cookie* de chocolate ou a do açúcar. No divertidíssimo livro *Stuffed: Adventures of a Restaurant Family*, a escritora e incansável seguidora de regimes Patricia Volk lembra as inúmeras dietas que ela e a irmã fizeram, quase sempre sem muito sucesso:

> A dos nove ovos por dia, a da toranja, a de Beverly Hills, a do dr. Atkins, a do dr. Atkins modificada, a do dr. Ornish, a do abacaxi, a de Scarsdale, a do chucrute, a do gaspacho, a da Clínica Mayo, a do arroz da Universidade de Duke, a dieta da rotação, a do metabolismo de Hilton Head, a da substituição, Vigilantes do Peso, a dieta da melancia, a de Lorna Linda, Fit for Life, Sugar Busters!, a famosa dieta do dr. Hervert, a de mastigar trinta vezes antes de engolir, a do tipo sanguíneo, a de comida saudável da Bloomingdale's, a do poder da imunidade do dr. Berger, a do cardápio de doze dias do dr. McDougall, a dieta para viciados em carboidratos, a dieta miraculosa de 48 horas de Hollywood (cinco quilos em um fim de semana), a Cyberdieta, a do Stillman, Optifast, Dexfenfluramina HCI, NutriSystem, a dieta do ponto Z, Medifast, Metrecal, Slim-Fast, Ultra Slim-Fast, a dieta de Richard Simmons, a dos oito copos de água por dia, a Pritikin, HMV, a da proteína do casco de cavalo, a da proteína líquida.

Eu também tentei praticamente todas.

Por que não deixar Jesus dar uma mãozinha com o Weigh Down Workshop? Trata-se de "um programa de doze semanas com fitas e grupos de orações concebido para ser, nas palavras da coordenadora do curso, Kate Burford, uma 'forma espiritual e até um pouco radical de emagrecimento centrada em Cristo'", como observou Alexandra Lange na revista *New York* em 1997, ressaltando ainda que o livro da dietista Gwen Shamblin, *The Weigh Down Diet*, foi o segundo mais vendido entre os cristãos naquele ano.[3] Existe também *A dieta de Jesus e de seus discípulos: a receita definitiva para comer bem e viver mais*. Você come o que Jesus comia, de acordo com a Bíblia, incluindo frutas e legumes, peixe, carne *kosher*, azeite, vinho tinto e muita água (suponho que você não precise caminhar sobre a água, apenas bebê-la). Enquanto isso, leia também *Step Forward: a Christian 12-Step Program to Lose Weight and Keep It off* e peça uma ajuda divina, ao estilo dos Alcoólicos Anônimos. E não se esqueça de *The Prayer Diet: the Unique Physical, Mental, and Spiritual Approach to Healthy Weight Loss*. A teoria desse livro é a de que negligenciar o lado espiritual nos faz engordar, porque usamos a comida para compensar a fome do espírito.

Homens mais velhos que talvez se sintam constrangidos a seguir um dos métodos da moda mencionados podem seguir os passos do estilista Karl Lagerfeld. "O estilista alemão Karl Lagerfeld deu umas alfinetadas na terça-feira ao sugerir que as clientes da Chanel deveriam emagrecer para caber em suas criações minúsculas [...]. Lagerfeld é obcecado por tamanho de roupa desde que perdeu 42 quilos numa dieta."[4] Ele planeja lançar em breve um livro sobre o regime que fez, à base de cactos, peixes e carne de cavalo (!!!). E por que não tentar *The Obvious Diet*, do agente literário londrino Ed Victor? Essa dieta é tão... óbvia!

Para mim, a campeã é a dieta NeanderThin, que valoriza as virtudes da culinária dos homens das cavernas, ou seja, comida que você "encontra pelo chão, que pode arrancar de um arbusto ou matar com um pedaço de pau". Acho que a vida seria melhor se comêssemos apenas o que eles comiam: todo tipo de carne e, de vez em quando, frutas silvestres. Os homens das cavernas viviam assim. Realmente nossa sociedade seria muito menos complicada se grunhíssemos uns para os outros e se as mulheres fossem arrastadas pelos cabelos. Infelizmente os tempos mudaram, o mundo se desenvolveu, inventaram o pão e agora temos de lidar com isso. Eu gostaria de ver as pessoas trocarem uma lata de Pringles por algo saboroso como centeio.

Como todo mundo que faz regime está cansado de saber, nos tempos das cavernas não sabíamos quando seria a próxima refeição, por isso nosso corpo aprendeu a armazenar gordura e acumulá-la. Passaram-se milhares de anos de evolução, que não podem ser comparados aos últimos oitenta (se tomarmos como marco inicial as moças dos anos 20, época em que a silhueta esbelta começou a entrar em moda, com o aumento da quantidade de espelhos e revistas). Já estou cansada de depender dos homens das cavernas para justificar nossas escolhas alimentares. Nós evoluímos a ponto de andar com a coluna ereta e não ter mais o corpo coberto de pêlos. Portanto, vamos presumir que essa evolução tenha sido bem maior.

FAZENDO DE CONTA

Tenho verdadeiro desprezo por atalhos quando o assunto é regime. Por exemplo: se você estiver fazendo regime, é melhor comer quatro *cookies light* ou um *cookie* de verdade? Se estiver tentando não comer mais sobremesa, você deve fazer uma *mousse* de chocolate sem gordura e usar adoçante em vez de açúcar ou comer somente um inocente morango? É melhor chegar a um meio-termo ou apenas dizer não?

Sempre achei que uma das maiores invenções da ciência fossem os produtos da Tasti D-Lite, uma das muitas sobremesas congeladas à venda que não têm gordura nem leite. São um tipo de sorvete, saborosos e cremosos, vêm em milhões de sabores e quase não têm calorias. É o alimento perfeito para mulheres – pelo menos só vejo mulheres na fila da loja do meu bairro. Apesar de amar os produtos, desconfio que comida industrializada e sem calorias pode não ser boa para a saúde. Além disso, você nunca sabe ao certo o que está ingerindo. Uma de minhas pesquisas favoritas sobre alimentação foi feita pela revista *New York*.[5] Amostras de *muffins* e de sobremesas congeladas de baixa caloria foram analisadas em um laboratório para confrontar a quantidade de calorias e de gordura anunciada e a quantidade realmente encontrada nos produtos. Um *muffin* sem açúcar, com pouca gordura e pouco colesterol, era anunciado como tendo 140 calorias. O laboratório concluiu que ele continha 574 calorias e 21,6 gramas de gordura. Um *muffin* de milho *light*, sem gordura e sem açúcar, que era anunciado como tendo 85 calorias, continha, na verdade, 654 calorias e 22,7 gramas de gordura. Depois foram testados os *frozen yogurts*. Um pote de trezentos mililitros alegava ter 47 calorias, mas tinha 323. Quanto à gordura, embora afirmasse não ter nenhuma, foram encontrados 12,5 gramas. Outra marca de *frozen yogurt* tinha cem calorias na embalagem, mas 233 encontradas no produto. Anunciava zero de gordura, mas havia quatro gramas. Não surpreende que essa pesquisa tenha originado um episódio de *Seinfeld*.

No final de 2002, o *New York Times* voltou a fazer testes com alimentos.[6] A Tasti D-Lite anunciava que o pote pequeno de baunilha (120 ml) tinha quarenta calorias. Na verdade ele variava de 144 ml e 143 calorias a 201 ml e 224 calorias. A marca concorrente, CremaLita, anunciava o pote pequeno de baunilha (120 ml) como tendo sessenta calorias. O teste revelou que ele variava de 117 ml e 98 calorias a 177 ml e 143 calorias. Eu amo as sobremesas da Tasti D-Lite, mas para mim a moral da história é: coma comida de verdade, não comida de mentira.

Ando enojada de tudo que se faz passar por comida hoje em dia, especialmente quando se trata de produtos para crianças. As bandejas de comida industrializada para crianças da marca Lunchable Fun Fuel são anunciadas como "um almoço balanceado, com boas opções de quatro dos grupos alimentares". E o que existe nesse almoço balanceado? Dois pães com presunto, um pote de iogurte e suco natural. Tudo pré-embalado e provavelmente cheio de sódio e açúcar. E isso é anunciado como um almoço "saudável". Eca! E quanto às misturas prontas para sobremesas? E por que essa mania agora de fazer comida tamanho míni? Minicookies, minichocolates, mini-M&M's... Quanto menores eles ficam, mais a gente engorda.

O problema da comida de mentira é que ela geralmente é industrializada, cheia de conservantes que intensificam o sabor e aumentam o prazo de validade da mercadoria nas prateleiras. São produtos como bolachas, salgadinhos e batatinhas – coisas que costumamos levar de lanche ou comprar nessas máquinas automáticas. Mesmo as versões de baixa caloria geralmente estão cheias de gordura trans, como a gordura hidrogenada, que vai direto obstruir suas artérias assim que você a engole. No dia 9 de julho de 2003, o governo finalmente decidiu que as indústrias alimentícias teriam que fazer constar de seus rótulos a quantidade de gordura trans dos produtos.[7]

Numa medida cautelosa para evitar processos judiciais, como os enfrentados pelas companhias de cigarro, as indústrias alimentícias têm sinalizado algumas mudanças de conduta. Em julho de 2003, o jornal *USA Today* revelou que

> a Kraft Foods, a maior empresa de produtos alimentícios do país [...], planeja reduzir o tamanho e a quantidade de gordura e de calorias de muitos de seus produtos [...]. O McDonald's [...] vai testar a opção de substituir as popularíssimas batatas fritas – cheias de gordura – por uma porção de frutas frescas em fatias. A empresa Frito-Lay em algumas semanas terá eliminado de suas batatas fritas e salgadinhos todos os ácidos de gordura trans que obstruem as artérias [...]. A Kellogg's comprou recentemente a Kashi, cujos cereais não contêm açúcar refinado nem conservantes. Os analistas afirmam que as gigantes da alimentação não viraram anjos de uma hora para outra nem estão pretendendo promover o bem-estar nutricional da juventude. Na verdade elas estão cada vez mais preocupadas com processos, com a legislação e com os lucros.[8]

Ao mesmo tempo, as indústrias continuam a produzir sopas e saladas que um adulto pode comer direto do pote, sem sequer sair do carro nem fazer esforço para engolir. Somos bombardeados com histórias que pipocam sobre a acrilamida e como essa substância pode causar câncer. Para sua informação, não são apenas as batatas fritas e as batatas *chips* que contêm acrilamida. Ela está presente também nos cereais matinais enriquecidos de vitaminas, nas torradas e no café.[9] Eu não como mais margarina. Prefiro comer um pouco de manteiga a espalhar algo misterioso sobre o pão.

Em abril de 2002, uma mulher chamada Meredith Berkman entrou com uma ação coletiva no valor de 50 milhões de dólares contra a empresa Robert's American Gourmet, fabricante do Veggie Booty, alegando "angústia emocional" e prejuízo nutricional ao descobrir que o lanche "saudável" que ela vinha dando aos filhos não era, afinal, tão saudável assim. Berkman afirma que abriu o processo não por causa do dinheiro, mas para chamar atenção para os rótulos falsos dos produtos alimentícios. "Um laboratório descobriu que o Veggie Booty, um salgadinho de flocos de arroz enriquecido com vitaminas, espinafre e couve – um dos lanches favoritos das mães cujos filhos não comem legumes –, tinha dez gramas de gordura, quantidade equivalente a uma barra de chocolate."[10] A revista *Good Housekeeping* contratou um laboratório independente em que "os químicos moeram as amostras, embeberam-nas em um ácido até que sobrasse apenas a gordura solúvel, então secaram e pesaram a quantidade de gordura. Eles encontraram oito gramas de gordura e 147 calorias – uma diferença gritante dos 2,5 gramas de gordura e 128 calorias que a embalagem anunciava". (A propósito, não foi a primeira vez que essa companhia foi punida pelo governo.) Eu já devorei um pacote inteiro de Veggie Booty. Estou tão chateada comigo mesma! É bom demais para ser verdade? Sempre, pode ter certeza!

Alguns pais não conseguem evitar fazer todas as vontades dos filhos. Talvez estejam substituindo atenção ou amor por comida. Se um McLanche Feliz deixa as crianças satisfeitas, por que reclamar? Esse não é exatamente um nome irônico para um lanche. Minha mãe me levava junto com meu irmão ao McDonald's uma vez por semana, na volta da minha aula de balé. Josh e eu comíamos um hambúrguer cada e dividíamos uma porção pequena de batatas fritas. Minha mãe costumava pegar as mais torradinhas que ficavam no fundo e que nós não queríamos comer. Agora sei que aquelas batatinhas encharcadas de gordura da carne eram as mais saborosas do pacote.

Uma amiga contou que certa vez ficou presa em um engarrafamento com a filha de 2 anos, que já começava a mostrar sinais de irritação. Contrariando seus princípios, ela escapou da avenida congestionada e entrou com a filha em um McDonald's pela primeira vez na vida. Era uma daquelas lojas com *playground*, e a menina arregalou os olhos ao ver todas aquelas crianças agitadas, brincando e correndo. A mãe pediu *nuggets* de frango e batatas fritas. Ela lembra de ter olhado a menina e lhe oferecido um *nugget* em uma das mãos e uma batata frita na outra. A menina começou a se sacudir e a balançar a cabeça. "Você está bem?", perguntou minha amiga, cada vez mais preocupada. "O que você tem, querida?", ela implorou, enquanto a filha continuou a sacolejar. E então, num rompante, a menina gritou: "LANCHE FELIZ!" Um adulto não poderia ter tido uma experiência melhor para entender o McDonald's.

Alguns pais conseguiram ir um pouco além, como no caso dos adolescentes obesos que estão processando o McDonald's. Os pais desses adolescentes (estejam ou não falando a verdade) alegam que não perceberam que os sanduíches da lanchonete estavam tornando os filhos cada vez mais gordos. Mesmo pais bem-intencionados continuam enfiando comida de mentira na boca dos filhos. Os parquinhos estão cheios de restos de salgadinhos que os pais compram para manter as crianças quietas e felizes. É claro que, para cada mãe de família que mantém os filhos sob uma dieta rígida, que inclui *tofu*, leite de arroz e molho de salada sem glúten, existe também uma mãe em um bairro hispânico sacudindo a cabeça por não compreender os problemas de obesidade dos filhos enquanto frita alguma coisa para o jantar. A taxa de obesidade disparou, principalmente entre as comunidades hispânicas mais pobres. Em um ensaio intitulado "Deixe que comam gordura: a dura verdade sobre a obesidade americana"[11] e em seu último livro, *Fat Land*, Greg Critser esclarece a evidente ligação entre pobreza, raça, classe social e obesidade. Ele mostra como as cadeias de *fast-food* esperam crescer especificamente entre as comunidades mais pobres, que precisam de comida rápida e barata.

Por isso eu digo: se quiser comer um *cookie*, vá a uma confeitaria, em vez de comprar um que vem numa caixa de papelão. Se quiser saborear um queijo, vá à seção de laticínios e peça para lhe cortarem uma boa fatia na hora. Quando se trata de comida de mentira e de dietas da moda, é melhor ficarmos com a realidade.

5
Meu nome é Wendy e eu como compulsivamente... eu acho

> Não fiquei gorda por estar com raiva. Estou com raiva porque ser gorda significa inúmeras ofensas ao meu corpo e à minha alma, não importa quem eu seja ou com quem esteja falando.
> – Jane Stern, *"Mentira grande e gorda"*, Allure[1]

Muita gente costuma dizer às pessoas gordas: "Eu não entendo. Você não parece comer muito mais do que eu". É verdade. Existem muitas pessoas que são gordas simplesmente por uma questão matemática: elas ingerem mais calorias do que gastam. Sem muito drama nem alarde, apenas um ponto cego somado a uma abençoada ignorância quando se trata de fazer exercícios, e você acaba com alguns quilos a mais. Muitas das pessoas que conheci no Centro de Dieta e Fitness da Universidade de Duke – voltarei ao assunto mais adiante – eram homens de meia-idade que precisavam apenas substituir o purê de batata por batata assada e dar uma volta no quarteirão de vez em quando. Mais ou menos 1% da população.

Sobram, então, 99%, dos quais fazemos parte: as fãs da Oprah, as leitoras de revistas, noivas, namoradas, colegas de escola, divorciadas, trabalhadoras, babás e mães. Geralmente estamos sempre a postos. Mas às vezes, com a casa já trancada e as luzes apagadas, nós caímos na farra. Algumas de nós têm necessidade de um lanchinho à meia-noite; outras se levantam às quatro da manhã para beliscar. Algumas não conseguem começar o dia sem comer "alguma coisinha"; outras sentem uma espécie de privação e falta de energia se não pegarem um pacotinho nas máquinas automáticas para alegrar a tarde. Algumas de nós necessitam de um pequeno agrado em todas as refeições; outras conseguem passar semanas e mais semanas sem titubear, e então... têm uma recaída feia. Você já passou por isso. Aparece uma oportunidade. Você tem um acesso de descontrole. Você se sente péssima. Então tem outro acesso. Que desperdício! Esse tipo de comportamento é tão doentio, idiota e inútil. É um comportamento compulsivo.

Em outros tempos, cheguei a descobrir um jeito de tomar um pote de meio litro de *frozen yogurt* com uma colherinha de plástico enquanto dirigia a cem quilômetros por hora em uma estrada. Cheguei a ir a três lojas diferentes no meio da noite para saciar uma vontade louca de comer jujubas. Fiz um desvio de quase cinqüenta quilômetros apenas para comer um pão doce na Starbucks, esperando que ninguém me reconhecesse. Eu escondia em papel pardo as embalagens dos doces que comia e jogava o lixo nos latões dos estacionamentos de *shoppings*. Passei por fases estranhas em que chupava pacotes enormes de balas *toffee* todas as noites, por duas semanas seguidas. E então as trocava por jujubas. (Quem não tem vontade de comer doce? Eu não ligava a mínima para nada salgado, nem que me pagassem.) Roubei comida da despensa de amigos. Comia chocolate no café-da-manhã e fazia bochechos com anti-séptico para disfarçar. Eu me sentia uma alcoólatra escondendo uma garrafa de bebida no cesto de roupa suja. Se tenho alguma coisa "boa" em casa, não consigo parar de pensar em comê-la. Se não tenho, não consigo parar de pensar em comprá-la. Eu penso e penso e não consigo parar de pensar (e é esse tipo de pensamento que o medicamento fen-fen inibe). Posso estar gripada, com quarenta graus de febre, no meio de uma tempestade de neve, mas, se me der vontade de tomar sorvete, esqueço o sutiã, calço minhas botas, visto um sobretudo por cima do pijama e vou até a loja da esquina. E por que tudo isso?

Porque isso é uma compulsão. Mas, antes de mais nada, de onde ela surgiu?

TEORIA Nº 1: É UM VÍCIO

Oi, meu nome é Wendy e eu como compulsivamente.

Estou usando um pouco a linguagem de pessoas viciadas, mas não me considero "viciada" em comida. Não quero fazer uma analogia clara entre comer, beber e jogar. Você pode viver sem o álcool e pode viver sem o jogo, mas precisa comer. Tentei os Comedores Compulsivos Anônimos. Funciona maravilhosamente para muita gente, mas comigo não colou. Existe um motivo pelo qual consigo fumar apenas um cigarro, enquanto outras pessoas precisam fumar o maço inteiro. Para falar a verdade, se eu nunca mais pusesse um cigarro na boca, não faria a menor diferença para mim. Será por causa da nicotina? Será genético? Terá fundo emocional? O mais provável é que seja uma combinação de todos esses fatores. Pesquisas recentes chegaram a sugerir que as altas doses de gordura e de açúcar encontradas nas comidas de *fast-food* e nas industrializadas podem viciar, da mesma forma que a nicotina ou a heroína.[2] Ainda assim, eu me pergunto por que consigo comer apenas uma batatinha e perder o interesse pelo resto do pacote, mas, se sei que existe algum pão ou bolo em casa, nada me fará desistir de comê-lo.

O vício também pode ser genético. Ou talvez se deva a reações da insulina em meu corpo. Talvez eu esteja me automedicando, tentando aumentar o nível de serotonina por meio da comida – meu Prozac particular. Como já mencionei antes, o medicamento fen-fen me ajudou bastante a estabilizar a serotonina, atuando como um antidepressivo. Portanto, o problema pode não ser a comida, mas o estado de espírito. Ou talvez não.

TEORIA Nº 2: É UM DISTÚRBIO ALIMENTAR

Não acredito que comer compulsivamente seja uma doença como a bulimia ou a anorexia. Você pode discordar, mas, se eu realmente quisesse me encaixar em algum desses distúrbios mentais, teria aprendido a vomitar em vez de ficar tão ansiosa por comida. Uma vez tentei me tornar bulímica no banheiro do alojamento da faculdade – praticamente um rito de passagem para qualquer garota moderna e dinâmica. Mas não consegui vomitar. Vomitei poucas vezes na vida, e a sensação é horrível. Eu não consigo. Prefiro comer compulsivamente. Quando começa a engordar, você tem certa noção do que está acontecendo e algum controle sobre a situação, e o drama não é tanto assim. Qual a diferença entre uma pessoa que come compulsivamente e uma garota gorda? Não muita. Para mim, ser gorda é dar na vista que você come de forma compulsiva. Existem pessoas magras que comem compulsivamente – elas estão temporariamente abaixo do peso e começarão, sem dúvida, a engordar de novo. Pessoas magras de verdade, entretanto, são sempre magras, não pessoas gordas em hiato.

A bulimia e a anorexia são doenças devastadoras e fatais e, assim como a obesidade, têm se espalhado devido a problemas físicos e mentais. Em nossa sociedade, onde temos de tudo, enquanto tanta gente vive sem ter o que comer, ou nos empanturramos ou passamos fome. Não podemos colocar a culpa pelos distúrbios alimentares na idade ou na inexperiência, já que não apenas garotas jovens têm sido afetadas por eles:

> Muito embora a literatura médica tenha demonstrado, nos últimos anos, que os distúrbios alimentares não estão restritos a determinada classe social, raça ou sexo, e que vêm afetando meninas cada vez mais novas, o segundo maior grupo de pacientes, segundo as previsões dos especialistas, será composto por mulheres de meia-idade. As ansiedades relacionadas a essa fase da vida – divórcio, conflitos no casamento, morte dos pais, síndrome do ninho vazio e menopausa

– são poderosos catalisadores de distúrbios alimentares em mulheres mais velhas, dizem os especialistas.[3]

Até mesmo as mulheres negras, que normalmente eram mais resistentes aos dramas da auto-imagem corporal, passaram a desenvolver atitudes destrutivas em relação à comida, em número cada vez maior.[4] Por favor, garotas: nós somos espertas demais para fazer uma coisa dessas. Mas eu compreendo a tentação. Essas são doenças muito específicas culturalmente, decorrentes da forma como as mulheres se vêem hoje em dia. Para impedir a proliferação delas, deveríamos começar aliviando a pressão que colocamos sobre nós mesmas.

TEORIA Nº 3: EU COMO "EMOCIONALMENTE"

Muitos especialistas, entre eles Bob Greene, *personal trainer* da Oprah, consideram que pessoas que comem por compulsão são aquelas que "comem emocionalmente". Eles dizem que você sente vontade de comer quando está triste, irritada, estressada ou entediada, ou se estiver em algum lugar que a faça lembrar de uma comida especial. Em resumo, toda vez que você come sem estar com fome, está comendo com a emoção. Toda vez que você come mas não está usando a comida como combustível, está comendo com a emoção. Que fardo pesado! Existem mais ou menos sete pessoas no mundo que usam a comida como combustível para o corpo. Seis delas são maratonistas profissionais do Quênia e a sétima é Bob Greene. Todas as demais comem bolo porque estão numa festa de aniversário e hambúrgueres porque são gostosos. É claro que às vezes comemos por motivos emocionais, mas isso não dá a ninguém o direito de lhe colocar o rótulo de "comilona emocional".

A maioria dos livros sobre dietas trata dessa fome emocional tentando fazer você quebrar seus hábitos compulsivos relacionados à comida. Eles a encorajam a descobrir as raízes de seus problemas emocionais e ensinam técnicas de comportamento para você "controlar a ansiedade", "enfrentar o medo" e se tornar uma pessoa normal, que não seja obcecada por comida, pelo próprio peso e pela vontade de comer. Essas técnicas incluem fazer listas, conversar com amigos e trabalhar como voluntária – coisas que substituem a energia emocional que você supostamente direciona para a comida.

Desconheço se alguém um dia conseguiu descobrir a origem de seus problemas emocionais. Se você conseguiu, não tenho tanta certeza assim de que dar uma volta no quarteirão, telefonar para um amigo ou se presentear com entradas para um recital de ópera possa resolver alguma coisa. Se há algo que me ajuda a enfrentar meus problemas e preocupações, não é perder peso. É ficar do jeito que estou. Não vejo mais o ponteiro da balança subindo e descendo. Vejo os problemas (emocionais, físicos e outros) dispostos à minha frente. Estou ciente deles. Sou responsável por eles. Sou gorda. E está tudo bem.

TEORIA Nº 4: É UMA REAÇÃO AOS CICLOS DE REGIMES E PRIVAÇÕES

Eu amo comida. Ela é capaz de me fazer tão feliz! Comida pressupõe família, comemorações, decadência, experimentos, encontros, noites fora de casa e tantas outras ocasiões especiais. Existem momentos em que comida é melhor que sexo. Um jantar maravilhoso é sinônimo de uma noite perfeita para mim. Prefiro mil vezes sair para jantar a ir a um bar. Garotas gordas normalmente não gostam de beber. Por que tomar um drinque se você pode comer uma sobremesa? (A não ser que seja um drinque doce, que valha por uma sobremesa, e nesse caso tomo dois!) Se você é uma jovem esperta, sabe quantas calorias existem numa margarita, então por que não comer uma torta de limão em vez de tomar o drinque? Não há nenhum motivo para uma garota gorda ir a um bar, pois as chances de ela atrair alguém são poucas. Por que não deixar o bar de lado, ir direto para aquela cafeteria charmosa e pedir um *cappuccino* e um pedaço de torta?

Mas a comida (e a maneira como meu corpo reage a ela) também é a perdição da minha vida.

Nós fomos tão bem programadas a respeito de assuntos ligados à saúde que acabamos nos distanciando de nosso estado natural, que seria ouvir nosso próprio corpo e reagir às necessidades dele. O mesmo acontece na hora de comer. Algo que me parece tão natural e que venho fazendo desde o dia em que nasci de repente se torna tão confuso que tenho que reaprender tudo. Mas não consigo. É tarde demais. Como ressaltou o jornal escocês *Sunday Herald*, em um artigo a respeito da ação coletiva promovida por Susie Orbach contra o Vigilantes do Peso:

> [Orbach] acredita que o fato de alguém viver fazendo regimes contribui, em parte, para aumentar a obesidade, porque isso faz com que a pessoa perca contato com os mecanismos normais que regulam o metabolismo do corpo. "Nossas filhas foram criadas por uma geração de mães tão afetada por isso que, desde o primeiro dia de vida, o apetite delas começou a ser observado, tolhido e manipulado, em vez de se desenvolver normalmente", ela afirma. "É como se tivéssemos danificado o mecanismo que nos permitiria comer de forma mais correta, envolvente e agradável. Assim, comer se tornou uma luta na qual você ou sofre privações ou se rebela, o que atrapalha todo o metabolismo".[5]

Eu entrei em curto. Sendo profissional em matéria de regimes, aprendi que uma porção individual de banana é metade de uma banana. Você conhece alguém que coma metade de uma banana e guarde a outra metade para mais tarde? Estou falando de uma banana! Uma porção individual de banana é... uma banana inteira! Que idiotice! Não surpreende que eu seja gorda!

Mesmo quando ponho na boca uma inofensiva maçã, minha cabeça entra em parafuso: *Humm, uma maçã. Eu devia comer mais frutas e legumes, essa maçã vai me causar gases, eu não poderia comer nem essa maçã se estivesse fazendo a dieta do dr. Atkins, essa dieta é boba, essa dieta funciona, juro que vou comer cinco frutas e legumes amanhã, mas eles são tão caros, é preciso ficar comprando todo dia para que estejam frescos, que tal uma toranja?, ela dura mais tempo, eu devia comer toranja no café-da-manhã, a toranja não vai me saciar nunca, eu preciso de carboidratos no café-da-manhã, por que preciso de carboidratos no café-da-manhã?, o que eu queria mesmo é comer um folhado, isso mesmo, um folhado de queijo igual ao daquela confeitaria em Southfield aonde meus avós costumavam ir, um daqueles que meu avô gostava tanto, vou comprar um folhado no mercado de Fairway, lá tem um bem parecido, meu avô tinha diabetes, vou acabar ficando diabética, dane-se se eu ficar diabética. Vou comer aquele folhado AGORA MESMO!*

E eu ainda me pergunto por que estou enfiando um folhado na boca. Maçã, folhado, drama.

Quando como, estou me vingando de todas as metades de banana que guardei para comer mais tarde, de cada maçã que desejei que fosse um folhado, de cada pequeno momento de privação que passei na vida. Os colegas da escola voltavam para casa, comiam Doritos e tomavam Coca-Cola; e lá estava eu, aos 16 anos, preparando um delicioso pudim de caramelo *light*! Meus amigos comiam uma tigela de Sucrilhos no café-da-manhã, enquanto eu começava o dia com uma torrada (quarenta calorias) com um terço de xícara de queijo *cottage* sem gordura, que eu misturava com canela e adoçante. Se não me engano, isso era o que o Vigilantes do Peso gostava de chamar de "bolo de queijo de baixa caloria". É claro que Sucrilhos não é exatamente uma opção saudável, mas acredito que essa mentalidade de tudo ou nada, além de bagunçar meu metabolismo, tenha me estragado desde o início. Pesquisas recentes comprovaram que o efeito sanfona dos regimes pode alterar o metabolismo (a velocidade dos processos químicos do organismo) e o ponto ideal do corpo (o peso que ele tende a manter por um período maior de tempo). A pesquisa de Paul Campos também demonstrou que as pessoas que emagrecem fazendo dieta ou tomando remédios acabam, quase sempre, pesando mais que aquelas que começaram a pesquisa com o mesmo peso que as primeiras, mas nunca fizeram dieta. Isso me fez desejar que eu tivesse engolido tigelas de Sucrilhos e dado os regimes por encerrados.

Lembro de uma vez estar com Myrna, minha madrasta, na cafeteria do hospital onde meu pai estava sendo operado. Eu devia ter uns 25 anos. Nós aguardávamos na fila, e o que eu queria pedir de verdade era um *muffin* enorme e que tinha uma cara muito boa. Com o coração apertado, comprei o *muffin*. Eu tinha certeza de que ela ia fazer algum comentário ou perguntar se não havia algo mais saudável para eu escolher. Com o coração disparado, comi o bolinho. Na frente dela. E comecei a chorar. Ela me perguntou por que eu estava chorando, mas não era por causa do meu pai. Era porque, pela primeira vez, eu estava comendo um *muffin* na frente dela. Naquele momento, percebi como eu mantinha em segredo minha vontade de comer o que eu realmente queria – e quantos *muffins* eu havia comido escondida dentro do carro ou sozinha em meu quarto!

Eu fazia isso o tempo todo. Seguia as regras na frente dos meus pais e depois ia para casa saciar meus desejos secretos. Que perda de tempo e de calorias! Eles não entendiam como eu podia ser tão gorda se nunca comia besteiras. Como fui idiota! Myrna estava pensando em meu pai e em nossa família. Se eu não tivesse dito nada, ela não teria sequer percebido que eu estava comendo um *muffin* – e eu estava chorando por causa disso. Sinceramente, a vida é muito curta.

TEORIA Nº 5: ISSO É O QUE É

Dizem que dentro de toda pessoa gorda existe uma pessoa magra lutando para sair. Não acho que seja verdade. Acho que dentro de toda pessoa gorda existem ossos, tecidos, órgãos e uma quantidade maior de gordura do que em uma pessoa magra.

A gordura às vezes é um fator estressante em minha vida, pois me impede de fazer certas coisas, mas percebi que o custo emocional de tentar consertar isso é muito maior do que o custo de permanecer como estou. Não tenho mais condições de viver um novo processo de regeneração, especialmente quando olho para trás e vejo a quantidade de bobagens que já fiz para tentar me livrar do corpo no qual ainda vivo. Todas aquelas dietas imbecis... Não consigo sentir cheiro de beterraba sem ter náuseas, por causa de uma dieta em que só podia comer beterraba, cachorro-quente e sorvete de baunilha durante três dias seguidos (copiei esse regime de uma revista feminina). Tomei um pote inteiro de sorvete e mais nada, todas as noites, durante um mês, depois de ler os livros incrivelmente comoventes de Geneen Roth sobre comer compulsivamente. Tentei trocar a comida pelo cigarro – realmente uma idéia de gênio. Pensei em me alistar no Exército como se fosse um campo de treinamento para emagrecer. Gastei centenas de dólares com ervas esquisitas para diminuir o apetite. Provavelmente sou a única pessoa no mundo que tomou drogas para quimioterapia (metotrexato, para a granulomatose de Wegener) e não perdeu peso. Também não perdi a ironia.

A verdade é que sou capaz de comer de maneira "perfeita" e fazer exercícios por semanas a fio, e então pôr tudo a perder em um ataque de fome. No final das contas, isso não importa. Eu engordo alguns quilos, perco outros, mas meu peso é quase sempre o mesmo. Com exceção do período em que tomei esteróides, meu peso tem variado entre 97 e 102 quilos nos últimos dez anos. Já é hora de investir minha energia em outras coisas. Loucura? Defesa? Talvez. Eu me dou o direito de mudar de idéia, mas meu corpo não tem mudado muito. Posso não estar livre da compulsão por comida. E tenho minhas neuras. Somente há pouco tempo comecei a compreender que, mesmo que eu consiga perder alguns quilos ou criar massa muscular, sempre serei, em essência, uma pessoa gorda. E foi quando finalmente compreendi isso que comecei a mudar. Eu não era mais gorda, eu era Gorda – não um estado físico, mas um estado de espírito.

Portanto, chega de DVDs, chega de reuniões, chega de remédios, chega de planos. Chega de achar que um dia vou mudar meu "estilo de vida". Eu gosto da minha vida. Estou até começando a gostar de ser gorda (será possível?). Talvez um dia eu consiga decifrar exatamente por que sou gorda – medo, ansiedade, sexualidade, problemas com a mãe, problemas com o pai, mau comportamento, culpa, feminismo, preguiça, química, disposição física, hábitos – e ainda assim NÃO EMAGRECER.

Eu sou gorda. E presumo que sempre serei assim. Passei a vida inteira esperando ser magra para que minha vida começasse. Agora percebo que não posso esperar pela magreza para começar a viver. Mas eu nunca teria descoberto isso se não tivesse ido até Duke.

6
Duke

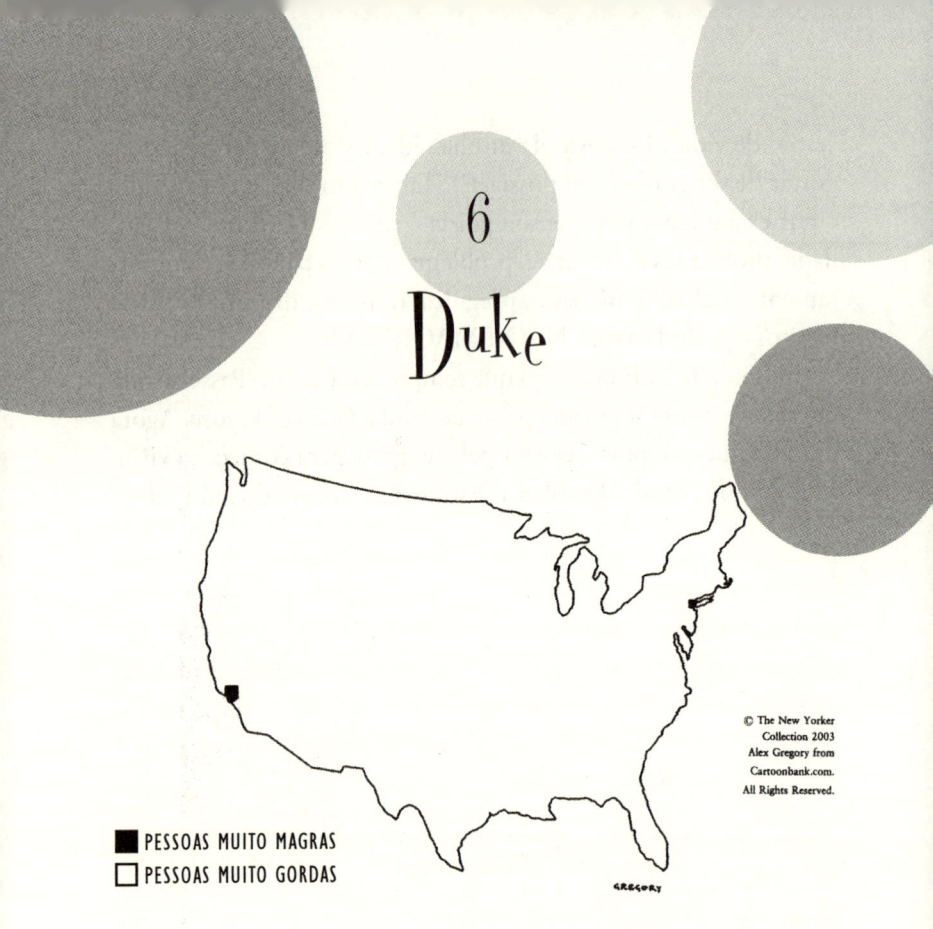

■ PESSOAS MUITO MAGRAS
□ PESSOAS MUITO GORDAS

© The New Yorker
Collection 2003
Alex Gregory from
Cartoonbank.com.
All Rights Reserved.

Caso algum dia você tenha se interessado em saber como é chegar ao fundo do poço, saiba que é assim: são 11h59 da noite de Ano Novo e você está sozinha numa loja de conveniência, em algum lugar da Flórida, sabe Deus onde, tentando decidir que tipo de doce vai aliviar sua tristeza (a propósito, escolhi Celebrations, para ter um gostinho de festa, digamos assim). Você tem 30 anos, acabou de ser demitida do emprego de seus sonhos, está sem grana e sem namorado. Você sente que vai acabar virando uma reclusa, uma agorafóbica com insônia e algum distúrbio alimentar. Você tem certeza de que vão ter que tirar seu corpo entediado, inchado e esgotado pela janela do apartamento com um guindaste e que você vai aparecer num programa sensacionalista de televisão como a gorda que não conseguia mais se mexer.

Aí você tem certeza: é hora de ir para Duke. Eu sempre fantasiei minha ida para lá. É o *top* de linha e o fim da linha. Criado em 1969 pela Universidade de Duke, em Durham, na Carolina do Norte, o Centro de Dieta e Fitness é um renomado centro de pesquisas e uma clínica de tratamento para emagrecer. Pessoas obesas pensam em Duke como os alcoólatras pensam nos Alcoólicos Anônimos: se eles não conseguirem dar um jeito em você, ninguém mais vai conseguir. Todas as vezes em que pus a perder uma dieta bem-sucedida, eu imaginava a viagem que um dia teria que fazer até Durham para encontrar meu magro destino.

Eu precisava de um tratamento de choque e de uma rotina nova e puxada antes de deslanchar pelo caminho errado outra vez. Precisava ter controle sobre meu corpo e sobre minha vida. Eu não estava querendo emagrecer; eu estava procurando A DIETA. Eu precisava de estrutura, de um mês perfeito apenas para comer, fazer exercícios e dormir. E isso significava não cair mais em armadilhas. Desse modo, eu finalmente mudaria meu estilo de vida, e minha vida poderia começar de verdade.

O DIÁRIO DE DUKE

Domingo, 13 de janeiro de 2002

Esta manhã dei entrada no Duke Towers Residential Suites, o hotel em frente ao Centro de Dieta e Fitness, onde vou morar pelo próximo mês. Um carro estacionou perto do meu e vi um cara muito grande, mas muito grande mesmo, fazendo o maior esforço para sair de dentro dele. Devia ter uns 180 quilos. "O que é que eu estou fazendo aqui?", pensei. "Eu sou gorda, mas não sou GORDA. Onde vim me meter?" Estou sendo preconceituosa? Na verdade tive medo de ser ignorada, de ser a Britney Spears de Duke.

O prédio do centro é basicamente de concreto, como as instalações educacionais dos anos 60. Conheci as outras nove pessoas que estão começando na mesma semana que eu. Duas mães com filhos já crescidos, um cara solteiro, um executivo casado, uma mulher da Inglaterra... Alguns já estiveram aqui antes. Uma garota da minha idade disse que tentou os suplementos e *shakes* da Slim-Fast e, como não adiantou, ela veio para cá. É bom fazer um intervalo, meu bem! Se eu soubesse, teria cortado o mal pela raiz... Um dos funcionários colocou uma bandeja de frutas e uma jarra de água sobre a mesa. Eu estava com fome, mas fiquei aterrorizada demais para pegar uma delas para comer. Achei que estivessem usando as frutas para nos testar.

A primeira coisa que o administrador nos ofereceu foi um desconto para uma nova estadia em Duke, que poderíamos usufruir em qualquer momento do ano seguinte, mas o pagamento não seria devolvido se desistíssemos de ir. Ou seja: se não aceitássemos a oferta no ato, perderíamos o desconto. Achei esquisito que eu pudesse ser penalizada financeiramente antes mesmo de começar o programa.

Gastamos um tempo enorme estudando o cardápio e tentando descobrir o que poderíamos pedir na lanchonete. O sistema deles é muito complexo, mas é baseado na pirâmide alimentar, podendo-se trocar alguns alimentos. Há pouco tempo eles pararam de contar calorias, pois era tudo muito confuso e as pessoas ficavam obcecadas por calorias. Fizemos um teste de esforço e tivemos uma reunião com um preparador físico para estabelecer nosso programa de exercícios. Estou determinada a aproveitar todas as oportunidades. Vou seguir tudo À RISCA. Duke é minha chance de fazer uma experiência decisiva com meu corpo; aqui, todas as variáveis foram calculadas. Além disso, é caríssimo e não estou disposta a jogar dinheiro no lixo.

Fizemos nossa primeira refeição no restaurante, um peixe saboroso acompanhado de legumes. Não tinha muito jeito assim de dieta. Há bastante gente de idade por aqui – apenas três ou quatro parecem ter menos de 40.

Esta noite fiquei parada no corredor, olhando as listas em que poderíamos nos inscrever para participar de jogos de boliche, assistir a filmes ou ter aulas de culinária chinesa.

Uma senhora gentil e de modos refinados se aproximou de mim. Ela me fez lembrar de minha avó. "É sua primeira vez aqui?", perguntou. Fiz que sim com a cabeça. "Não se preocupe, querida, você vai se sair otimamente bem!"

Segunda-feira, 14 de janeiro de 2002

O dia começou cedo, com um café-da-manhã tomado às pressas antes de nossa primeira aula, sobre obesidade, com o médico que dirige o programa, dr. Stuart Welling. Dados básicos sobre tratamentos para obesidade, doenças cardíacas etc. Ele tem cara de quem gosta de correr de manhã. Não que a pessoa tenha que lutar contra o próprio peso para entender nossa luta, mas... isso ajuda! Dá para confiar em alguém que nunca teve problemas de peso para ajudar você a resolver os seus?

A academia não tem nada de impressionante – parece a da escola onde estudei, com exceção das dez esteiras, alguns elípticos e diversos aparelhos de musculação. A maioria das pessoas estava andando nas esteiras, e uma música *disco* ecoava pelos alto-falantes. No fundo da academia, alguns clientes faziam aula de *step* com um dos preparadores físicos. Eles oferecem hidroginástica, mas não vou entrar em piscina nenhuma. Não há nada mais nojento que um monte de gente suando numa piscina, não importa a quantidade de cloro que utilizem.

De volta à sala, para discutirmos a "escala da fome". A escala consiste numa linha com números de 1 a 7, em que 1 significa estar absolutamente morrendo de fome e 7 estar entupido de comida até a boca. Existe uma escala dessas pregada em todas as salas. Em tese, devemos comer apenas quando acharmos que estamos mais ou menos no 2 e parar de comer quando chegarmos por volta do 5. Eu não entendo por que a droga da escala vai de 1 a 7. Não seria mais natural ir de 1 a 10? As pessoas diriam: "Estou no 4", e a nutricionista responderia: "Então, provavelmente você já acabou de comer". Só que antes de elas terem *começado* a comer!

Ou então elas comeriam e a nutricionista perguntaria: "Como se sente?" "Ah, estou no 8." "No 8?! Você deve estar passando mal!"

Na consulta médica, as enfermeiras me pesaram: 101,8 quilos. Eu me sentei para uma entrevista prévia com o assistente do médico, Neil Klein – magro, nervoso e jovem. Ele olhou para a extensa lista de medicamentos que eu tomava, a maioria devido à granulomatose de Wegener. Um deles era a prednisona, que causa aumento de peso. Ainda tomo cerca de sete miligramas ao dia por causa das articulações – meu corpo exige. Neil e eu decidimos que eu pararia de tomar Meridia, pois ele nos impediria de descobrir como era meu apetite.

Mais tarde, pegamos o resultado do teste de esforço para determinar o máximo que poderíamos exigir do coração. Eu estava com tanto medo! E se eu abusasse dos exercícios e sofresse um ataque cardíaco num dos aparelhos? Mas não há motivo para preocupações. Estou praticamente no auge da saúde, comparada aos outros clientes. Faço exercícios com regularidade. Isso só é novo para quem pensa que fazer exercícios regularmente é entrar e sair do carro ou jogar golfe duas vezes por ano. Passei com louvor no teste de esforço e ganhei carta branca para usar a academia quanto quiser.

Terça-feira, 15 de janeiro de 2002

Tirei sangue logo cedo e fui para a aula de fundamentos da nutrição. Obedientemente, anotei tudo sobre vitaminas e minerais. Os quatro maiores fatores de risco de doenças cardíacas são: fumo, colesterol alto, inatividade e pressão alta (a obesidade fica em quinto lugar). Fiquei contente: 4 a 0 para mim.

As informações da dieta de Duke parecem feitas para principiantes. Coma mais legumes e verduras. Coma menos gordura. Uma porção de 85 gramas de carne tem o peso de um baralho. Uma xícara de legumes equivale a uma bola de tênis. Uma fatia de sobremesa da largura de um dedo tem cem calorias. Todos os folhetos estampam desenhos de pessoas correndo e usando faixas felpudas para secar o suor.

São quatro os principais temas por aqui: nutrição, condicionamento físico, medicina e psicologia da saúde. Nossa primeira aula de psicologia foi sobre "ação equilibrada", algo do tipo "isso passou no programa da Oprah na semana passada". Eles pediram que respondêssemos a esta pergunta:

Você tem fome de quê?
Dos cookies de chocolate que vendem lá perto do meu trabalho.
Isso é tão idiota.
Vamos lá, garota, dê uma chance. Você já está aqui mesmo.

Você tem fome de quê?
Amor/reconhecimento.
Sou tão idiota de me colocar nesta situação.
Não posso viver assim.
Não tenho metas.
Se eu estabelecer metas, será o mesmo que me destinar ao fracasso.
Alguma coisa ruim aconteceu comigo para eu ficar desse jeito.
Ninguém consegue vencer isso, então por que eu teria motivos para acreditar que vou conseguir?
Esse programa tem falhas.
Todo mundo acha que eu sou uma fracassada.
Ninguém nunca vai reconhecer o meu talento.
Eu nunca vou reconhecer o meu talento. Nunca vou fazer uma coisa importante.
É tarde demais. Meu corpo está todo estragado. Minha pele está toda estragada.
Tenho pena de todas essas pessoas. Elas são patéticas. Eu as odeio. Por que elas esperaram tanto para começar a emagrecer?
Vou ficar sozinha para sempre. Ninguém nunca vai me amar.
Eu nunca ia querer alguém que se interessasse por mim, porque deve haver alguma coisa errada com ele.
Vou ficar sozinha e morrer rodeada de gatos.

Quarta-feira, 16 de janeiro de 2002

Café-da-manhã às pressas de novo! Corri tanto, mas a fila estava tão comprida que nem dava para entrar – e não consigo acordar antes das seis. Acabei chegando bem tarde ao seminário sobre meditação. Eles querem que você relaxe e se concentre na respiração, deixando os pensamentos entrarem e saírem da mente. Conheço várias pessoas que adoram, mas para mim só deu sono.

Fiz aula de boxe na academia, o exercício aeróbico mais puxado que eles têm. Ainda assim, tive que me esforçar mais do que o solicitado para que meu coração atingisse o nível de batimentos estabelecido pelos professores. Eu não fazia exercícios nessa intensidade há uns nove anos. Duas mulheres pareciam irritadas porque eu estava pulando perto delas, mas só estou fazendo o que tem que ser feito. Eu estava me sentindo o máximo até que quase desmaiei. Consegui me arrastar até a lanchonete para colocar alguma coisa salgada na boca e não perder os sentidos, mas como a nutricionista não tinha aprovado... eles negaram. Por sorte, um outro cara da lanchonete ficou com pena de mim e me deu uma colherinha de sal. Joguei o sal numa caneca, coloquei água quente e virei tudo de uma vez, como se estivesse tomando um trago em um bar.

Equacionar o menu aqui é como decifrar o código do DNA. Depois que a nutricionista assina o seu cardápio, você não pode alterar nada. Digamos que você tenha escolhido peixe, mas, ao chegar ao restaurante, o frango lhe pareça mais apetitoso. Ora, você que se dane, minha filha: vai ter que comer o linguado. Mesmo que queira pedir mais uma porção de espinafre no vapor – espinafre! –, não tem jeito. Boa disciplina, suponho, mas nada que possa ser útil na vida real.

As pessoas são legais, mas ainda não consegui fazer uma amizade real. Uma garota de 20 e poucos anos está aqui há meses e já perdeu muito peso. Alguns caras ficam olhando para a gente, mas é desconcertante. Afinal, somos apenas garotas gordas com calças de moletom – isso aqui não é um bar de solteiros.

Quinta-feira, 17 de janeiro de 2002

A cada refeição, fico surpresa ao descobrir que quase todas as pessoas já estiveram aqui antes. Todas foram bem-sucedidas enquanto estiveram aqui, mas depois acabaram se perdendo no caminho. Comparado a outros programas bastante conhecidos nesta região, como Structure House e Rice Diet (em que eles examinam seu xixi!!!), todas juram de pés juntos que aqui é melhor. Então por que não conseguem manter o peso depois de emagrecer? Será simplesmente impossível? Os poucos que conseguem são considerados heróis.

Marquei uma sessão de terapia com Richard Reisman. Ele é um verdadeiro nova-iorquino, barbudo e judeu, e eu gostei disso. Ele também é gordo, e eu gostei disso. É preciso muita audácia para trabalhar aqui e ainda ser gordo. Isso me faz pensar que ele joga no meu time, ao contrário da outra psicóloga magricela que trabalha aqui. Como Richard conversa com pessoas gordas o tempo inteiro, talvez ele tenha algo especial para me dizer.

A primeira coisa que ele disse quando sentei no consultório foi: "Conte-me a história do seu corpo". Gostei disso. Ora, meu corpo tem uma história que vale a pena ser contada, e é isso que estou fazendo. Então ele começa dizendo que "a gordura é uma camada de proteção". E eu basicamente respondi: "Olha, Richard, você pode pular essa parte. Eu sei tudo sobre a gordura ser um escudo de proteção contra a intimidade, além de ser um sinal de depressão, sei tudo sobre hábitos de comportamento, blablablá. Vamos direto ao assunto, meu amigo". Ele pareceu chocado. Como disse antes, acho que eles não costumam receber pessoas como eu por aqui. O conselho dele? Diminua seus padrões. Diminua suas expectativas. Abandone seu "idealismo gigantesco". Pare de ser "tão feminista". Ele literalmente me aconselhou a ler um desses livros de auto-ajuda sobre relacionamentos e a ser mais gentil comigo mesma.

Muito bem! Estou no consultório dele, vestida com um moletom molhado de suor e vulnerável. O que ele disse fez sentido para mim. Ele reforçou minhas suspeitas de que fiz algo errado... em resumo, que tomei um atalho errado em algum momento da vida. Desenvolvi demais minha mente e não pensei o suficiente em meu corpo. Vou levar as palavras dele a sério. Basicamente, cale a boca. Seja uma garota boazinha e quieta. Marquei uma nova sessão (95 dólares cada).

Em seguida, fui assistir à palestra "Fazendo as pazes com os exercícios". É uma trégua difícil. Estou tentando encontrar outros motivos para me exercitar que não sejam perder peso. Além disso, preciso tentar não achar tão chato fazer exercícios, se quiser fazê-los com mais freqüência. Fico irritada de ter que tomar banho e me arrumar duas vezes por dia, e ainda ser obrigada a arrastar uma bolsa cheia de apetrechos de ginástica por onde eu for. É apenas uma questão de estilo de vida que precisa ser resolvida, se quero mesmo que isso dê certo. Vamos lá, vamos dar uma chance aos exercícios!

Boas notícias! Pegamos os resultados dos exames de laboratório e fiquei muito contente. Minha taxa de colesterol é 191, e a de triglicérides é 137. O HDL – o colesterol "bom" – está em 66, o que levou Neil a escrever "Excelente!" em meus exames. Eu me senti como uma garotinha que tirou notas boas na escola.

Mas, se meus resultados são bons e meus fatores de risco são baixos, então estou aqui porque... ah, porque sou uma louca que não confia em si mesma! Preciso de controle.

Sexta-feira, 18 de janeiro de 2002

Perguntei na recepção como eu poderia receber o *New York Times*. Eles ficaram chocados – aparentemente, ninguém nunca tinha pedido isso antes. Preciso do jornal. Ele é meu escudo durante o café-da-manhã, se acabo sentando a uma mesa ruim ou se não estou a fim de começar o dia com conversa fiada. Adoro o café-da-manhã, sempre tem um carboidrato bom, uma fruta, iogurte e café – e vem bastante, então eu guardo a fruta para um lanchinho no meio da manhã.

Quando entro na academia, as pessoas estão sentadas na recepção, LENDO. Juro, elas lêem livros de espionagem, romances e revistas. Subo numa esteira e começo a correr, com fones de ouvido para manter o ritmo. Quando paro para descansar, alguém se aproxima e diz: "Você está dando o maior duro, hein?" Isso aconteceu várias vezes! E não foi para isso que viemos todos para cá?

Eu malho de manhã e faço ioga ou *tai chi* à tarde. De vez em quando um cara mais velho aparece na ioga ("Foi meu filho que me aconselhou") e tenta fazer as posturas sentadas. Enquanto todos nós entoamos o OM, submissos, ele fica reclamando e interrompendo a professora com perguntas. Tentei direcionar um pouco de amor para ele, como Deepak Chopra gostaria que eu fizesse. De vez em quando, no final da aula – minha parte favorita, quando apenas nos deitamos em posição de "cadáver" (o cara que inventou isso era um gênio) –, eu choro baixinho, pensando por que diabos vim parar neste lugar.

Todas as aulas são para iniciantes. Eu me esforço ao máximo para tirar algum proveito de uma aula de baixo impacto. Respirando fundo, fazendo agachamentos e *step* pela academia, parece que estou de volta aos anos 80. Quando estou nos aparelhos, ponho os fones de ouvido, aumento o volume o máximo que consigo suportar e começo a cantar ouvindo Madonna, Cher, Whitney ou quem quer que me ajude a sacudir o bumbum gordo naquele dia. Minha voz ecoa nas paredes da academia vazia, especialmente nos fins de semana, quando geralmente sou a única por ali. Imagino que o resto do pessoal esteja em descanso sabático. Ou então acabando de ler o último livro de Clive Cussler.

Outra coisa estranha? Todo mundo está sempre com calça de moletom e camiseta, entrando ou saindo da academia (para a hora da leitura, suponho). Ontem fui até meu quarto no meio da tarde para trocar de roupa, secar o cabelo e passar batom, para não ficar me sentindo um lixo. Mas só ouvi CRÍTICAS! "Aonde você vai assim tão arrumada?" De alguma forma, não parece muito adequado que eu esteja limpa, seja atraente ou pareça jovem. Senti olhares de reprovação de algumas mulheres e, o que foi pior, olhares de muita aprovação dos homens. Credo! Até parece. É óbvio que, se estou aqui, é porque estou por baixo. Estou gorda, suada e concentrada no que vim fazer. Não estou aqui para paquerar homens de meia-idade casados ou divorciados que também estão gordos, suados e aparentemente muito menos concentrados do que eu. Não consigo acreditar que muitos deles ainda não entenderam que isso aqui não é uma excursão de estudantes em férias. PS: Meu amigo, você definitivamente poderia ter mais chances comigo se COBRISSE SEUS OMBROS PELUDOS NO RESTAURANTE E REAPLICASSE O DESODORANTE ao longo do dia.

Como pode?! Neste universo paralelo, eu me transformei na BRITNEY DE DUKE. E de novo! Agora sei como a rainha do baile de formatura deve se sentir e *quase* chego a ficar com pena dela. Uma garota me contou que um cara do nosso grupo a seguiu até o hotel e se ofereceu para fazer uma "massagem nos pés" dela! Ai, meu Deus!

Sábado, 19 de janeiro de 2002

Fiz o circuito cardíaco na academia e, depois, mais nutrição. Combinações de comida: o que tem em um *burrito*, como contar as calorias de uma salada de frango etc. Agora eu definitivamente consigo reconhecer quando estou com fome: é uma sensação quente na barriga, seguida por um ronco que registra 3,5 (droga, eu queria dizer 1,5) naquela escala da fome idiota. Definitivamente consigo sentir que estou me alimentando para ter um combustível e poder me exercitar, e não por prazer.

Domingo, 20 de janeiro de 2002

Todo mundo aqui adora os domingos, porque eles fazem *brunch* na lanchonete. Um novo grupo de vítimas chegou esta noite. Ha, ha, seus idiotas!

Segunda-feira, 21 de janeiro de 2002

Começa minha segunda semana. Fiz uma aula particular com Karen, que é muito bonita e gentil. Ela ensina pilates, a aula mais moderna oferecida por aqui, com ênfase nos músculos superiores e na flexibilidade, usando halteres e bolas. Em seguida fiz meus exercícios regulares. Amanhã provavelmente vou me sentir bem, porém dolorida. Também fiz ioga à tarde. Duas aulas importantes num único dia. Quem diria?

Terça-feira, 22 de janeiro de 2002

Hoje tivemos o almoço silencioso, também chamado de "refeição consciente", que acontece uma vez por semana. Nós temos que comer em silêncio e prestar atenção no que estamos comendo, enquanto um dos monitores nos observa. Sempre acabo rindo e arrumando encrenca.

Aula do dia: "Os prós e os contras do emagrecimento". Tivemos que preencher um quadro dividido em quatro partes: benefícios de não emagrecer, benefícios de emagrecer, desvantagens de não emagrecer e desvantagens de emagrecer. Enquanto todo mundo parecia estar realmente ocupado escrevendo os benefícios de emagrecer (saúde melhor, roupas melhores), de repente eu me dei conta das desvantagens: *Constrangimento. Hipocrisia. Dinheiro. Os relacionamentos mudam quando você perde peso. As pessoas mudam quando você perde peso. As roupas não servem mais. Você precisa reestruturar sua vida social. Você pode engordar de novo. E você acaba chamando atenção, uma atenção que eu não quero: "Você emagreceu?", um lembrete de como você era fracassada antes de conseguir emagrecer.*

Fui ao cinema à noite e levei a gelatina do jantar para beliscar. Ai, meu Deus, estou de regime novamente!

Quarta-feira, 23 de janeiro de 2002

Retiro todos os comentários irônicos e ofensivos que já fiz sobre Duke. Hoje fizemos um *checkup* médico e estou pesando 99,5 quilos! Perdi 2,3 quilos! Ok, talvez eu esperasse mais, mas já é um bom começo. UAU! Talvez eu consiga perder uns sete quilos este mês... Nesse ritmo, daqui a um ano vou conseguir entrar em minhas roupas tamanho 44...

Domingo, 27 de janeiro de 2002

De ontem para hoje dormi na casa da minha tia Nancy, em Chapel Hill. Adoro minha tia e o marido dela, Andrew. Eu perderia a chance de estar com eles se não morassem aqui perto. Fiquei tão aflita esta manhã ao tentar fazer um omelete de claras! Mais tarde, eu estava medindo a quantidade de legumes em uma xícara quando enlouqueci de raiva. Aqui estou, aos 30 anos de idade... Será que vou passar a vida inteira aprendendo a comer direito, me sentindo uma menininha de 3 anos, medindo comida com colherinhas?

Terça-feira, 29 de janeiro de 2002

Paguei outra sessão com Karen (65 dólares!) para discutirmos minhas metas quanto aos exercícios. Ela me apresentou o conceito de treinamento com intervalos. Ando meio estagnada no circuito cardíaco... Consigo fazer uma hora de esteira ou 45 minutos no elíptico sem muito esforço. Karen sugeriu que eu varie a intensidade dos exercícios. Assim, fiz um minuto de esteira a 6,2 km/h com 0% de elevação, seguido de um minuto a 6,7 km/h com 3% de elevação. Fiz isso cinco vezes. Então passei para dois minutos a 6,7 km/h com 5% de elevação, seguidos de dois minutos a 6,4 km/h e 0% de elevação... Criamos um programa de uma hora de exercícios que me mantém bem ocupada, com um olho no relógio e o outro nos controles da esteira. Quando terminei, estava completamente sem fôlego. Eu sentia falta de ar no peito e no corpo inteiro. Treinamento com intervalos. Demais! É uma metáfora bem apropriada para toda a minha experiência de regimes e exercícios. Sempre achei que tinha que ser tudo ou nada. Ou eu fazia uma hora de esteira a 6,4 km/h ou não fazia nada. Ou eu comia 1.100 calorias por dia ou comia de tudo à vontade. Mas posso acelerar e desacelerar, forçar e suavizar e depois recomeçar.

Quarta-feira, 30 de janeiro de 2002

Hoje me pesei de novo. Como perdi 2,3 quilos na semana passada, eu esperava ter perdido pelo menos 1,5 ou 2 esta semana... mas a balança continuou marcando exatamente o mesmo peso: 99,5 quilos. Tanto Neil quanto as enfermeiras vieram com a velha história de sempre: "Deve ser retenção de líquido/Deve ser sua menstruação/Não se preocupe". Mas eu fiquei preocupada. Comecei a me pesar todos os dias no vestiário. Péssimo hábito.

Discuti a situação com Diane, minha nutricionista. Ela é magra, mas é inteligente e muito objetiva. Ela também faz exercícios aqui na academia, e eu acho isso muito legal. Conversamos sobre os alimentos que mascaram calorias e também sobre como eu poderia curar muitos dos meus males com uma boa tigela de gelatina. Ora, por que não pensei nisso antes?

Fiz uma "massagem polarizada" (70 dólares) com a mesma moça que dá aula de meditação. Você tem apenas que ficar deitada, se concentrar e tentar sentir as correntes de energia se movimentando dentro de seu corpo. Não tive certeza de sentir nada, mas meu braço esquerdo começou a doer. Ela disse que o braço esquerdo é como uma antena que capta a energia negativa das pessoas, e o braço direito libera essa energia. Acho que sou um ímã de energia negativa.

Quinta-feira, 31 de janeiro de 2002

Com muito orgulho, compartilhei minha metáfora sobre o treinamento com intervalos na sessão de "desenvolver o programa". A franzina terapeuta comportamental adorou, mas os outros membros do grupo arregalaram os olhos. A mesma terapeuta dá uma aula chamada "Comer por compulsão", que eu pensei que seria profunda, mas... não foi. Além disso, a terapeuta é do tamanho do meu polegar e está sempre feliz. Imagino que a idéia que ela tem de comer por compulsão seja devorar OS DOIS chocolates do pacote de Twix, em vez de comer só um e guardar o outro para mais tarde.

Pelo menos tivemos uma demonstração de culinária hoje. Essa aula é superpopular, pois a gente pode comer no final.

Sexta-feira, 1º de fevereiro de 2002

Eu me olho no espelho todos os dias, esperando ver músculos mais definidos. Foram tantas aulas de pilates! Alongo todos os músculos, na esperança de ficar mais forte ou ter mais flexibilidade. Rezo todos os dias para conseguir ir ao banheiro num futuro não muito distante. Tento avaliar se os exercícios, o sono e a alimentação estão melhorando minhas dores reumáticas, minha insônia, meu nível de estresse ou minha constante prisão de ventre... mas é difícil dizer.

Tive uma aula chamada "Saindo para jantar". Conversamos sobre a diferença entre as porções de comida nos restaurantes e em casa, sobre dispensar a cestinha de pães do *couvert*, blablablá. Conheço esse papo como a palma da minha gorda mão. Em grupo, tivemos que escolher, com base nos cardápios dos restaurantes de Durham, aquele a que gostaríamos de ir. Nosso monitor nos encontraria lá, levando xícaras e colheres medidoras, para que pudéssemos usar nossas táticas de restaurante numa experiência real. (Vamos ter que pegar um ônibus "especial" para ir até o restaurante?) Naturalmente, o cinqüentão branco que penteia o cabelo para o lado para esconder a calvície escolhe um restaurante especializado em carnes. As pessoas começam a pedir filés com mais de quinhentos gramas, fatias de *bacon* e lula *à doré*. E isso tudo depois de o nosso instrutor ter passado uma hora explicando que uma porção de proteína para o jantar equivalia ao peso de um baralho, que não deveríamos colocar nenhum tipo de molho e que tomássemos cuidado com alimentos que ocultam boas quantidades de sal. Considerei a hipótese de dar uma cabeçada na parede, apenas em solidariedade ao professor.

Tive outra sessão de terapia com Richard. Agora tenho uma forte suspeita de que ele realmente não sabe do que está falando. Quer dizer, por que um cara gordo como ele está trabalhando em Duke? É como ter um cara tomando uma margarita enquanto coordena uma reunião dos Alcoólicos Anônimos. Estou começando a ficar realmente frustrada e irritada, principalmente por não estar vendo nenhum resultado concreto na balança.

Conversei com minha amiga Emmy, da Califórnia, sobre minhas frustrações. Não entendo como o mundo pode ter uma mentalidade tão limitada em relação às pessoas gordas. Meus exames de sangue são fantásticos. Meu coração trabalha como uma máquina perfeita. Sou saudável como qualquer outra pessoa, meu corpo é que tem um pouco mais de gordura. "Humm...", diz a esperta Emmy. "Parece que você está numa clínica de emagrecimento, mas ainda não decidiu se quer mesmo emagrecer." É verdade. Emmy deu um suspiro. "Eu sei que você quer mudar o mundo, Wendy. Mas eu não preciso começar uma revolução. Preciso apenas gostar do que vejo quando me olho no espelho."

Toda noite a rotina de sempre... avaliar meu programa, checar meus horários do dia seguinte. Controle. Olho pela janela e vejo o furgão da Pizza John's passando de propósito na minha frente.

Dizem que essa pizzaria faz mais entregas aqui no hotel do que em qualquer outro endereço da cidade.

Sábado, 2 de fevereiro de 2002

A aula especial de sábado sobre estilo de vida foi "Desejos: a mágica do chocolate". Minnie, a palestrante magricela, tentou ganhar nossa confiança dizendo que a irmã dela enfrentava sérios problemas para emagrecer. Ela nos deu um saquinho com um Doritos, um chocolate Kisses, da Hershey's, e uma uva-passa. O pessoal ficou todo animado. Ela pediu que comêssemos cada um dos itens bem devagar. Chupamos primeiro todo aquele pozinho que cobre o Doritos e percebemos que o que restou foi um salgadinho de milho nojento. Depois foi a vez da uva-passa. Cheiramos a frutinha e a rolamos pela língua. Então a mordemos e nos maravilhamos com uma explosão de diferentes sabores. Uma uva-passa! Quem diria! Será que já tínhamos realmente sentido o sabor de uma uva-passa? O chocolate da Hershey's estava bom, mas não tão rico em sabores como a uvinha seca. Ó, pequena e poderosa uva-passa, nós te louvamos!

Domingo, 3 de fevereiro de 2002

Malhei na academia de manhã. Em seguida, uma caminhada puxada na pista ao ar livre do *campus*, depois terminei no elíptico. Minha pressão despencou outra vez e pensei que fosse desmaiar, mas agora já me permitem tomar um caldo de carne quando preciso. Quase pus o cubinho do caldo direto na boca. À noite, fiz uma massagem para aliviar a dor muscular.

Segunda-feira, 4 de fevereiro de 2002

Mau sinal: o *New York Times* não chegou esta manhã. Tive que forçar o riso e suportar o café-da-manhã enquanto comia metade de um *bagel* com uma colher de sopa de *cream cheese*, meia xícara de leite desnatado e uma xícara de morangos. Fui para o vestiário e tirei a roupa. Contrariando o bom senso, subi na balança. O mesmo peso: 99,5 quilos! Droga! Fui para a academia e fiz quarenta minutos de esteira, variando a velocidade e a inclinação. Eu podia ouvir a voz do diabinho pousado no meu ombro quando subi no elíptico. Achei que o CD da Madonna poderia me animar. E ajudou mesmo. Lá pela segunda música, eu já estava cantando e me sacudindo que nem uma louca na droga do aparelho.

Uma das estagiárias da academia veio ao meu lado e cutucou minha coxa, que subia e descia com o movimento do aparelho. Tirei o fone de ouvido e escutei uma música velha do Kool and the Gang ecoando pelos alto-falantes. Ela deu um sorriso. "Dá para notar que você está malhando muito hoje, hein?", disse. "É, estou", respondi, esbaforida. "Será que você poderia... humm... diminuir o som?", ela pediu. "O quê?", perguntei. "Você poderia diminuir o som um pouquinho?", ela repetiu.

Olhei ao meu redor, a academia praticamente vazia. Avistei um dos fãs de Sidney Sheldon sentado perto da entrada e uma senhora caminhando sossegada numa esteira do outro lado da academia. "Eu estou incomodando? Alguém reclamou?", perguntei. "Oh, não!", ela respondeu, abrindo um sorriso. "Eu apenas achei que você *pode vir a incomodar* alguém, e isso não seria legal." "Ah, tá, tudo bem", retruquei, tornando a colocar os fones no ouvido. Começou outra música. "É 'Don't Cry for Me, Argentina'", gritei para a estagiária. "Melhor pular essa!" A estagiária fez um sinal de positivo com a mão e voltou a jogar paciência no computador.

Diminuí o volume, mas tentei manter o pique. Tarde demais. Meu pique tinha sido oficialmente aniquilado. Eu agora estava atordoada com uma queda de pressão e precisava tomar o meu caldo de carne o mais rápido possível. Cheguei espumando de raiva ao restaurante para almoçar (queijo na chapa ao *pesto*, uma xícara de iogurte de baunilha, uma xícara de *kiwi*, salada com molho).

Muito bem, tenho que descontar essa energia negativa. Recorrer a um delicioso *cookie* ou a alguma outra delícia numa confeitaria, como estava acostumada a fazer antes, está fora de questão. Bom, tenho ioga às quatro. Vou descontar a raiva na aula.

Mas a aula foi cancelada.

Nuvens negras, muito negras, começam a se juntar no horizonte. O dia inteiro as pessoas ficam me dizendo: "Nossa, você está tão mudada! Já dá para notar a diferença". Eu rosno de volta: "É mesmo? Ainda não emagreci nenhum quilo!" "Ah, mas nós percebemos isso de um modo diferente", me asseguram as gordas e gentis senhoras.

Mas *eu* consigo notar alguma diferença? Consigo ver algum músculo mais definido? Tenho mais força do que antes? Houve alguma melhora na minha artrite? Estou dormindo melhor? Estou menos estressada? Consigo pelo menos ir ao banheiro? NÃO! E meu braço esquerdo está me MATANDO!!!

Vou até meu quarto e faço uma lista de motivos pelos quais estou tão furiosa com o que aconteceu na academia. Isso, sim, é construtivo. Transformando o pensamento negativo.

A estagiária estava apenas irritada ou alguém reclamou com ela?

Esse programa não me dá o que eu preciso, eu uso a música como motivação.

Faz três semanas que estou aqui. Essa foi a primeira vez que alguém teve algum problema comigo.

Eu estou pagando por isso tudo.

Diga à pessoa invisível que reclamou para vir em outro horário!

Eu sou a pessoa que mais dá duro naquela academia, e é isso que ganho em troca!

Tenho que agüentar as idiotices de todo mundo!!!

E por aí afora.

E então, é claro, a lista descamba para a mais completa autodepreciação.

O diabinho pousado no meu ombro está rindo de mim.

Por que me dar ao trabalho? Tenho certeza de que não estou entre "aqueles 5%" que conseguem manter o peso a longo prazo.

Meu corpo já está destruído, e fui eu que o destruí. Agora já era.

A grana por quilo perdido não compensa.

Eu podia fazer uma dieta só de sorvete e daria no mesmo.

Tenho nojo de mim.
Eu me sinto tão derrotada.
Eu estava pior do que no Ano Novo. Achei que seria capaz de matar alguém só com o olhar. E bem que podia tentar.

Terça-feira, 5 de fevereiro de 2002
Hoje malhei na academia com toda a energia, em silêncio, enquanto meus olhos sondavam as senhoras que relaxavam nos colchonetes com as pernas apoiadas em bolas enormes. Estava tentando descobrir a víbora que tinha ido falar alguma coisa para a estagiária. Acho que minha raiva era visível, pois as pessoas ficaram longe de mim o dia inteiro.

Desenrolei meu colchonete de ioga e comecei a fazer alongamento. Reparei que o cara ao meu lado tinha feridas abertas nas pernas, mas ainda assim ficava rolando sobre o colchonete. Que coisa nojenta! Ninguém mais tem pudor? Não! Olhei para o meu colchonete e vi uma aranha andando em cima dele.

Chega! Não agüento mais. Vou jogar tudo para o espaço. Dane-se a dieta, dane-se tudo! Pego o carro e vou até uma mercearia. Ando no meio das prateleiras com a mente tramando vingança e compro... uma barrinha de cereais! Isso mesmo: 290 calorias e quatro gramas de gordura saturada. Vejam *isso*, penso, comendo a barrinha dentro do carro. Não posso cantar na droga do aparelho? Ha, ha! Venham me controlar *agora*, seus imbecis! Volto para o centro e ainda chego a tempo para o jantar (170 gramas de peixe, meia xícara de batata, salada com molho e meia xícara de abacaxi).

Não vou agüentar isso mais dez dias. Não vou agüentar!

Quarta-feira, 6 de fevereiro de 2002
O dia começa com exames de laboratório e com a balança. Cem quilos.

Ai, meu Deus! Engordei meio quilo! Mate. Mate alguém. Mate a estagiária. Mate Neil Klein, o médico esbelto.

Na aula "Leve Duke para casa", eles distribuem uma folha com um plano semanal de alimentação para preenchermos em casa. Assim não precisamos inventar um plano nem comprar nenhum *software* caro que faça isso. O campo reservado para a segunda-feira já estava preenchido com uma amostra do que seria uma alimentação apropriada para o dia. Se eu quisesse escrever o cardápio da segunda, entretanto, o espaço já estava preenchido. Reclamei com Diane e ela se surpreendeu: "É, você tem razão. Sabe que ninguém nunca nos chamou a atenção para isso?" Ela foi gentil o suficiente para providenciar outra folha, com o espaço da segunda-feira em branco, para eu poder fazer o meu controle.

Durante minha avaliação semanal de condicionamento e nutrição, sem muito ânimo, começo a fazer planos para quando voltar para casa. Vou fazer um calendário de atividades no início de cada semana. Vou investir em roupas novas de ginástica e deixar a sacola sempre pronta para ir à academia a qualquer momento. Vou vencer a irritação de ter que tomar banho duas vezes por dia. Vou lembrar que é melhor fazer exercícios por vinte minutos do que não fazer exercício nenhum. Alguém comenta que é preciso seguir tudo certinho 80% do tempo, contanto que a gente não espere muito dos outros 20%.

Mate. Mate...

Estou tentando manter em mente que não vim para cá com a intenção de emagrecer. Eu queria apenas me reeducar, me acostumar a fazer exercícios todos os dias e, quando eu voltar para casa e não tiver que ir trabalhar, não ficar trancada no apartamento o dia inteiro de pijama, tomando sorvete e choramingando. Isso é tudo. Mas será que eu consegui isso? Isso ao menos é possível?

No folheto sobre perfeccionismo está escrito: "Ouse ser normal". O Centro de Dieta e Fitness de Duke associa perfeccionismo com normalidade por considerar que muitos de nós são do tipo "tudo ou nada" e que precisamos diminuir nossas expectativas.

Mas e se eu não quiser ser normal? Não sou o tipo de pessoa que precisa se adequar a qualquer custo. Meu corpo não precisa diminuir para se enquadrar. Por que eu ia querer uma vida dentro dos padrões?

Ainda assim, quando voltar para casa, vou fazer um programa de refeições, me mantendo entre 1.500 e 1.600 calorias por dia. Vou comprar um escorredor de legumes e só vou ao supermercado com uma lista nas mãos. Vou controlar tudo como ninguém. Vou ser maravilhosa e perfeitamente normal.

Quinta-feira, 7 de fevereiro de 2002

Hoje fizemos uma excursão à mercearia pela manhã. Foi o mesmo que levar uma criança diabética a uma doceria. Uma tortura! Vi pelo menos uns mil produtos que me fizeram pensar: "Anote o nome para comer mais tarde".

À noite, eu e duas colegas nos produzimos com nossas melhores roupas, arrumamos o cabelo e saímos sorrateiramente, antes que algum chato nos visse. Foi um prazer enorme ler um cardápio de verdade, ouvir as sugestões do dia e beber em um copo de vidro. Paqueramos garçons bonitinhos, fofocamos sobre os colegas da clínica e, é claro, pedimos sobremesa, que saboreamos bem devagarzinho.

Lorraine, uma moça simpática, contou que uma vez esteve aqui e havia um xeque árabe que saía direto para jantar, embebedava todo mundo e dormia com todas as mulheres hospedadas no hotel.

Mate. Mate.

Sexta-feira, 8 de fevereiro de 2002

Esta manhã, havia apenas duas pessoas além de mim na palestra do dr. Welling sobre remédios para a obesidade. Acho que a química é o futuro para o tratamento da obesidade, mas parece que sou minoria. Por outro lado, a palestra de ontem, "Dietas da moda", estava lotada.

Esta tarde, tivemos "Comendo para se exercitar", depois "Como prevenir o estresse" e, por fim, minha última consulta médica.

Prendi a respiração. Eu estava apavorada demais para ter esperanças. Mas como isso poderia dar errado para mim? Fiz tudo direitinho.

Subi na balança.

100,8 quilos. Oitocentos gramas a mais.

Comecei a chorar, assustando o despreparado e desnorteado Neil Klein. "Talvez sejam os remédios", ele disse. "Talvez você tenha malhado demais. Talvez tenhamos lhe dado pouca comida." Muito bem, Sherlock! Não dava para ter pensado nisso antes do meu 27º dia em Duke? Talvez na segunda semana? Eu confiei em vocês. Eu me entreguei aos seus cuidados especializados. Está tudo ERRADO! "Talvez devêssemos ter lhe dado uma dieta com mais calorias. Talvez seja a prednisona. Talvez seja o Meridia. Talvez devêssemos ter feito um teste calibrador." Chega de "talvez"! Vocês são os especialistas!

Depois do meu descontrole, eles me encaixaram numa sessão rápida com Janice, a chefe do departamento de psicologia comportamental. (Abençoada seja Janice, pois ela conduz a sessão sem gravar, o que é ótimo.) Ela me aconselha a ver o que realmente importa e a reconhecer que pelo menos sou uma pessoa saudável. Diz para eu encarar isso tudo como uma experiência que terá prosseguimento quando eu for embora.

Lorraine me vê chorando e tenta, em vão, me consolar. Acabo me desesperando ao entrar numa loja, a caminho da casa de Nancy. O atendente mais gentil do mundo não apenas me permite enviar um *e-mail* de graça como também me diz para ficar por ali até melhorar.

Não acredito que caí de novo nessa armadilha de números. Não consigo fazer nada direito. Perdi meu emprego, mas não sou capaz de perder peso. Isso não é injusto?

Sábado, 9 de fevereiro de 2002

Meu último sábado. Assisto à última aula sobre estilo de vida: "Raiva: o que fazer com ela". Durante a palestra, tenho um vislumbre, um reconhecimento do que aflora em todos os participantes do programa quando eles expressam a raiva. Especialmente nas pessoas mais velhas. Nós, gordos, não somos uns pobres coitados, fracassados, depressivos ou covardes. Nós estamos putos da vida. A raiva está sob a superfície da nossa gordura... raiva dos pais, dos cônjuges, dos filhos, dos chefes. Mesmo que eles não consigam fazer a associação, ali ela ficou muito clara para mim.

É óbvio que, de acordo com o legítimo estilo de Duke, não somos estimulados a expressar nossa raiva. O coordenador sugere que dar vazão a esse sentimento apenas abre as portas para mais raiva. Não a deixe sair, mas também não a engula. Escreva, faça listas, chore, tome um banho... (Puxa! Gente gorda precisa ser tããããoo limpinha!). É, mas isso não vai funcionar comigo.

No que diz respeito a mim, Duke simplesmente não entende como a coisa toda funciona. Tudo deixa a desejar. A escala de fome vai de 1 a 7, não de 1 a 10. Há uma completa falta de opções para lidar melhor com a auto-imagem corporal e a auto-estima, a não ser pelas palestras sobre saúde comportamental. (Você está com fome? Tente fazer tricô! E por aí vai.) Eles fazem você comprar o produto antes mesmo de vê-lo. Aproveite o desconto para uma segunda temporada – antes de começar o programa! Negocie o período de manutenção – antes de perder meio quilo!

Não dá para acreditar que o Centro de Dieta e Fitness de Duke é tão... primário. E tão irritantemente confiante, com seus registros, seus personagens de desenho animado e suas sessões noturnas de cinema. Tudo tão preto-e-branco! Não há espaço para a área cinzenta do emagrecimento. Tudo é matemático e indiscutível. Sabemos muito bem que não é assim que funciona, mas eles não querem mudar nada. Eles querem arrancar todos os seus centavos, quando você já pagou milhares de dólares para estar ali.

Muito bem, vamos ao dinheiro. Qual o custo de ficar quatro semanas no Centro de Dieta e Fitness de Duke, em dólares?

Taxa do programa	6.594,00
Aula de culinária chinesa	15,00
Terapia	110,00
Massagem polarizada	70,00

Massagem de trinta minutos	40,00
Meio período com *personal trainer*	35,00
Aluguel de carro	598,00
Passagem de avião (ida e volta)	168,00
Hospedagem no Duke Towers	1.800,00
TOTAL (não incluídos os extras)	**9.430,00**

Como perdi um total de um quilo, isso significa 4.715 dólares para cada meio quilo perdido.

Talvez minhas expectativas sejam muito altas. Talvez eles não possam oferecer aquilo que preciso. Mas, no mínimo, eu deveria ter conseguido perder mais peso.

E o ponto principal é: um chocolate sempre será mais gostoso que uma uva-passa. Francamente, quem eles estão querendo enganar?

EPÍLOGO

Liguei para o dr. Welling para discutir minha estadia em Duke e minha opinião sobre o programa. Examinando minhas fichas, ele disse: "De acordo com a nossa expectativa, você se saiu muito bem". Eu fiquei pasma. Muito bem? Muito bem?! Ele explicou que não se pode esperar que alguém perca mais do que 1% do peso em um mês. Como cheguei pesando 101,8 e perdi um quilo, isso significa uma perda de praticamente 1% do meu peso!!! Isso me torna parte do seleto grupo dos 5% que são bem-sucedidos a longo prazo? Eu disse a ele (em palavras ligeiramente mais profissionais) que achava o programa uma porcaria. Ele me pediu que mantivesse contato e afirmou que estaria à disposição caso eu tivesse mais alguma questão para discutir.

Passado um ano, ainda mantenho um caderno com anotações diárias sobre o que como, continuo me exercitando e meu peso permanece o mesmo. Como tudo que tenho vontade de comer. Sou uma paciente bem-sucedida de Duke. Isso tudo é uma besteira sem tamanho ou não?

É claro que Duke, um centro tão reconhecido por sua dieta de pouca gordura, agora está começando a admitir seus erros e passou a fazer uma aposta mais segura, oferecendo uma "opção de dieta com poucos carboidratos". E todas aquelas frutas, legumes e arroz não serviram para nada?

Quando olho para trás e vejo todo o dinheiro, o estresse, o tempo e o esforço, percebo que realmente aprendi uma grande lição no Centro de Dieta e Fitness de Duke, para onde eu fui decidida a encontrar a dieta que faria todas as outras caírem por terra. Eu finalmente consegui promover uma grande mudança no meu estilo de vida: não faço mais dietas. Nunca mais.

7
A ciência da gordura

> Nossa crença de que ser gordo e ser saudável são coisas fundamentalmente incompatíveis é baseada em um mito, não na ciência [...]. Não há nenhum motivo para que não existam milhões de pessoas saudáveis, felizes e gordas nos Estados Unidos, como deveria ser numa cultura que mantenha uma atitude racional em relação ao fato de que as pessoas sempre existirão em todos os formatos e tamanhos, independentemente de levarem ou não uma vida saudável.
>
> – Paul Campos, "Um jogo de peso: o que a indústria das dietas não vai contar a você", The New Republic[1]

Eu posso decidir o que é melhor para o meu corpo, mas é difícil defender minhas escolhas contra a indústria farmacêutica e a pressão da mídia, que querem nos convencer de que a gordura vai acabar nos matando. Ser gorda pode ser saudável para a minha mente, mas é bom para o meu corpo?

O JOGO DA CULPA

Todos os dias você abre o jornal e lê um artigo explicando por que as pessoas hoje em dia são tão gordas. Há milhões de motivos para isso, a maioria relacionada aos avanços tecnológicos, que nos tornaram muito mais sedentários. Colocamos a culpa na indústria do *fast-food*, por nos oferecer porções enormes de comidas de mentira, deliciosas e cheias de calorias, por um preço muito baixo. Colocamos a culpa nas escolas, por servirem comida industrializada nas lanchonetes e por cortarem os programas de educação física. Colocamos a culpa na indústria de produtos para emagrecer e na campanha para redução do consumo de gordura, apoiada pelo governo, que levou à invenção de uma infinidade de lanches com pouca gordura mas muitas calorias, e que nós, grandes e tolos, devoramos de imediato. Culpamos a imprensa por mostrar imagens de corpos inatingíveis que nós, todavia, lutamos para conseguir. Colocamos uma culpa puritana em nossa cultura do excesso: nós desejamos demais, queremos tudo em tamanho grande, somos gulosos, somos pecadores! Lembre-se de que vivemos em uma sociedade cristã. Não somos gordos e felizes devotos de Buda, celebrando nossas barrigas de Buda – somos representados por um Jesus esguio e sofredor.

Uma pessoa que não obtive sucesso com a dieta do dr. Atkins disse o seguinte sobre pecados e dietas:

> Eu me consolava com o pensamento de que a gula é um crime apenas contra mim mesmo, não contra o vizinho e muito menos contra a humanidade, ao passo que a pessoa que segue a dieta, com a promessa de uma vida longa, tranqüila e saudável, acaba idolatrando a si mesma, por assim dizer... Mas, como é inerente a todos os puritanos, Atkins nunca conseguiu compreender o incurável capricho dos seres humanos: o desejo de ter tudo ao mesmo tempo, em vez de escolher uma coisa e renunciar a outra, especialmente quando a cultura popular celebra o excesso em todas as suas formas.[2]

Meu tipo favorito de culpa irônica é aquele que aponta o movimento feminista como responsável por nosso excesso de gordura. Veja bem: com as mulheres participando da força de trabalho, elas não ficam mais em casa para fazer uma comida boa e saudável para a família e não prestam atenção no que os filhos vivem enfiando na boca. Não adianta tentar chegar a um acordo: os maridos não vão aprender a preparar nenhuma refeição nem as crianças vão aprender a cozinhar. Mandem as mulheres de volta para a cozinha, pois lá é o lugar delas! Em um estudo recente, alguns economistas sugeriram que o trabalho em geral nos engorda:

> Diz a teoria que, como as mulheres passaram a dedicar mais tempo ao trabalho fora de casa, elas ficaram com menos tempo para cozinhar – uma tarefa que os homens (que normalmente passam mais tempo no emprego) tiveram, presume-se, menos tempo ou interesse de assumir. Restaurantes que ofereciam refeições rápidas, baratas e convenientes, cheias de gordura e calorias, correram para preencher essa lacuna.[3]

Na realidade, as mulheres têm dedicado mais tempo do que nunca aos filhos, segundo o *New York Times*: "As mães de hoje passam tanto tempo com os filhos quanto as de 1965, quando não mais, embora a porcentagem de mães que trabalham fora tenha subido de 35% para 71%. (Como elas conseguem isso? Resposta: dormindo menos, deixando de lado o trabalho doméstico, passando mais tempo com os filhos quando estão em casa.)"[4]

Colocamos a culpa em nossa mãe, nosso pai ou em algum fato que nos traumatizou emocionalmente. Colocamos a culpa no estresse, no trabalho, no dinheiro, nos programas de televisão, no menino que nos xingava na escola, na garota que foi rude conosco no acampamento de verão e no chefe que não tem um pingo de respeito por nós. Colocamos a culpa no sabor maravilhoso do chocolate. Alguns acham que é algum tipo de vício, ou põem a culpa no açúcar, nos carboidratos, nas batatas, no tipo sanguíneo ou sabe Deus em quê.

E, é claro, acima de tudo colocamos a culpa nessa pessoa horrível, podre, inútil e muito ruim que somos nós.

Existem milhões de razões para sermos gordos. Para falar a verdade, fico surpresa que existam pessoas magras. Mas culpa não passa de culpa. Ela apenas aponta o dedo e não serve para muita coisa. A culpa serve apenas para vender revistas e dar origem a ações judiciais.

O problema é o seguinte: o mundo não vai começar a andar para trás. Não vamos voltar a trabalhar no campo em vez de dirigir até o escritório. Não vamos levar cartas no lombo de um cavalo em vez de mandar um *e-mail*. (Como bem salientou o *Times*, "As pessoas antes ganhavam dinheiro para se exercitar, pois a maioria dos trabalhos envolvia algum esforço físico. Agora nós pagamos para fazer exercícios, tendo que diminuir o tempo que ficamos sentados na frente do computador ou da televisão".[5]) Não há como impedir os avanços tecnológicos e científicos. Não há como impedir a clonagem, as pesquisas com células-tronco, e não há como proibir as pessoas de comerem besteiras e engordarem.

O que podemos fazer é utilizar a ciência e a tecnologia a nosso favor e abrir novos caminhos para melhorar nossa saúde. Não estou falando de nenhuma mágica ou milagre. Fico irritada quando alguém aparece com uma solução miraculosa para nosso problema de peso. Não estou à procura de mágica, que implicaria não termos que ir atrás do que queremos. Não estou me entregando a uma fantasia, em que uma fada madrinha aparece flutuando na minha frente e realiza meu desejo de emagrecer. Não estou esperando por um milagre dos céus.

Nossa gordura é um sinal dos tempos, meu bem: industrialização, *fast-food*, computadores, facilidades de locomoção. Conhecemos nosso corpo muito melhor e conseguimos diagnosticar doenças com mais rapidez (muitas vezes sem a ajuda de um médico). Corpos da era vitoriana *versus* corpos contemporâneos, blablablá... Nosso corpo foi criado para sobreviver às intempéries, e agora estamos ocupados jogando Game Boy nos aviões, nos trens e nos carros. Estávamos destinados a engordar, mais cedo ou mais tarde.

BOAS NOTÍCIAS

Em um futuro não muito distante, vamos tomar injeções de leptina e cápsulas de grelina, e a gordura não será mais problema. É provável que tomemos pílulas em vez de comer, algo parecido com o filme *A fantástica fábrica de chocolate*. Vamos encontrar outros motivos para enlouquecer e nos recriminar, como longevidade, intolerância ao Botox ou alergia a amendoim. Até que esse dia chegue, vou continuar esperando por novas pesquisas. Toda vez que penso que a gordura é uma causa perdida, ou que eu sou um caso perdido, aprendo algo novo sobre obesidade. Estas são algumas das novidades a respeito:

- "Pesquisadores identificaram um gene diretamente relacionado à obesidade."[6]
- "Cientistas identificaram um hormônio que proporciona a sensação que todo mundo que faz regime deseja ansiosamente: a sensação de saciedade."[7]
- "Uma pesquisa recente publicada no *New England Journal of Medicine* 'faz bastante alarde sobre uma mutação genética que pode causar distúrbios alimentares'. O estudo sugere que um gene pode levar uma pessoa a comer compulsivamente."[8]
- "Pesquisadores que vêm fazendo experiências sobre os efeitos biológicos dos alimentos do tipo *fast-food* descobriram que eles podem desencadear mudanças hormonais que dificultariam o controle do apetite."[9]
- "Uma nova pesquisa sugere que os distúrbios alimentares podem ter origem em alguma anormalidade do sistema imunológico que causaria outras doenças igualmente difíceis de tratar, como artrite reumatóide, esclerose múltipla e lúpus."[10]

Genes? Hormônios? Distúrbios imunológicos? A simples idéia de fatores atenuantes deixa frustrada a Magra Indignada. "As pessoas conseguiriam emagrecer se parassem de comer pão", ela diz.

Por que essa obsessão por eliminar os carboidratos? Conheço pessoas que fazem isso e perdem bastante peso. Mas conheço muito pouca gente que faz isso e consegue manter o peso. A dieta que fiz num centro de emagrecimento rápido consistia em três dias comendo carne vermelha e verduras. Perdi uma tonelada (pelo menos da primeira vez). Os profissionais da medicina ainda não estão muito certos sobre as reações bioquímicas por trás das dietas de pouco carboidrato e pouco açúcar. Eles imaginam que essas dietas contêm menos calorias em geral e causam um estado de cetose, em que o corpo queima a gordura acumulada para obter "combustível", em vez de receber energia dos carboidratos. Para mim não funciona. Uma vida sem *bagels* não vale a pena. Um café-da-manhã não é a mesma coisa sem uma torrada. Quanto as pessoas gordas têm que ceder para serem aceitas?

A GORDURA É FATAL?

"Os americanos estão sendo ameaçados por algo muito mais perigoso que as armas de destruição em massa", escreveu recentemente uma jornalista.

> Vamos chamar isso de arma de massa. "A obesidade representa um risco muito maior para o povo americano do que qualquer arma química ou biológica que a Al Qaeda possa estar escondendo", afirmou o dr. Richard Carmona, diretor nacional de Saúde. "A obesidade quase sempre pode ser prevenida por meio de dietas e exercícios apropriados", disse Carmona, acrescentando ainda que às cinco da manhã de quarta-feira já estava se exercitando numa academia.[11]

Ele está querendo dizer que meu traseiro gordo representa uma ameaça maior à humanidade do que a AL QAEDA? Ele deve estar brincando! Aliás, nosso diretor nacional de Saúde é uma comédia: "'Comer de forma saudável não significa substituir um *donut* da Krispy Kreme por um da Dunkin' Donuts', ressaltou ele, de brincadeira, dirigindo-se a uma platéia composta, na maioria, por policiais e bombeiros". Sacou? Policiais adoram *donuts*! Essa é nova! Alguém manda esse cara calar a boca.

Deixando de lado a discriminação, piadas ruins e o drama emocional, permanece a questão: É possível ser gordo e saudável? É possível ter uma boa condição física, mesmo sendo uma pessoa de peso? A gordura ainda é gordura! E ela vai acabar matando você, certo?

Humm... provavelmente não.

Diversas pesquisas sugerem que a obesidade (pelo menos da forma como é clinicamente definida) não é exatamente a sentença de morte que a imprensa e as indústrias ligadas ao emagrecimento querem que você acredite que seja. Metade das batalhas travadas contra a obesidade é ganha quando você começa a ler nas entrelinhas. É preciso procurar opiniões alternativas, pois elas não costumam atrair muita atenção. Ninguém vai ganhar dinheiro dizendo que você está bem exatamente do jeito que está. O escritor Paul Campos fez uma reavaliação dos padrões estabelecidos pela indústria do emagrecimento num artigo impactante, publicado na revista *The New Republic*, chamado "Um jogo de peso: o que a indústria das dietas não vai contar a você". Esse artigo é um verdadeiro dossiê sobre a gordura. Campos revela os seguintes fatos alarmantes:

- "Uma pessoa gorda e moderadamente ativa tende a ser muito mais saudável que uma esbelta, mas sedentária. E o que é pior: os esforços (quase sempre inúteis) das pessoas para emagrecer por meio de dietas e suplementos são uma importante causa de doenças associadas ao excesso de peso – o que significa que a atual guerra contra a gordura está, na verdade, ajudando a causar a doença que ela supostamente deveria curar."
- "De fato, não há nenhum fundamento médico nas recomendações do governo quanto ao IMC, nem nas políticas de saúde pública baseadas nesse índice [...]. Os indicadores do IMC

relacionados à menor taxa de mortalidade são muito amplos, variando de 18 a 32, o que significa que uma mulher de estatura média pode ter uma variação de peso de até 36 quilos, sem que isso gere uma mudança estatisticamente significativa no risco de ela ter uma morte prematura."

- "Na grande maioria dos estudos já realizados, o grupo de pessoas rotuladas como tendo 'excesso de peso', de acordo com os padrões atuais, tinha um índice de mortalidade igual ao do grupo de pessoas que supostamente tinham o peso ideal, ou até menor."
- "Pesquisas amplas sobre mortalidade indicam que mulheres com 25 ou até 35 quilos de 'sobrepeso' terão, em média, uma expectativa de vida maior do que aquelas que estão de cinco a sete quilos 'abaixo do peso' (isto é, aquelas que estão 'magras e na moda')."
- "Numerosos estudos demonstraram que emagrecer de dez a quinze quilos (e até mesmo tão pouco quanto cinco quilos) aumenta o risco de morte prematura, algumas vezes em muito mais que 100%."

Ele conclui: "No final das contas, não há nada mais fácil do que ganhar a guerra contra a gordura: tudo que precisamos fazer é parar de lutar". Posso garantir que essa não é uma opinião muito popular nem muito conhecida, já que essa informação, se apreendida, traria alívio às pessoas – o que representaria menos dinheiro gasto à toa.

Campos não é o único que reavalia as tradicionais crenças relacionadas ao emagrecimento. No livro *Big Fat Lies*, o médico Glenn Gaesser afirma:

> A idéia de que determinado peso, ou determinada porcentagem de gordura no corpo, seja um indicador significativo de saúde, preparo físico ou longevidade é uma de nossas mais arraigadas crenças e uma das proposições mais duvidosas [...]. Quando se examinam

minuciosamente todos os dados relevantes, torna-se claro que os riscos de saúde relacionados à obesidade, assim como os supostos benefícios do emagrecimento, têm sido extremamente exagerados.

Conclusões semelhantes têm sido encontradas nas universidades que fazem parte da Ivy League: "Algumas pessoas são bastante gordas, mas ainda assim saudáveis", proclamou o dr. Kelly Brownell, professor de psicologia na Universidade de Yale e diretor do Centro de Distúrbios Alimentares de Yale. "Talvez você não pareça saudável para o resto do mundo, mas pode ser que tenha saúde, sim. Este é um pensamento relativamente novo: é possível ser saudável e gordo ao mesmo tempo."[12] Tenha em mente que a parte mais importante dessa equação são os exercícios regulares como parte da vida.

A indústria dos exercícios físicos está sendo obrigada a reavaliar esse novo ponto de vista. A professora de aeróbica Jennifer Portnick abriu um processo contra a rede de academias Jazzercise, alegando ter sido demitida por causa de seu tamanho. Com 1,73 metro de altura e 104 quilos, ela não se encaixava no perfil da academia. Suas habilidades técnicas como professora nunca foram questionadas, mas o tamanho de seu corpo, sim. Ela levou o caso aos tribunais e ganhou a causa. Num pronunciamento oficial, a empresa afirmou: "Pesquisas recentes corroboram a idéia de que pessoas dos mais variados pesos podem ser saudáveis. A Jazzercise chegou à conclusão de que os valores atribuídos a uma 'aparência saudável' são um padrão discutível".[13]

Aqui vão mais estatísticas novas e interessantes sobre peso, provenientes de fontes confiáveis, que você nunca viu nos telejornais:

- "Cerca de duas dúzias de pesquisas comprovam que o tratamento padrão para o excesso de peso – a dieta – é insuficiente e até mesmo equivocado, pelo menos para pessoas que não fazem nenhum tipo de exercício."[14]
- "A Agência Federal de Defesa do Consumidor também divulgou um estudo na última semana provando que os produtos

que prometem emagrecimento em pouco tempo não funcionam – apesar de os americanos gastarem 40 bilhões de dólares todos os anos em dietas."[15]

- "Um estudo feito com 692 garotas adolescentes no norte da Califórnia revelou que aquelas que faziam exercícios e regimes com a única intenção de emagrecer eram as mais propícias a desenvolver obesidade. 'Essa descoberta foi muito intrigante', disse um dos pesquisadores. 'Pessoas que fazem regime têm duas ou três vezes mais chances de se tornar obesas do que aquelas que não fazem.' Pesquisas realizadas com adultos que também faziam regime para emagrecer chegaram a resultados semelhantes."[16]

Com certeza você encontrará um número igual de estudos que contradizem esses aqui apresentados. A intenção é ler nas entrelinhas e decidir por si mesma. Por exemplo: "Um estudo recente feito com mais de cinco mil homens e mulheres descobriu que estar acima do peso realmente afeta a saúde, independentemente do tempo que se gaste malhando na academia".[17] Isso está no *site* MSNBC.com. E, nessa mesma página, numa janela ao lado do artigo, você encontra anúncios de podômetros, suplementos, consultorias de dieta e exercícios pela Internet, sutiãs com sustentação para ginástica – além do anúncio da calculadora de IMC do próprio *site*. A informação está correta? Pode ser que sim. Mas existe algum motivo para o artigo estar numa página em que vários produtos relacionados são anunciados? Com certeza.

É preciso também ter discernimento quando o assunto são as pesquisas médicas. Você lê um artigo dizendo que morre mais gente de câncer em Nova York do que em Boston. Isso significa que há alguma coisa errada em Nova York? Será a água? O ar? Os hospitais? Não. Simplesmente existem mais habitantes em Nova York do que em Boston. A população é maior. Leia nas entrelinhas.

Outro exemplo: mulheres que tomam pílulas anticoncepcionais costumam ouvir que isso aumenta em 50% o risco de desenvolverem câncer de colo do útero. O que existe nessa pílula?! Preciso me livrar dela! Calma, menina. Leia nas entrelinhas. "Os especialistas acreditam que isso acontece porque mulheres que tomam pílula têm uma vida sexual mais ativa e, assim, têm mais chance de ser infectadas com o vírus HPV, que causa o câncer de colo do útero."[18] Viu só? Não é a pílula; é o seu comportamento que pode levar você a correr algum risco.

Já mencionei que a estatística atual sobre o número de pessoas acima do peso se baseia numa amostra de apenas 1.446 indivíduos. Numa pesquisa muito mais ampla, com mais de 35 mil pessoas, o dr. Steven Blair, diretor de pesquisas do Instituto Cooper, em Dallas, conduziu um estudo sobre a relação entre peso, preparo físico e longevidade. Ele descobriu que pessoas "acima do peso" que se exercitam regularmente têm, na maioria das vezes, uma expectativa de vida maior do que pessoas com "peso normal" que não fazem exercícios. Qual o conselho de Blair? "Não estou dizendo: coma, beba, seja feliz e fique o mais gordo que puder. Mas é preciso dizer em algum momento: viva sua vida, em vez de ficar obcecado com cada grama."[19]

No livro *Alimentação ideal para uma saúde perfeita*, o especialista em medicina alternativa dr. Andrew Weil afirma:

> O fato é que a medicina ocidental, sendo parte da cultura ocidental, adotou o preconceito desta com relação à gordura corporal. Essa atitude, acredito, contaminou tanto a prática quanto a pesquisa médica, comprometendo a objetividade em avaliar os perigos reais da obesidade. A maioria dos médicos, por exemplo, supõe que ser gordo diminui a longevidade e que emagrecer aumenta a expectativa de vida, mas estudos recentes de fisiologia colocaram em dúvida essa suposição. Se uma pessoa gorda for ativa e conseguir evitar um ganho maior de peso, não haverá nenhuma relação entre a gordura e uma morte prematura.

DOENÇAS DA GORDURA

A gordura tem sido associada há tempos a uma lista de doenças, incluindo males cardíacos, hipertensão, artrite e diabetes. Mas ela tem relação com um risco maior de desenvolver câncer? Estudos recentes afirmam que sim, uma vez que a gordura no corpo da mulher pode aumentar a produção de estrogênio. Taxas altas desse hormônio são consideradas um fator de risco para o câncer de mama. "A perda de peso poderia evitar uma em cada seis mortes associadas ao câncer nos Estados Unidos, ou seja, mais de noventa mil por ano, de acordo com uma abrangente pesquisa que, dizem os especialistas, associa a gordura ao câncer de forma mais convincente do que nunca", revelou recentemente a Associated Press. "Pesquisadores da Sociedade Americana de Oncologia passaram dezesseis anos analisando novecentas mil pessoas que não tinham a doença em 1982, quando a pesquisa teve início. Eles concluíram que o excesso de peso foi responsável por 14% das mortes por câncer entre os homens e 20% entre as mulheres."[20]

Em 2003, a Sociedade Americana de Oncologia iniciou uma campanha que relacionava o excesso de gordura à doença.

> A Sociedade afirmou que o sobrepeso e a obesidade estão associados a um risco maior de desenvolver vários tipos de câncer, incluindo o de cólon e o de mama. Ela diz, ainda, que há provas convincentes de que fazer exercícios regularmente pode reduzir o risco de câncer, especialmente dos dois tipos citados. Dessa forma, a Sociedade começa a tentar chamar a atenção do público para a relação entre gordura e câncer. E o foco recai mais fortemente sobre as mulheres, porque são elas que alimentam a família e são mais suscetíveis a fazer mudanças de vida do que os homens.[21]

O que a Sociedade Americana de Oncologia não esclarece é o seguinte: "A iniciativa da Sociedade está sendo financiada pelo programa Vigilantes do Peso, que vai promover a campanha em suas reuniões. Outros patrocinadores podem se associar no futuro". Pode ser que exista uma relação entre gordura e câncer, mas definitivamente existe uma relação entre a Sociedade Americana de Oncologia e o Vigilantes do Peso. Aquela precisa de dinheiro. Este tem muito dinheiro. Suspeito que o patrocínio do Vigilantes não seja assim tão altruísta.

Ainda assim, é preciso dar crédito à teoria que associa a gordura ao câncer quando a escritora especializada em saúde Jane Brody a defende. Ela afirma:

> Como ressaltam os autores, "mecanismos biológicos potenciais incluem o aumento nos níveis de hormônios endógenos – esteróides sexuais, insulina e IGF-I – associados ao excesso de peso e à obesidade". Essas substâncias, produzidas em excesso em pessoas acima do peso, podem estimular o crescimento de células cancerosas congênitas em diversos órgãos. Por exemplo, o hormônio sexual estrogênio está fortemente associado ao desenvolvimento de tumores na maioria dos casos de câncer de mama e de endométrio. O excesso de gordura na região abdominal aumenta o risco de azia, ou refluxo, o que causa uma irritação crônica no esôfago devido à acidez que pode levar ao desenvolvimento de câncer de esôfago. A obesidade também eleva o risco de cálculos biliares, os quais, por sua vez, aumentam o risco de câncer de vesícula. O aumento na produção de insulina pelo pâncreas, em pessoas com o IMC muito alto, pode explicar o risco maior de desenvolverem câncer pancreático. E por aí vai.[22]

Mas é a gordura em si que causa o problema, ou é a vida sedentária que aumenta o risco? Brody continua:

> Atividades físicas "podem diminuir a exposição do tecido mamário ao estrogênio" e "podem afetar também tumores no cólon, na mama e em outros órgãos, ao melhorarem o metabolismo", ou a queima de calorias. Os exercícios podem ainda reduzir "a concentração de insulina que circula no corpo e os fatores associados ao desenvolvimento de tumores", dizem as diretrizes.

De novo, parece que a ênfase recai sobre os exercícios, não sobre a gordura.

Por sorte, Paul Campos mais uma vez se contrapõe ao estudo acima:

> Agora considerem os dados reais desse estudo. Entre as pessoas que supostamente tinham o "peso ideal" (IMC entre 18,5 e 24,9), o estudo observou que a taxa de mortalidade por câncer era de 4,5 mortes em mil, durante os dezesseis anos da pesquisa. Entre os indivíduos "acima do peso" (IMC entre 25 e 29,9 – uma categoria que atualmente inclui cerca do dobro de adultos com "peso ideal"), a taxa de mortalidade foi de 4,4 mortes em mil. Em outras palavras, pessoas "acima do peso" tiveram uma taxa menor de mortalidade por câncer do que aquelas consideradas com "peso ideal"! [...] Em resumo, o que essa pesquisa realmente descobriu foi a falta de relação entre o excesso de peso e a taxa de mortalidade por câncer, para a maioria dos 135 milhões de americanos atualmente considerados gordos ou obesos, e apenas um pequeno aumento no risco para aquelas pessoas efetivamente mais gordas.[23]

Analisando melhor essas informações, chego à conclusão de que não é a GORDURA que causa a doença (exceto, talvez, nos casos de câncer de mama associados ao aumento do estrogênio), mas um ESTILO DE VIDA SEDENTÁRIO, que causa a gordura e, por sua vez, causa a doença. Por esse motivo, temos que fazer do emagrecimento não uma questão estética para as mulheres, mas uma questão médica. Não poderíamos aprender muito mais sobre hormônios, disfunções sexuais e outros problemas de saúde da mulher se não estivéssemos tão preocupadas em emagrecer? Ou sobre problemas diretamente ligados à produção de estrogênio causada pelo excesso de gordura, como a síndrome do ovário policístico ou a infertilidade? Não poderíamos dedicar mais do nosso tempo às medidas preventivas de doenças cardíacas e de câncer de pulmão, que matam muito mais mulheres do que o câncer de mama ou o excesso de peso? Com certeza poderíamos assumir algumas responsabilidades se desistíssemos dos *diet shakes* e nos preocupássemos realmente com a saúde.

MEDIDAS DRÁSTICAS

Quase tudo que ouvimos é o oposto disso. É por isso que muitas de nós estão dispostas a correr riscos em nome da vaidade e/ou da saúde. Por exemplo, tomamos medicamentos perigosos ou "suplementos" de efeitos ainda não comprovados, como o picolinato de cromo, a laranja-amarga, o piruvato, o *mahuang* e a efedrina. A efedrina é o suplemento que matou Steve Bechler, jogador de beisebol do Baltimore Orioles, em 17 de fevereiro de 2003. O arremessador do New York Yankees, David Wells, afirmou que ainda toma efedrina para perder peso, mesmo depois de quase ter morrido por causa do medicamento, em 1996.[24] As autoridades propuseram colocar avisos nos rótulos dos produtos que contêm efedrina, alertando para os riscos de ataque cardíaco, derrame e morte. Em janeiro de 2004, o governo finalmente anunciou a proibição da venda do produto: "Nenhum outro suplemento para dietas no mercado levantou tantos alertas e suscitou tantas histórias aterrorizantes quanto a efedrina. Ela foi associada a mortes, derrames, arritmias cardíacas e até mesmo a episódios psicóticos".[25] Fique atenta: se você toma algum suplemento que contenha alcalóide efedrina (princípio ativo da droga) ou *mahuang* (seu nome chinês), você está tomando efedrina.

Cirurgias também são uma opção drástica incrivelmente popular contra a obesidade. "Só este ano, sessenta mil americanos que sofrem de obesidade mórbida, ou seja, que têm aproximadamente cinqüenta quilos de excesso de peso, serão submetidos a cirurgias de grande porte para redução do estômago e dos intestinos, a fim de emagrecer", revelou o *New York Times* em 2002.[26] Dá vontade de gritar: "Parem de comer! Esqueçam a cirurgia do estômago! Costurem sua maldita boca!" Mas não é uma questão de força de vontade, especialmente quando consideramos os efeitos colaterais da cirurgia de redução do estômago: náuseas, dores e inchaço – a chamada "síndrome de *dumping*"[27] –, caso você coma mais do que uns poucos gramas de comida por vez, principalmente alimentos ricos em açúcar ou gordura; incapacidade do organismo de absorver vitaminas e minerais; mudança completa na vida social e psicológica; risco de insucesso (de 5% a 20% dos pacientes – os relatórios publicados são discordantes quanto ao número exato – recuperam o peso perdido após a cirurgia[28]). "Um em cada cinco pacientes enfrenta efeitos colaterais que variam de incômodos moderados (vômito e desidratação) a sérios (úlceras e hérnias) e potencialmente fatais (perfuração do intestino e coágulos nos pulmões)", afirmou a *New Yorker*. "A taxa de mortalidade é de um em trezentos, mas pode chegar a 7% entre aqueles que sofrem de complicações relacionadas ao excesso de peso."[29] Se os riscos da obesidade forem maiores do que esses, então a cirurgia pode ser uma opção. Mas, se você está pensando em se submeter a ela por motivos estéticos, é melhor pensar duas vezes.

A cirurgia de redução do estômago é uma opção válida para quem sofre de obesidade mórbida. (Infelizmente, um médico muito bem-sucedido me indicou a cirurgia, embora clinicamente eu não me encaixe na categoria. Graças a Deus tenho personalidade forte.) Quando se trata de situações extremas, como a cirurgia e os motivos que levam alguém a optar por ela, não convém colocar a culpa na falta de bom senso ou de força de vontade. Isso tem mais a ver com a forma como seu corpo e sua mente estão interligados do que com sua atitude. Em uma reportagem sobre um homem que havia se submetido à cirurgia de redução do estômago, a *New Yorker* revelou:

> Em 1993, um painel com especialistas do Instituto Nacional de Saúde reviu décadas de estudos sobre dietas e descobriu que de 90% a 95% das pessoas recuperam, em um ano, de um a dois terços do peso perdido – e todo o peso no prazo de cinco anos. Os médicos já costuraram o maxilar dos pacientes, já colocaram balões infláveis de plástico no estômago deles, fizeram lipoaspirações extensas, prescreveram anfetaminas e enormes quantidades de hormônios para a tireóide e até fizeram neurocirurgias no hipotálamo para destruir os

centros relacionados à fome. Ainda assim, as pessoas não conseguem manter o novo peso [...]. Somos uma espécie que se desenvolveu para sobreviver à fome, não para resistir à abundância.[30]

Acho que isso tem a ver, afinal, com aquela teoria do homem das cavernas.

O médico Stephen R. Bloom, pesquisador de obesidade do Hospital Hammersmith, da Faculdade de Medicina do Colégio Imperial de Londres, explicou ao *New York Times*:

> As pessoas não vão parar de comer, assim como não vão parar de fazer sexo, de querer ganhar dinheiro ou qualquer outra coisa [...]. Se você cair de avião na cordilheira dos Andes e não houver comida, você comerá o passageiro sentado ao seu lado. Nesse exemplo, vemos um instinto humano básico e extremamente importante em ação.[31]

Você entendeu? Os seres humanos ficam tão enlouquecidos de fome que, quando a situação aperta, NÓS COMEMOS UNS AOS OUTROS. Bem, eu já tive um ou dois acessos de fome enlouquecedores, mas pelo menos nunca cheguei a dar uma mordida na perna do meu vizinho.

O dr. Bloom espera que, no futuro, o apetite possa ser controlado da mesma forma que o colesterol ou a pressão: com uma pílula. Isso não significa que você vai tomar a pílula e o problema vai desaparecer. É óbvio que esses tratamentos devem ser complementados com uma dieta balanceada e exercícios, mas com certeza é um alívio saber que a bioquímica pode, de forma segura, tirar um peso da minha consciência, e do meu corpo, na hora de emagrecer.

Eu mesma tive muito sucesso com medicamentos para emagrecer, como o fen-fen e o Meridia, mas eles não são o único caminho. Assim como a diabetes, a obesidade é uma doença que pode ser tratada com remédios, mas também pode ser amenizada por nosso estilo de vida. Assim como a depressão, a obesidade é uma doença que tem origem química, mas pode vir à tona devido a algum problema emocional. Assim como o alcoolismo, a obesidade é uma doença que parece ser passada hereditariamente, mas alguns podem não desenvolvê-la e outros podem ser destruídos por ela. Não existe uma solução única e perfeita para emagrecer. A questão é saber combinar as ferramentas que possam nos ajudar individualmente a atingir um objetivo pessoal e único.

GORDA E SAUDÁVEL

Enquanto ações judiciais são movidas e rótulos de produtos são trocados, os especialistas só podem chegar a uma única conclusão a respeito das causas e efeitos da obesidade – a velha e batida "Nada sabemos". Eles esquadrinham uma lista enorme de motivos – *fast-food*, porções gigantescas, vida sedentária, comida disponível 24 horas por dia – e, ainda assim, não sabem dizer exatamente por que algumas pessoas são gordas e outras não. Tampouco podem afirmar se a perda de peso contribui decididamente para melhorar a saúde.

Assim como as causas da obesidade são incertas, os efeitos não são claros, conforme escreveu Gina Kolata, jornalista especializada em saúde, no *New York Times*:

> "Isto é o que sabemos", disse o dr. Gary Foster, pesquisador de obesidade da Universidade da Pensilvânia. "Se você tem diabetes e emagrece, é provável que a doença melhore e você precise de menos remédios." Isso é importante, ele ressaltou, porque a diabetes, além de provocar sofrimentos imensos, é uma doença que custa caro para ser tratada e pode acarretar diversas complicações, como amputações, deficiência renal e cegueira. No entanto, ainda não se sabe, acrescentou ele, se perder peso pode aliviar outros tipos de doenças: "Emagrecer pode prevenir ou diminuir o risco de um ataque cardíaco ou de um derrame? Você terá menos probabilidades de ser hospitalizado? Não sabemos isso ainda".

É verdade que a pressão arterial pode cair ligeiramente e que as taxas de colesterol podem melhorar. Mas isso implica menos ataques cardíacos e derrames, tidos como os piores efeitos da pressão e do colesterol altos? Afinal de contas, a terapia para reposição hormonal durante a menopausa também melhora as taxas de colesterol, mas pesquisas demonstraram que mulheres que faziam reposição eram mais vulneráveis a ataques cardíacos e derrames. Com relação ao emagrecimento, o dr. Foster afirmou: "Não sabemos o que acontece com as taxas de enfartos e derrames".[32]

Vamos tirar nossa atenção da gordura e voltá-la para a saúde. Vamos tirar nossa atenção da magreza e voltá-la para o bom senso. Vamos tirar nossa atenção da imagem corporal e voltá-la para a educação, os direitos das mulheres, os direitos humanos, a economia, a novela das oito, qualquer coisa. E, enquanto mantivermos esse foco, vamos parar de mostrar a mesma imagem de um corpo flácido sacolejando numa rua qualquer da cidade, toda vez que o telejornal noturno tratar da obesidade. Essa imagem é a mesma que aparece nas fotos das revistas em histórias do tipo "antes e depois" – e ela sempre representa o terrível "antes". Tenho pavor de pensar que eu possa ver um dia o meu bumbum gordo balançando na tela enquanto um locutor de segunda categoria diz com voz grave: "A epidemia de obesidade está fora de controle!" Se quiserem mostrar uma pessoa gorda e anônima na televisão, tenham o mínimo de coragem, mostrem o rosto dela e peçam que assine uma autorização. Ou então filmem as pessoas gordas fazendo exercícios, trabalhando, conversando com os amigos, não se arrastando pesadamente em um parque e comendo cachorro-quente, solitárias, sem ninguém no mundo.

Se emagrecer fosse apenas uma questão matemática, como a maioria dos especialistas quer que a gente acredite, então poderíamos apenas adotar uma fórmula com base nas calorias (calorias ingeridas - calorias gastas = peso perdido). Entretanto, qualquer pessoa que um dia já tenha feito dieta ou exercícios sabe que essa fórmula não é tão precisa assim.

8
Ouça suas entranhas

Como alguém se atreve a tentar dizer como deve ser minha aparência, ou como eu devo ser, quando há tanta coisa mais importante a meu respeito do que o meu peso?
– Do filme Mulher de verdade tem curvas[1]

Sempre acreditei que um dia eu encontraria um programa de emagrecimento perfeito para mim, ou um guru que pudesse me inspirar – eu achava que *ainda* não os havia encontrado. Mesmo programas que combinavam diferentes elementos – por exemplo, alimentação, exercícios e acompanhamento – sugeriam que a virada só seria possível com uma "mudança no estilo de vida". Ah, tá, tudo que eu preciso para ser magra e feliz é MUDAR MINHA VIDA. E manter a mudança para sempre!

Eu não fiquei gorda por acaso. Não cheguei ao peso que tenho atualmente por acaso. Não vou permanecer saudável por acaso. Cuidar do corpo e da mente é um sistema muito complexo, portanto não procuro soluções simples.

Um único programa de emagrecimento não vai funcionar e certamente não serve para todos os dias da minha vida. Às vezes o trabalho me impede de fazer exercícios regularmente. Quando ele termina, volto para a academia. Existem noites em que não dá para comer um jantar saudável, e minhas escolhas ficam comprometidas. E daí? Eu improviso. A vida é cheia de curvas. Sei que não posso ter tudo planejado, tudo sob controle. E está bem assim.

DEVORE-ME

Não vou dizer o que você deve comer. Se você está lendo este livro, meu palpite é que já conhece tudo sobre nutrição e regimes. Posso contar o que faço e, se você quiser copiar algumas idéias, vá em frente.

Tento ter uma dieta balanceada. Isso significa: proteína magra (frango, peru, peixe, *tofu* etc.), carboidratos (farinha integral em vez de branca, arroz integral em vez de branco), frutas (um bom pedaço de fruta, por causa das fibras, em vez de suco com açúcar), legumes e verduras (nunca são demais), laticínios (mulheres PRECISAM de laticínios), um pouco de doce e um pouco de gordura. Tento fazer várias pequenas refeições ao longo do dia, em vez de três refeições fartas – isso faz com que eu me sinta mais saciada e ajuda na digestão. Tomo café-da-manhã todos os dias. Tomo vitaminas. Bebo litros de água. Gosto de tomar uns drinques de vez em quando. Tento evitar refrigerantes. Tento evitar sal. Raramente como em lanchonetes. Leio o rótulo dos produtos. Tento não abusar de alimentos industrializados e pratos semiprontos, especialmente aqueles que contêm gordura trans ou hidrogenada. Por não gostar muito de molhos, temperos e manteiga, é fácil evitar tudo isso. Tento não comer muito tarde da noite. Tento não ficar muito tempo sem comer para não chegar ao ponto de me sentir esfomeada. Tento parar de comer quando estou satisfeita.

Tento não me privar de nada. Aprendi que é melhor comer uma fatia de pão do *couvert* em um restaurante do que comer um pão inteiro mais tarde. Estou muito mais interessada no que quero comer do que no que não quero.

Quantas calorias consumo por dia? Por volta de duas mil, eu acho. Às vezes como mais que isso? Com certeza. Às vezes como menos que isso? É claro. Como pipoca quando vou ao cinema? Apenas se estiver com vontade. Como um cachorro-quente só por capricho em um dia de verão? De tempos em tempos. Peço sobremesa num restaurante elegante? Espero que sim – nunca entendi aquelas pessoas que pedem um prato de frutas que custa vinte dólares. Como sobremesa todas as noites? Não. Como demais? De vez em quando. Como de menos? De vez em quando. Levanto da mesa dizendo bem alto: "Nossa, comi demais! Vou ter que descontar amanhã na academia"? Nunca. Ninguém merece ouvir isso, muito menos eu.

Ainda sou louca por comida? Bem menos que antes.

EXERCITE-SE

Garotas Gordas não querem freqüentar academias. Muito poucas de nós dizem coisas do tipo: "*Adoro* malhar, faz parte da minha rotina. Eu me sinto mal quando não faço exercícios". Quem diz isso são as Garotas Magras. Eu detesto fazer exercícios. Detesto ficar suada. Levo mil anos para me refrescar. Odeio ter que me arrumar, ir até a academia, fazer os exercícios e ter que tomar banho depois. Nunca é natural, nunca é divertido e jamais vai parecer parte da minha rotina. É sempre difícil. E também pode sair caro (claro, você pode caminhar de graça, mas não no inverno rigoroso, nem na chuva, nem no calor escaldante, e você ainda precisa comprar um tênis e pelo menos um sutiã apropriado, portanto cale a boca!). Não fico superanimada com os meus progressos. Não entendo o que as pessoas querem dizer quando se referem a "ondas de endorfina". Tenho gordura demais no corpo para chegar a perceber músculos definidos. Fazer exercícios não alivia meu estresse e não me faz dormir melhor. Resumindo, é um saco!

Mas eu faço, porque é necessário. Porque é bom para o coração, para a saúde, para o colesterol e para a pressão arterial. Porque sou responsável por meu corpo. Porque isso me permite comer sem culpa. Porque quero provar alguma coisa para os meus pais. Porque quero mostrar à indústria do emagrecimento que eu posso ser gorda e saudável. Se eu conseguir, talvez outra garota gorda possa me tomar como exemplo e decidir que ela também é capaz. Eu me exercito porque quero ter uma vida longa e saudável. Como o *Wall Street Journal* revelou recentemente, "Pessoas magras e sem preparo físico – assim consideradas após testes na esteira – têm duas vezes mais chances de morrer antes daquelas que fazem exercícios regularmente, incluindo as obesas".[2] Acredito que fazer exercícios seja um dos fatores mais importantes para emagrecer a longo prazo ou para conseguir manter o peso.

Todo mundo que conheço que emagreceu ou manteve o peso a longo prazo conseguiu isso sozinho. Não foi com as entregas em domicílio das refeições da dieta do ponto Z nem fazendo pilates – pelo menos não totalmente. Os vitoriosos que emagrecem e conseguem manter o peso a longo prazo geralmente têm a própria receita do que funciona para eles. Normalmente são exercícios que fazem bem ao coração, um pouco de alongamento e uma caminhada uma vez por semana, junto com uma dieta de poucos carboidratos e alguma coisa gostosa por dia. Ou então aeróbica e ioga duas vezes por semana e um passeio com as crianças, além de uma dieta vegetariana e muitos picolés. O que quer que seja, basta obter todas as informações possíveis e fazer um plano que sirva para você.

É o que estou fazendo agora: um pouco disso, um pouco daquilo. Sempre freqüentei academias e sempre fui gorda. Assim, mudo minha rotina quando aprendo algo novo. Quando troquei de academia e ganhei de cortesia uma sessão com um *personal trainer*, comecei a fazer musculação e gostei. Ainda que não pudesse ver nenhum músculo definido, eu cutucava minha pele flácida e percebia que havia alguma coisa mais durinha lá dentro. Eu me obrigo a fazer exercícios mesmo quando não disponho de uma hora (dez minutos é melhor que nada). A mentalidade do "tudo ou nada" é destrutiva. Invisto em mim mesma, compro bons pares de tênis e boa música. Eu me acostumei a me vestir para ir à academia assim que acordo, só por garantia. Imagino que, se já enfiei aquela roupa, então é melhor ir malhar. Tento manter a atenção na intensidade do exercício e no ritmo dos batimentos cardíacos, não na queima de calorias.

Antigamente, tudo girava em torno dos exercícios para o coração. Hoje a moda é musculação, desde que surgiram notícias de que os músculos queimam muito mais calorias do que a gordura (meio quilo de músculos queima cerca de 35 calorias por dia; a mesma quantidade de gordura queima apenas seis[3]). Detesto ser estraga-prazeres, mas... o dr. Claude Bouchard, diretor do Centro de Pesquisa Biomédica de Pennington, da Universidade Estadual de Louisiana, afirma que levantar pesos não tem praticamente nenhum efeito sobre o metabolismo basal. Assim publicou o *New York Times* a explicação dele:

> O motivo disso é que qualquer massa muscular que se adquira é minúscula se comparada à quantidade total de músculos estriados do corpo. Além disso, o músculo tem uma taxa metabólica muito baixa quando em repouso, o que ocorre na maior parte do tempo [...]. A hipótese de que a pessoa queima mais calorias simplesmente por ganhar massa muscular tem base na crença de que a massa muscular afeta visivelmente o peso do corpo. A idéia é que, se a pessoa fizer treinos de resistência, ela poderá realmente emagrecer, mas ainda assim manter o peso ou ganhar um pouco, porque o músculo é mais pesado que a gordura. Isso tem um fundo de verdade, já que o músculo é mais denso que a gordura, mas Bouchard afirma que poucas pessoas conseguem adquirir uma quantidade relevante de massa muscular, em proporção à massa total do corpo, para que a diferença se faça notar no peso. A pessoa só vai manter o mesmo peso, ou pesar um pouco mais, embora na verdade esteja mais magra, se levantar peso por meses a fio. Caso contrário, isso não passa de mito.[4]

Droga, lá se foi a boa idéia. Devo voltar ao bambolê? Ou à aeróbica de alto impacto? Mais uma vez, você precisa decidir por si mesma. Seja moderada e coerente e tente encontrar um professor ou *personal trainer* em quem você possa confiar.

Ir à academia é repetitivo e cansativo, e às vezes fico dolorida. Por isso tentei a mais antiga novidade do momento: ioga. Um zilhão de indianos não podem estar errados. Se você ignorar os tapetinhos Gucci e a Christy Turlington, ali tem algo importante – conexão entre corpo e mente e tudo o mais. Deixando de lado a parte espiritual (confesso que isso ainda me dá arrepios), é muito bom alongar os músculos, sentir a força do meu corpo e manter a concentração em cada postura, em vez de tentar me distrair ouvindo as batidas de Mary J. Blige para fazer o tempo passar mais rápido. Eu realmente sinto os benefícios da ioga em meus músculos no dia seguinte. Além disso, quem não adoraria uma atividade que termina com dez minutos para cochilar?

Outra coisa boa na ioga é que ela é bem democrática. Todo mundo pode fazer. Tem ioga para crianças, para a terceira idade, para gestantes, ioga em sala aquecida para eliminar toxinas e a ioga da Madonna. Infelizmente, acho que não existe a modalidade "ioga para garotas judias com excesso de peso, peitos grandes e boas intenções". Veja bem, a ioga foi inventada há milênios por um povo esbelto que falava sânscrito e conseguia sobreviver às monções. Isso é ótimo e tal, mas acho que os iogues não imaginaram que dois peitos enormes pudessem sufocar uma pessoa na postura da vela. Algumas posturas que visam o relaxamento e o descanso do corpo são muito difíceis para as Garotas Gordas, simplesmente porque temos montes de carne onde os anciãos tinham apenas brisas de sândalo. Os professores ainda não entenderam isso. Por mais que tentem ajudar a corrigir as posturas e ofereçam variações quando temos alguma dificuldade, eles parecem não entender que eu não consigo ficar de cócoras por muito tempo e que, para mim, não tem a menor graça ficar de cabeça para baixo e suportar todo o peso do meu corpo sobre a cabeça.

A maioria das pessoas gordas tem receio de fazer ioga e aula de dança, ou nadar no clube, ou ir à academia, por achar que as magras vão fazer comentários maldosos ou pensar mal delas. Tudo bem, isso pode ser verdade. Mas e daí? É uma academia, não um parquinho. Você é adulta, já saiu do jardim-de-infância. E é forte o suficiente para enfrentar isso e fazer o que tem que ser feito. Os outros que se ferrem. Além do mais, se você está ali para fazer ginástica, dê uma olhada rápida para as pessoas e trate de se exercitar. Ninguém está lhe dando um décimo da atenção que você imagina estar recebendo. Portanto, compre um bom par de tênis, um sutiã apropriado e uma camiseta decente e leve seu corpo gordo para a academia, para a sala de ioga, para o salão de dança ou para a quadra de basquete. No livro *Mulher: uma geografia íntima*, Natalie Angier nos lembra:

> Pessoas acima do peso não têm apenas mais gordura no corpo do que as magras, têm também mais músculos, comparativamente falando. Quando você ganha peso por comer demais, três quartos desse excesso viram gordura, mas um quarto se transforma em músculos. Pessoas gordas são tão acuadas pela autodepreciação que não percebem o potencial que trazem dentro de si. Se fizerem exercícios com regularidade para fortalecer os músculos, serão capazes de dar uns sopapos em qualquer magricela que as chame de baleias.

Ninguém merece estar numa academia mais do que você. Quando vejo uma pessoa magra levantando pesos enormes ou exercitando os bíceps já torneados nos aparelhos, eu penso: "Que vergonha! Você não tem nada melhor para fazer na vida do que perder duas horas por dia numa academia?" Nunca consegui entender aquelas mulheres que passam horas exercitando os músculos apenas para ficar olhando para eles. Nunca é pela força, é apenas vaidade. Definitivamente, essa vida não é para mim. Não é o tipo de vida que eu agüentaria por muito tempo. Assim, faço o circuito cardíaco, levanto um pouco de peso, vou para o vestiário e caio fora dali.

QUAL É O PROBLEMA, DOUTORA – ALÉM DO MEU PESO?

Eu sei que comer bolinhos recheados engorda. Sei que exercícios fazem bem para o coração. Já escuto críticas demais sobre o meu corpo vindas de amigos, parentes e colegas de trabalho bem-intencionados, sem falar do meu interminável monólogo interior. Não surpreende que eu prefira não pagar por mais uma rodada de críticas vindas de um profissional da medicina, mas não fujo do médico quando fico preocupada com a saúde. Preciso cuidar do meu corpo e fim de papo. Não há desculpas. O peso é apenas um dos aspectos do respeito que você deve ter por seu corpo fabuloso, único e sagrado. E ter respeito pelo próprio corpo inclui fazer visitas regulares ao médico, não importa quanto você pese.

Não consigo pensar em nenhuma mulher que aguarde ansiosamente sua visita anual ao ginecologista. Quem gosta de se deitar numa cama com as pernas abertas, enquanto uma mulher (ou pior, um homem) com um jaleco branco apalpa seus orifícios? Mas certa vez, quando eu tinha 20 e poucos anos, estava ansiosa para minha visita anual. No ano anterior, a médica havia sugerido que eu emagrecesse um pouco. Ela estava preocupada que meu peso pudesse afetar minha saúde de modo geral e aumentar alguns fatores que poderiam pôr em risco meu sistema reprodutivo. As palavras dela vieram num momento em que eu estava com a mente aberta para aceitar mudanças em meu corpo. Intensifiquei os exercícios e pus toda a atenção numa alimentação balanceada. Quando isso não funcionou, tentei a dieta da Herbalife por três ou quatro meses (pela segunda vez de um total de três). Como o esperado, eu havia perdido peso e queria mostrar isso a ela.

Quando entrou na sala, eu já estava deitada de pernas abertas, mas ela notou a diferença! "Você parece ótima", disse, aquecendo o espéculo (engoli em seco). "Obrigada", respondi. "Dei o maior duro." Ela sorriu e começou a tocar minhas regiões inferiores, enquanto eu contava buraquinhos no teto. Apalpou meu útero por dentro com uma mão e apertou meu abdome com a outra. Mudou a posição e apertou um pouco mais. "Sabe de uma coisa?", ela disse. "Se você fizesse uns abdominais, poderia realmente tonificar essa região!"

Corte rápido. Terror. Fiquei vermelha de vergonha. Como se já não fosse humilhante o suficiente ter alguém me cutucando como se faz com um pedaço de carne no açougue, ela tinha que apalpar a parte mais macia do meu corpo e me lembrar que eu ainda estava muito gorda. Tanto trabalho, tanto suor, tanta fome! Tudo em vão. Eu estava ali, num de meus momentos mais vulneráveis – quando ela tinha, literalmente, minhas entranhas nas mãos –, e ainda era uma garota gorda.

Levei três anos para voltar à ginecologista. Uma outra ginecologista.

Já ouvi milhões de histórias como essa. Uma amiga foi ao médico pedir um antibiótico para uma inflamação na garganta e acabou ouvindo um sermão sobre dietas. Outra não conseguiu entender por que o médico a fez subir na balança quando havia ido ao consultório apenas tirar uns pontos. Uma amiga grávida ouviu do médico que era melhor ela "parar de comer frutas" antes mesmo de ele abrir a ficha dela e ler seu histórico.

A maioria dos médicos nos trata com um misto de hesitação e medo quando o assunto é emagrecimento. Uma vez consultei um médico que tentou me dar um tratamento de choque. Tenha em mente que fui procurá-lo por causa de uma sinusite, mas ele fez com que eu tirasse a roupa para poder criticar meu peso. Queria me assustar, suponho. Emagreça ou morra – você conhece a lengalenga. No início fiquei impressionada com a indelicadeza do médico. Ele só fez alimentar o desprezo secreto que eu tinha por mim mesma. E confirmou o que eu já sabia: que eu era uma pessoa fraca e horrível. Então percebi que nós não estávamos conversando – ele estava fazendo um monólogo. Ele estava me humilhando. E eu estava envergonhada demais para tomar alguma providência.

Nós sabemos como é complicado ser gordas. Sendo assim, alguém se surpreende que nosso peso seja algo tão misterioso que os médicos ainda não conseguiram entender completamente? Para um profissional formado em medicina, isso é frustrante e constrangedor, pois eles foram treinados para nunca dizer "Eu não sei".

Os médicos vivem em um mundo preto-e-branco. Ou você é gorda ou é magra. Ou fuma ou não fuma. Ou está doente ou saudável. A maioria deles não dispõe de tempo ou treinamento (ou de paciência) para sentar com a paciente e ajudá-la a encontrar opções razoáveis em relação a perder peso. Claro que você está quase sempre seminua quando o assunto vem à tona. Está usando apenas um minúsculo avental que não cobre você inteira. A enfermeira a mantém prisioneira de um medidor de pressão que lhe aperta o braço a ponto de impedir a circulação. Ainda assim, você prefere a dor no braço a ouvir a enfermeira gritando apressadamente para alguém no corredor: "Preciso de um medidor maior para ela!" Você acabou de descer da balança, alguém além de você sabe quantos quilos você pesa e ainda faz aquele comentário que você sabe muito bem o que significa: "Humm... estamos um pouco acima do peso desta vez, não?" Você já está mal, física e emocionalmente, e então o médico entra para falar de quanto você está gorda. Pode esquecer!

Quando fui diagnosticada com granulomatose de Wegener, quis saber se meu peso tinha alguma relação com aquilo. Minha gordura teria causado a doença? Eu era a única culpada? Um dos primeiros médicos que consultei me disse exatamente isto: que eu não teria ficado doente se não fosse tão gorda. Mas ele não passava de um nazista num jaleco branco. Médicos mais experientes e mais bem informados (e com muito mais tato) me garantiram que um modo de vida saudável podia aliviar os sintomas de quase todas as doenças auto-imunes e que meu peso não era o culpado. Qualquer médico que venha a culpar o paciente pela doença – seja câncer em fumantes ou doenças cardíacas em pessoas obesas – perdeu de vista as prioridades de seu papel. Nos últimos quatro anos, fiz minhas próprias experiências para descobrir se uma dieta variável e exercícios mudariam algum dos sintomas de minha doença auto-imune, como artrite reumatóide, sinusite e fadiga. No meu caso, nada mudou.

Alguns pacientes procuram soluções alternativas a fim de evitar médicos ocidentais. Mas minha experiência é de que a medicina ocidental não é a única que precisa de uma dose de sensibilidade. Recentemente, acompanhei uma amiga aflita em sua primeira consulta a um acupunturista. Eu estava sentada na sala de espera quando o médico apareceu e me entregou um folheto sobre como a acupuntura poderia me ajudar a emagrecer. Ora, vá se ferrar!

Procurando uma nova forma de terapia, fiz um trabalho corporal com um médico japonês que dizia equilibrar a energia *chi* pelas diversas fontes de energia do corpo. Com a ajuda de duas assistentes, ele me rolou de um lado para o outro numa cama durante uma hora sem dizer qualquer palavra. Ao terminar, ele me perguntou, num inglês hesitante: "Você é judia?" Respondi que sim, esperando que ele tivesse descoberto algo sobre como minha herança genética poderia ter influenciado minha saúde. "Ah!", ele exclamou, acenando a cabeça. "Uma pergunta: por que as mulheres judias são tão gordas?" "Por causa do Holocausto", respondi rispidamente antes de preencher o cheque e sumir dali para sempre.

TERAPIA AJUDA A EMAGRECER?

Você pode procurar ajuda psiquiátrica para os problemas relacionados ao excesso de peso. Afinal, um psiquiatra pode não só receitar medicamentos que ajudam a controlar o apetite (antidepressivos, por exemplo) como também lidar com a parte emocional da nossa relação com a comida e com o ato de comer. Talvez sua mãe tivesse o costume de recompensar você com comida na infância. Ou seu irmão ficasse implicando com seu peso. Ou seu ex-namorado visse seu corpo apenas como um objeto. Um terapeuta pode ajudar a resolver essas questões. Como disse anteriormente, algumas pessoas gordas acham que comer é um vício, e vícios podem ser tratados com terapia, como o vício nas drogas ou no álcool. Às vezes funciona, às vezes não.

Embora não tenha dado certo para mim outras vezes, atravesso fases em que fico convencida de que algum seguidor de Freud pode descobrir a chave para acabar com meu drama. Eu achava que terapeutas mulheres eram gentis demais para mim e que eu deveria procurar um homem e resolver logo a questão. (Viu só? Estou sempre à procura de algum homem mau para reafirmar meu medo mais secreto e mais detestável: o medo de que eu seja uma pessoa horrível, muito horrível mesmo!) Eu disse logo de início ao terapeuta que meu peso era aquele mesmo e que preferia conversar sobre problemas emocionais. Trabalhamos por meses até que finalmente consegui me abrir e confiei a ele meus dramas mais sombrios e íntimos – nada de "Ai, sou tão gorda!"; falei de assuntos familiares. Eu ainda estava me acabando de chorar ao me aproximar da porta para ir embora, mas orgulhosa por ter conseguido me abrir, quando ele se voltou e me disse sem maiores cuidados: "Você parece muito preocupada com seu peso. Alguém me falou sobre uma tal dieta Atkins... Você não estaria interessada?"

Desculpe-me: ouvi falar de uma "tal dieta Atkins"? Vamos ver... Eu venho fazendo dietas a vida inteira. Ainda sou gorda. Leio jornal todos os dias. É, acho que já devo ter ouvido alguma coisa a respeito. Você realmente vai fazer essa pergunta quando estou abrindo a porta para ir embora e logo depois de eu ter me aberto daquele jeito? Mesmo depois de eu ter avisado que não queria falar sobre meu peso? Você vai sugerir que eu comece uma DIETA?

Refleti por bastante tempo antes de decidir interromper a terapia na semana seguinte. A princípio ele não conseguiu compreender meus motivos. Garantiu que estava apenas tentando ajudar, não me julgando por causa de meu peso. Ele estava apenas cuidando de mim... Mas no fundo do meu coração eu sabia que ELE SIMPLESMENTE NÃO TINHA ENTENDIDO. Ele não passava de mais um médico com boas intenções e péssimo método. Outro do tipo "Se você fizesse uns abdominais, poderia realmente tonificar essa região!" Ou do tipo "A culpa é toda sua". Ou ainda "Só estou falando isso por causa da sua saúde".

O que eu disse a ele, e diria a qualquer um que use um jaleco branco ou que estenda as mãos para me ajudar, é que O PROBLEMA NÃO É A GORDURA. Você não pode ser gorda no século XXI e não se tocar disso. Você não pode ter excesso de peso e não conhecer todas as dietas que existem. Se você é gorda, não é por querer. É muito chato ser gorda. Sobrecarrega o sistema musculoesquelético do corpo. Você sua demais. Você tem que ouvir comentários de idiotas o tempo inteiro. É difícil comprar roupas que caiam bem. É literalmente um desafio arrumar a mala, porque suas roupas ocupam muito espaço e não dá para simplesmente fazer um rolinho com elas e ajeitá-las numa sacola para passar a noite fora. Garotas Gordas precisam de bagagem grande, em todos os sentidos. Se tivéssemos o poder de não ser mais assim por um passe de mágica, provavelmente não seríamos. Eu não seria. Vou repetir: ninguém quer ser gordo.

Ainda que eu muitas vezes esqueça, sei muito bem que ninguém me conhece melhor do que eu mesma. Nenhum terapeuta, nenhum nutricionista, nenhuma amiga. É hora de parar de achar que alguém sabe alguma coisa a seu respeito que você mesma desconhece, ou que alguém tem uma resposta que não está ao seu alcance.

Não posso concordar com um estilo de vida que não seja saudável – independentemente do peso. Não gostaria que um médico ignorasse um fator de risco tão óbvio quanto o peso, que pode levar a doenças como diabetes e hipertensão, e não pedisse exames. Mas sabemos que exercícios físicos e regimes nem sempre funcionam.

Minha ginecologista não percebeu quanto havia me magoado. Ela achava que estava me dando força. Acabei escrevendo uma carta para ela algum tempo depois, expondo meus sentimentos e preocupações. Por sorte ela foi muito receptiva. Tenho certeza de que agora ela tem mais tato ao lidar com pacientes gordas. Também discuti minhas preocupações com o terapeuta bem-intencionado, em vez de encerrar a terapia com um *e-mail*. Espero que ele pense duas vezes antes de sugerir dietas a pacientes com excesso de peso enquanto eles caminham em direção à porta. Se eu não tivesse reclamado, como eles poderiam saber que eu tinha ficado chateada?

A medicina sempre teve dificuldade em lidar com as mulheres, sempre tentou "domesticá-las" cirurgicamente. No final do século XVIII nossos ovários eram retirados. Na virada do século XIX fomos diagnosticadas como "histéricas" e nos prescreveram calmantes. Ou então um médico nos levava até o consultório para acariciar nossos órgãos genitais e ver se tínhamos a "sexualidade exacerbada". Em meados do século XX nos deram medicamentos para reposição hormonal que acabaram representando um risco ainda maior à saúde do que o estrogênio que produzíamos naturalmente. Agora, no século XXI, a gordura é a nova histeria. Se a mulher parece "feminina demais", quando há, literalmente, mulher demais circulando por aí, muitos médicos querem cortá-la, enchê-la de remédios ou então tentar fazer com que ela se sinta um lixo.

Fiquei com raiva de mim por passar tanto tempo sem voltar a um ginecologista e sem cuidar dos meus órgãos reprodutores. Fiquei com raiva de mim por deixar um otorrinolaringologista detestável olhar meu corpo inteiro. Fiquei com raiva por deixar um japonês esquisito fazer um comentário anti-semita e antigordura e eu ainda pagar por isso. Deixei passar, mas isso não vai acontecer de novo. Espero que você não deixe passar também. Se você for a um médico que a deixe envergonhada ou que a humilhe, procure outro imediatamente. Você não merece isso. Mas não descuide de sua saúde por se sentir constrangida com seu peso. Converse com os amigos e encontre um médico mais delicado. Antes da consulta, marque uma conversa com o profissional que pode vir a cuidar de você e exponha a ele suas preocupações. Assuma a responsabilidade. Tome a dianteira. Ensine boas maneiras aos médicos, porque eles são os que mais precisam.

9
Um rosto tão bonito

As feministas podem franzir as sobrancelhas (e, francamente, um pouco de Botox poderia ajudar a amenizar essas linhas), mas o desejo de se sentir bonita e especial é um instinto primordial. Se quiser usar o jargão psicológico, pode chamar de auto-realização ou poder, mas isso se resume a uma necessidade de se sentir bonita e especial. Indústrias inteiras orbitam ao redor dessa necessidade. Ela existe na garota com o rosto colado ao vidro da lanchonete, nas esposas, nas Ofélias, nas Marilyns, nas Monicas. Pode ser uma inspiração ou um fracasso; pode ser tentadora ou frustrante. E pode ajudar a construir uma tremenda carreira na área da dermatologia.

– *Ellen Tien, "A doutora está atendendo"*, Harper's Bazaar[1]

A vida inteira ouvi que tinha "um rosto tão bonito", mas o que eu queria mesmo era um corpo bonito. Não sei quem inventou os padrões de beleza, mas eles são repetidos para mim todos os dias, em todos os anúncios que vejo e em todas as revistas que leio. A maioria dessas imagens é manipulada ou retocada, quando não completamente irreal. As indústrias farmacêuticas colocam duas pessoas diferentes – dois seres humanos distintos! – nos anúncios de remédios para emagrecer que trazem fotos de "antes e depois" e são veiculados nas revistas. Elas citam médicos que nunca clinicaram. Inventam as próprias pesquisas. As celebridades fazem propaganda de produtos que não usam. Alison Sweeney, a estrela da novela *Days of Our Lives*, por exemplo, perdeu treze quilos e se tornou porta-voz do suplemento de dietas Xenadrine, mas não foi com ele que ela emagreceu.[2] Beyoncé Knowles faz uma propaganda da tintura de cabelo Feria em que ESTÁ USANDO UMA PERUCA! No entanto, somos tão tolas, tão ingênuas ou tão cheias de fantasias que corremos para comprar a tintura e ainda temos o descaramento de nos surpreender com o resultado, tão diferente em nós. Continua sendo você, só que... exatamente a mesma.

VIDA DE MODELO

> Nos dias de hoje, simplesmente na há desculpas para não ser bonita como uma *top model*. Se você não for linda de morrer, bronzeada, magra, nem tiver lábios sensuais que mereçam ser beijados, sinto muito, mas você deve estar fazendo alguma coisa errada. Se sua pele tem manchas, se seu batom está borrado, se você pesa mais de cinqüenta quilos, se parece mais velha que uma garota de 15 anos e se ainda não fez plástica no nariz – bem, tudo que posso dizer é: espero que você não esteja contando com nenhum tipo de tratamento favorável por parte de alguém ou que alguma coisa boa possa acontecer a você.[3]

Esse trecho foi tirado de um artigo irônico chamado "Comece o programa", publicado na revista *Allure*, que constrangedoramente acerta em cheio. Você sabe exatamente com quem deve se parecer: com uma modelo. Assim como existem casas-modelo e carros-modelo, você deve ser uma mulher-modelo. É daí que vem a palavra, já que modelos representam um ideal, um exemplo que futilmente desejamos seguir.

Todos sabem que modelos são magérrimas, altíssimas e possuem uma herança genética especial. O resto de nós, pobres coitadas, pode fazer regime pelo resto da vida e jamais se parecerá com elas. Existem apenas oito mulheres no mundo que se parecem com a Barbie e oito zilhões que não se parecem e blablablá.

Intelectualmente nós sabemos disso, mas ainda assim NÃO ACREDITAMOS! Ficamos repetindo para nós mesmas que, se tivéssemos nos esforçado, se não tivéssemos comido aquele *tiramisu* na noite anterior, se tivéssemos ido à aula de *spinning* no sábado em vez de ficar dormindo... se quiséssemos muito, mas muito mesmo, poderíamos ficar parecidas com a Gisele, com a Naomi, com a Cindy ou com qualquer outra garota da capa.

Não conseguimos processar isso de forma lógica, porque nunca vemos as modelos num contexto real. Elas estão sempre posando de pé (ou com o corpo todo inclinado) no Louvre, se debruçando sobre carros ou deslizando numa passarela ao lado de outras modelos. Nós as vemos estendidas sobre pisos de mármore de mansões italianas vestindo *lingerie* e salto alto. Mas você nunca esbarra em uma modelo na lavanderia. Nunca as vê tomando um ônibus, fazendo compras numa loja de departamentos ou chegando para uma reunião de pais e mestres. Até que encontre essas mulheres na realidade – na SUA realidade –, você não vai compreender que, anatomicamente, elas possuem uma estrutura completamente diferente daquela dos demais seres humanos. A diferença estrutural entre você e uma *top model* é a mesma que existe entre você e uma anã (a não ser, é claro, que você seja anã). Compare um carro popular a uma limusine. Ambos são carros. Ambos têm rodas e motor. Mas isso é tudo que têm em comum. O restante das peças é diferente. As dimensões são diferentes. O carro popular pode querer muito e pode tentar rodar quilômetros e mais quilômetros na velocidade máxima até ficar sem gasolina, mas nunca será uma limusine. Modelos são limusines, minha amiga. Você e eu somos apenas um carro popular parecido com uma caixa que segue por uma rua completamente diferente.

Pense nas modelos como se fossem jogadores de basquete. Na quadra, todos se parecem. Mas, se um jogador de basquete entrar na sua casa, ele vai dar com a cabeça no batente da porta. Michael Jordan parece um cara normal na televisão, seja cobrando lances livres, seja mostrando a marca da cueca, mas fique ao lado dele num vestiário e você vai mudar de idéia. Michael Jordan é a Gisele; você é apenas o gandula. Ao lado dos outros jogadores, Jordan é normal. Você até podia ser como ele. Mas numa estação de metrô? Ele parece um ser de outro mundo.

Somente quando comecei a trabalhar com moda é que compreendi quanto meu corpo é diferente do corpo de uma modelo. Em primeiro lugar, a maioria das modelos profissionais é incrivelmente jovem. Elas têm 16, 17, 18 anos. Quase sempre acabaram de chegar da Argélia, ou da República Tcheca, ou de qualquer outro lugar onde tenham sido descobertas. Lembro que uma vez encontrei duas modelos num estúdio de televisão para um programa sobre maquiagem. Eu estava decidida a ser gentil e, assim, quebrar o estereótipo de que modelos são esnobes. Quando disse "Oi" para as duas, elas foram muito rudes. Deram um risinho, olharam para mim e começaram a cochichar. Tão antipáticas! Que se danem, pensei, modelos SÃO rudes mesmo. Foi só quando terminou a filmagem que descobri que nenhuma das duas falava uma palavra em inglês!

Em segundo lugar, modelos são incrivelmente altas. A menor altura que podem ter é 1,78 metro, a não ser que tenham qualidades muito especiais para virarem uma estrela. Acredite: eles sempre acabam descobrindo uma estonteante garota romena que mede no mínimo 1,84 metro. As modelos costumam ter pernas longas, tronco mais curto, seios surpreendentemente grandes e ombros estreitos. A cabeça delas normalmente parece pequena para o tamanho do corpo. Têm o cabelo liso e a pele imaculada (lembre-se: elas são adolescentes – usando uma tonelada de maquiagem, é claro, mas ainda com idade para ir à escola!), olhos grandes e dentes brancos e perfeitos. O rosto delas tem uma simetria incrível, o que, inconscientemente, é reconhecido como algo belo. Não é a magreza das modelos que nos choca e nos ameaça. É a homogeneidade. Uma se parece quase exatamente com a outra. Lembre-se: elas são modelos, ou seja, ideais. Representam um padrão de beleza que nós defendemos. Nós escolhemos o melhor filhote da ninhada e a maçã mais suculenta da macieira. Estamos falando de algumas dúzias de mulheres num universo de bilhões, portanto podemos ser bem seletivos. A garota tem a altura, os olhos e os seios, mas os dentes são tortos? Pode esquecer. Atrás dela, no corredor do *shopping*, vem vindo uma garota polonesa.

Kate Betts, ex-editora-chefe da *Bazaar*, afirmou:

> Em 1985, as modelos vestiam manequim 40, ao passo que hoje elas vestem 34 ou menos [...]. Hoje em dia, o preconceito contra a gordura e a obsessão pela magreza, tão arraigados entre aqueles que seguem carreira na indústria da moda, parecem um ponto cego que pode decididamente vir a iludir os estilistas, as lojas e até mesmo as editoras de revistas. Enquanto as vendas de roupas de numeração 34 a 44 estão estacionadas, ou cresceram apenas modestamente nos últimos dois anos, o chamado mercado "tamanho grande" cresceu 18%.[4]

Até mesmo Twiggy, a lendária modelo da década de 60, que pesava 44 quilos quando estava no auge, mostrou-se perplexa: "Perto dessas garotas, eu sou supergorda e baixinha", disse a um repórter após os desfiles de inverno em Milão, em 2002.[5] Hoje, é claro, não temos apenas modelos, temos supermodelos. Nós supervalorizamos a indústria de modelos anoréxicas.

Uma mulher comum tem em média 1,63 metro e 69 quilos;[6] uma modelo tem em média 1,80 metro e 53 quilos.[7] Você compreende agora que, não importa o que uma mulher comum possa fazer, ela nunca vai conseguir se transformar numa modelo? Claro que ela pode malhar, fazer plástica e passar fome, mas nunca vai chegar perto dessas medidas. Ela nunca será tão alta e seus ossos não vão ficar estreitos. Não é uma questão de querer, de ter força de vontade ou de se exercitar. É fisicamente impossível. Um estudo acadêmico que analisou programas de televisão da atualidade descobriu que o corpo ideal para a TV (90/60/90 cm) representa uma mulher que, de acordo com os padrões das indústrias de roupas, veste simultaneamente 36 nos quadris, 34 na cintura e 42 no busto [...]. O curioso sobre essa imagem ideal é a inusitada distribuição de gordura pelo corpo. Os seios são basicamente feitos de gordura, não de tecido glandular. Como a gordura dos seios está diretamente relacionada à gordura total do corpo, é impossível emagrecer sem diminuir o volume do busto. Assim, a mulher que queira atingir esse ideal de magreza, mas ter seios fartos, normalmente não consegue o que quer com dietas e exercícios. As exigências para atingir esse ideal colocam as mulheres em risco de causar sérios prejuízos à saúde, seja por meio de regimes severos ou distúrbios alimentares para reduzir a gordura da parte inferior do corpo, seja por meio de cirurgia ou do uso de medicamentos ou tratamentos fitoterápicos potencialmente perigosos para aumentar o volume da parte superior.[8]

Repitam comigo, garotas: Nós não devemos aumentar os seios. Nós não devemos aumentar os seios. Nós não devemos aumentar os seios.

Tornar-se uma *top model* é muito parecido com tornar-se uma famosa pianista. Para uma o requisito é o talento estético; para a outra, a habilidade. E isso ou você tem ou não tem. Os pais podem obrigar a criança a estudar piano a vida inteira, mas no primeiro dia de aula já ficará bem claro se ela é ou não é talentosa. A pessoa pode aprender, treinar, estudar e tocar, mas, se ela não tem o dom, nunca terá. Isso não significa que ela não possa participar de uma banda e tocar em festas, mas existe uma grande diferença entre um recital no palco da escola e a estréia com Rachmaninoff no Teatro Municipal.

O mesmo acontece com a beleza. Ela é um dom. É como acertar numa loteria genética. Infelizmente, mesmo que você seja naturalmente bonita ou uma pianista nata – com todas as "habilidades" para chegar ao sucesso –, ainda vai precisar de sorte para estar no lugar certo na hora certa e encontrar a pessoa certa que vai transformar seu dom em uma carreira.

Você pode não acreditar, mas até as modelos se sentem perseguidas por um invisível excesso de gordura. Um artigo intencionalmente hilariante, chamado "Campo de treinamento para modelos", aborda o fato de elas serem colocadas à prova antes dos desfiles.

Duas semanas antes do desfile das novas coleções, o instrutor Ruddy Esther, de Miami, obriga as meninas das agências Next e Elite a correr 45 minutos todas as manhãs sem nada no estômago, a não ser um café com açúcar e uma pílula de Xenadrine, que queima calorias e é facilmente encontrado no mercado. "Você queima uma quantidade incrível de gordura se estiver com o estômago vazio."

Eu mesma não sabia disso.
O artigo continua:

A nutricionista de Nova York Michelle Luhan, que ajudou Claudia Schiffer a perder 2,5 quilos alguns anos atrás (Schiffer, que mede 1,84 metro, entrou em pânico quando viu a balança marcar 59 quilos) [...], estima que suas clientes que são modelos estejam, em média, de 20% a 25% abaixo do que é considerado o peso ideal [...]. "Claudia nunca tinha ido a um supermercado antes de me encontrar", disse a nutricionista. "Ela não fazia idéia que existiam alimentos sem gordura. Tampouco [Heidi] Klum."[9]

Vamos repetir: Claudia nunca tinha entrado em um supermercado. Pessoalmente, não consigo entender. Ainda bem que ela e Heidi conseguiram resolver seus problemas. Quando o artigo foi republicado na *Vogue* australiana, com o título "Esquadrão do corpo",[10] um grupo de nutricionistas e terapeutas que tratam de distúrbios alimentares abriu a boca, dizendo que a matéria trazia "informações confusas, distorcidas, detestáveis, irresponsáveis e potencialmente perigosas sobre alimentação". E como eles estão certos! Nós, garotas, aprendemos todos os nossos maus hábitos lendo essas revistas. Para cada dica sobre como preparar seu currículo ou "o que fazer para que ele fique louco por você", aprendemos outra sobre como forçar o vômito ou cheirar cocaína pela primeira vez. Por exemplo, em um dos mais autodepreciativos artigos que já li na vida, sobre como emagrecer após o parto, a atriz Tisha Campbell afirmou: "Fiquei dez dias em jejum, tomando apenas uma mistura de água, suco de limão, pimenta-caiena e xarope de bordo. Perdi cinco quilos só fazendo isso".[11] Ora, Tisha, você não percebe que alguma garota boba pode experimentar essa mistura só por sua causa?

A IDÉIA E O IDEAL DE BELEZA

Todas nós queremos ser bonitas. Todas nós alimentamos a fantasia de estar passeando num *shopping center* com um sorvete na mão quando um cara nos pára e diz: "Você é tão linda! Venha até Nova York e deixe-me tirar umas fotos suas para a *Vogue*! Fique com o meu cartão!" Não seria maravilhoso? Ser considerada especial e adorável sem ter que fazer nada para isso, a não ser ficar parada e fazer uma pose sensual? Sem ter que desenvolver a personalidade, nem ter opiniões formadas, nem tomar atitudes, nem ter habilidades? Apenas "ser" – e ser paga por isso e ser amada?

Eu entendo isso, de verdade. Também tenho essa fantasia. Quero me sentir especial e bonita. Garotas gordas sonham em ser "descobertas" muito mais do que garotas comuns, porque esperamos que alguém consiga ver além de nossa gordura e perceba não só nossa beleza física, mas também nossa beleza interior. Todas as garotas gordas querem ser modelos de revista. Quando me abordaram uma vez e perguntaram se eu queria ser modelo de roupas grandes (você sabe, esse rosto bonito é um senhor cartão de visitas!), quase não acreditei. Fui até a agência, cheguei a tirar minhas medidas e tudo o mais, porém desisti quando soube que teria que arcar com uma parte das despesas para fazer meu *book* (uma exigência bastante comum, aliás). Para falar a verdade, eu não teria conseguido ser modelo de roupas grandes. Elas também são diferentes do restante de nós, garotas gordas. São mais altas e suas feições, mais simétricas. Possuem uma diversidade bem maior de características do que as modelos magras (variados tamanhos de busto, algumas têm cintura, outras não etc.). Ainda assim, elas são modelos, não gente comum.

Quando digo que sou gorda, alguém quase sempre me diz: "Você não é gorda, você é linda". Ou então escuto o clássico "Seu rosto é tão bonito". Não que eu não goste. Sei que sou bonita, admirável e atraente, que meu cabelo é bem cortado, minha pele é bem tratada e que tenho estilo. Ser gorda e ser bonita não são antônimos. Um fato não anula o outro. Conheço um monte de pessoas magras e feias. Consigo me olhar no espelho e ver várias coisas bonitas em mim, em meu rosto e meu corpo. Consigo ter uma noção do todo e aquela sensação: "Humm, eu gosto disso". De vez em quando, muuuuito de vez em quando, olho para o meu corpo e penso: "Muito bem, tem um pouco de gordura aqui. Isso é tão ruim assim? Por que todo mundo fica tão horrorizado com isso? Por que diabos *eu* fico tão horrorizada com isso?"

Mas geralmente eu me olho no espelho e digo: "NÃÃÃÃÃÃO!" Principalmente quando olho para a minha barriga. Meu peso até que é bem distribuído, mas qualquer quilo extra vai direto para o abdome. Minha barriga às vezes fica tão grande que me pergunto se não deveria entrar na aula de ioga para gestantes. Juro que devo ter estrias até no globo ocular. Gostaria de me aceitar totalmente, mas ainda não cheguei a esse nível. E nem dá para começar a falar sobre a bolsa: sabe aquela dobra flácida de gordura que fica entre o umbigo e a vagina? As mulheres detestam essa bolsa de gordura. Mas o que há de errado com ela? Isso é normal – ela é boa e está onde deveria estar. É na barriga que carregamos os bebês. De alguma forma, porém, enfiamos na cabeça que nossa barriga deve ser reta como uma tábua e completamente sem gordura. Goldie Hawn tem uns 60 anos, mas daria para passar roupa na barriga dela. Sorte da Goldie. Mas você não é ela (além disso,

Goldie guarda o Oscar que ganhou na sala de meditação – isso faz algum sentido?). De qualquer forma, quem pode ter certeza? Você algum dia viu a barriga dela de perto? Tudo ilusão, minha amiga. Pouquíssimas pessoas não têm barriga. Isso equivale a alguém que tenha nascido com onze dedos nos pés: mutação genética!

E as coxas? Agora elas encostam uma na outra! É ali que estocamos a energia que nosso corpo necessita para sustentar uma gestação. "Durante a puberdade, é comum que a menina ganhe cerca de dezesseis quilos da chamada gordura reprodutiva nos quadris e nas coxas. Esses quilos contêm, aproximadamente, as oitenta mil calorias necessárias para sustentar uma gravidez, e as curvas que eles criam indicam o potencial reprodutivo."[12] São as mesmas coxas que a revista *Allure* não conseguiu eliminar, ainda que tenha tentado de SETE maneiras diferentes em um artigo chamado "Saia na frente": "Sete voluntárias seguiram sete métodos diferentes para tonificar, modelar e movimentar as coxas, sem levar em consideração que existe um fator biológico (leia-se: maternidade) para as mulheres acumularem gordura nos quadris e nas coxas". De novo: por que isso acontece? "'Existem indícios de que o estrogênio fica estocado na gordura da parte exterior das coxas', afirma Rhoda S. Narins, professora de dermatologia da Universidade de Nova York."[13] Humm... Coxas equivalem a estrogênio. Estrogênio equivale a feminilidade. Portanto, se você se livrar de suas coxas, estará se livrando de sua feminilidade? De sua condição de mulher?

OS OLHOS DE QUEM VÊ

Não vou discutir o apelo sexual das garotas magras, sem barriga, de coxas finas e seios grandes. Tanto sexualmente quanto esteticamente, as modelos da Victoria's Secret são superiores às Garotas Gordas, e sempre serão – se você considerar sexo e beleza coisas frias, duras e cruéis. Nesse contexto, sexo significa mostrar uma mulher de saltos altos, meias sete-oitavos e cabelos longos esparramados sobre mesas de vidro ou carros esportivos (ou seja, a visão masculina). Mas, se você pensar em sexo como uma coisa molhada, quente, suja, louca, engraçada e íntima (isto é, a visão feminina) – e nós conseguimos imaginar o sexo exatamente assim –, então uma imagem diferente vem à cabeça: uma imagem de mim ou de você.

Talvez isso aconteça porque homens e mulheres enxergam o mundo de formas diferentes, e essas formas nunca se correspondem. Uma jornalista do *New York Times* fez a seguinte crítica sobre o desfile de *lingerie* da Victoria's Secret levado ao ar pela rede CBS em 2002:

> Apresentadas como anjos de inocência falsa e melancólica, ou como presentes de Natal prestes a ser desembrulhados, as modelos deslizaram pela passarela como esqueletos com enchimentos estrategicamente colocados, pisando firme para os seios sacolejarem nos sutiãs meia-taça, ao ritmo da música que incluía letras como "eu a levei para o quarto/ e a despi rapidamente".[14]

Decididamente, ela não é muito fã do evento ou das modelos que participam dele.

Por outro lado, um jornalista que também cobriu o desfile da Victoria's Secret fez seu relato no jornal *Pioneer Press*, com o título "As mulheres deveriam ser como as modelos de *lingerie*":

> Em seguida, passaram um especial no horário nobre da televisão, mostrando um desfile com modelos que obviamente cuidam da forma. Em outras palavras, se temos um problema de obesidade no país, não é evidente que se deve mostrar como uma menina deveria ser? Claro que sim. Uma menina deveria ter Tyra Banks como exemplo, em vez de alguma gorducha que procura um advogado desesperado o bastante para abrir um processo contra o McDonald's. Quando o assunto é estilo, *fitness* e cuidados com a pele, imagino que uma menina vá sempre preferir Tyra Banks ou Gisele Bündchen. Nossa, só se fala nelas! Até parece que essas modelos saíram de alguma nave es-

pacial. Mas não. Essas meninas trabalham duro, tomam cuidado com o que comem e correm todos os dias, adotando o tipo de vida necessário para não ter problemas de obesidade.[15]

Para começar, agora entendemos por que a primeira jornalista escreve no *New York Times*, e o segundo, no *Pioneer Press*. Em segundo lugar, que negócio é esse de "meninas", "meninas" e mais "meninas"? Nem ele enxerga as modelos como mulheres. Em terceiro, percebo a Lógica da Magreza em ação, já que Tyra Banks é uma "menina que trabalha duro", e eu sou apenas uma "gorducha". Talvez homens e mulheres vejam o mundo de formas diferentes. Ou talvez devêssemos descobrir onde está esse cara e fazê-lo acordar para a vida.

Pensei que as mulheres comuns tinham feito grandes progressos quando a linha de *lingerie* para tamanhos grandes Lane Bryant começou a ocupar espaço na mídia. Mulheres grandes, lindas e cheias de curvas desfilaram orgulhosamente, o que foi muito inspirador. Que tipo de comentários alguns homens fizeram sobre as mulheres no desfile?

- "Aquilo são mesmo mulheres?"
- "Minha esposa veste 36 e eu gosto assim. Essas garotas são muito flácidas e roliças para o meu gosto."
- "Para mim elas parecem homens... Depois de seis ou sete cervejas talvez eu pudesse me divertir."
- "Gosto de garotas fortes, mas essas aí precisam malhar."[16]

É isso que enfrentamos quando se trata de definir a beleza contemporânea. A nosso favor, garotas gordas sempre gostam de ressaltar que Marilyn Monroe vestia 46. Acontece que "Marilyn, que media 1,66 metro e pesava entre 54 e 61 quilos, tinha seios grandes o suficiente para usar tamanho 46, mas isso se deve, em parte, ao fato de os padrões de tamanho dos anos 50 serem menores que os de hoje".[17] Marilyn lutava com seu peso e sua imagem corporal tanto quanto nós. Joan Kron, ex-jornalista especializada em medicina do *New York Times*, revelou no livro *Lift* que Marilyn tinha um implante no queixo e fez uma cirurgia para aumentar consideravelmente os seios, o que lhe causou uma séria infecção no final da vida. Se fosse viva, acho que ela estaria seguindo a dieta do dr. Atkins e fazendo pilates, e teria se submetido a mais plásticas do que Joan Rivers.

PSICOLOGIA (ANTI)EVOLUCIONÁRIA

Os cientistas afirmam que nossa atração pela beleza pode ser explicada por meio de uma teoria conhecida como psicologia evolucionária. J. D. Heyman revela:

> O argumento evolucionário relacionado à beleza começa com esta suposição: os seres humanos, assim como os animais, buscam certas características nos parceiros em potencial quando chega a hora de se reproduzir, entre elas resistência a doenças genéticas e infecciosas, preparo físico e, é claro, habilidade de gerar filhos saudáveis. A teoria afirma, ainda, que determinados traços físicos – rosto simétrico, seios fartos e quadris largos nas mulheres, além de proporções específicas entre a cintura e o quadril – são indicadores dessas características.[18]

Quando um homem olha para você, não está realmente olhando para *você* – ele está reparando na simetria do seu rosto. Está vendo se você tem testa alta, lábios grossos, olhos e maçãs do rosto salientes e queixo pequeno, o que indicaria que você é uma boa reprodutora. (Não por coincidência, esses são os traços característicos de meninas.) Ele não precisa de uma mulher gostosa, apenas de uma reprodutora. Dessa forma, os traços reprodutivos acabam se tornando aquilo que consideramos *sexy*.

Mas há um pequeno problema. Nós *precisamos* de gordura. Precisamos dela para nos tornar reprodutoras da melhor qualidade.

Precisamos da gordura para sustentar a gravidez. Não muita, apenas a "proporção perfeita entre a cintura e o quadril", que indicaria quanto somos boas para procriar. "Uma proporção pequena entre a cintura e o quadril" – o ideal é que a cintura da mulher tenha de 60% a 80% do tamanho do quadril – "é uma das poucas características que uma boneca alta e magra como a Barbie tem em comum com aqueles ícones primitivos de fertilidade que apresentam silhuetas arredondadas", resume Heyman. Podem falar o que quiserem sobre a Vênus de Willendorf e sobre os vestidos império – quando não podem ter garotas que parecem meninas, os homens normalmente preferem um corpo do tipo violão. Ao longo dos séculos, nossas escolhas em relação à moda, seja um cinto largo ou uma faixa na cintura, são pensadas para ressaltar a proporção entre a cintura e o quadril.

Entre os quadris, há um vasto território ainda inexplorado: o abdome! Agora que toda mulher pode comprar um bom par de seios, caso não tenha nascido bem-dotada, precisamos voltar nossa atenção para essa outra área difícil do corpo feminino. No século XXI, ao mostrarmos ao mundo a barriga, é como se finalmente disséssemos: "Chega de ficar escondida. Vou deixar a barriga dar umas voltas por aí!" Mas tome cuidado com suas escolhas na hora de seguir a moda, pois elas podem ser fatais. De acordo com o sempre alarmante *New York Post*,

> Essas calças modernas, apertadas e de cintura baixíssima que vocês andam usando podem ser um perigo para a saúde. Um médico canadense fez um alerta de que calças *jeans* muito apertadas, tão populares entre as mulheres, podem comprimir um nervo localizado embaixo do osso do quadril, o que por sua vez pode causar uma sensação de ardência e queimação na coxa chamada "parestesia".[19]

Para mim, mostrar a barriga é o mesmo que anunciar para os homens que você não está grávida. Venha, meu bem, venha rechear meu útero vazio! Aí, sim, eu vou ficar gorda (isto é, grávida) e fora do circuito outra vez.

A natureza simbólica da região logo abaixo das costelas representa o potencial procriador da mulher. "Uma barriga lisa é um símbolo moderno de virgindade", disse Stephen Beckerman, professor de antropologia da Universidade Estadual da Pensilvânia, estudioso de rituais matrimoniais e de acasalamento. "Isso sugere que a mulher nunca gerou um filho e, portanto, tem muitos anos de fertilidade pela frente." [...] Uma visão mais sombria insinua que, se a região estomacal é reta como uma tábua, isso é evidência do triunfo da negação sobre o apetite, uma luta que, de alguma forma, caracteriza o problema da mulher moderna.[20]

O que é ainda mais estranho sobre essa loucura de ter o abdome liso é que, do pescoço para baixo, não dá para dizer se você está vendo um cara ou uma garota. Assim, a mulher mais desejada – com seios fartos, sem barriga e com o abdome reto e depilado – é, na verdade, apenas um cara com silicone. Garota, você vai acabar virando... um homem?

Deve haver um motivo para Natalie Angier rejeitar a psicologia evolucionária. Desmascarando essa teoria, ela clama, ao contrário, por uma "psicologia *revolucionária*".

TALVEZ ELA TENHA NASCIDO ASSIM (NÃO, ELA NÃO NASCEU!)

Se você não nasceu bonita, pelo menos pode comprar a beleza. Em uma pesquisa feita com 1.500 pacientes de um cirurgião plástico de Beverly Hills, elas revelaram que gostariam de ter os olhos da Heather Graham, o nariz da Heather Locklear, as maçãs do rosto da Halle Berry, os lábios da Denise Richards e o corpo da Britney Spears (pelo menos naquela época...).[21] As inglesas fariam a senhora Frankenstein com os cabelos da Jennifer Aniston, o rosto da Catherine Zeta-Jones, os seios da Elizabeth Hurley, as pernas da Elle Macpherson e o bumbum da Jennifer Lopez – de acordo com uma pesquisa feita com três mil mulheres na Inglaterra.[22] Se você não quiser fazer uma colagem como essas, escolha um ícone apenas:

comprar uma Britney custa 100 mil dólares. Isso inclui plástica no nariz por 6.500 dólares, plástica nos olhos por 4 mil, preenchimento dos lábios por 5 mil, implante nos seios por 10 mil (você também pode fazer implante em apenas um dos seios para reduzir os custos...), implante nas bochechas e no queixo por 7.500, jaquetas de porcelana nos dentes por 25 mil, aplicações de *laser* no rosto e injeções de Botox por 3.200, lipoaspiração por 20 mil, apliques no cabelo por 5 mil, um aparelho de bronzeamento artificial para usufruir de raios cancerosos o ano inteiro pela bagatela de 6.480 dólares, um ano de salão de beleza por 6 mil e depilação no corpo inteiro pela taxa anual de 3.600 dólares[23] (as gorjetas estão incluídas?). O problema é o seguinte: agora você parece a Britney, mas ainda é você. Cem mil dólares mais pobre.

Quando dietas e exercícios não funcionam, partimos para soluções mais tolas e drásticas para ficar bonitas. Fico assustada com o que somos capazes de fazer a nós mesmas em nome da beleza. Mas compreendo por que agimos assim, pois sinto a mesma tentação. Não importa, entretanto, o que façamos para consertar o exterior, se o interior estiver uma bagunça. Ainda assim, fazemos cirurgias, lipos e queimamos calorias. Você pode tentar emagrecer por meio da hipnose. Pode tentar emagrecer inalando loções especiais. Por que não levar alguns choques a 150 dólares a sessão? Esse método novo promete quilos a menos com a ajuda de um aparelho antigo: "Chamado de Visadera, ele utiliza a estimulação muscular elétrica que médicos e fisioterapeutas vêm usando há mais de duas décadas para ajudar a curar problemas musculares".[24] Nós fumamos para diminuir a fome e acelerar o metabolismo. Fazemos bronzeamento artificial, colocamos implantes nos seios e espetamos *piercings* pelo corpo. Usamos calcinhas com enchimento (um Wonderbra para o bumbum) só para realçar o traseiro. Você já se planejou para comprar um "sutiã biométrico" especialmente criado para aumentar os seios – com preços entre 2 mil e 2.500 dólares? Ele vai sugar seus seios dez horas por dia para que eles aumentem de tamanho, exatamente como aquela bomba sueca da série *Austin Powers* usada para aumentar o pênis, só que para meninas. Podemos nos submeter a uma cirurgia nos dedos dos pés para que eles fiquem mais bonitos ou fazer um tratamento para dessensibilizar os nervos da sola dos pés para que os sapatos de salto não nos machuquem. Podemos comprar células de pessoas mortas para injetar nos lábios, fazer maquiagem definitiva e ingerir drogas que impeçam as glândulas sudoríparas de... suar. Há uma montanha de opções assustadoras – numa busca na Internet, é possível encontrar desde pessoas viciadas em plástica até deformidades corporais de todos os tipos.

Sendo assim, muitas pessoas preferem entrar na faca. Em 2002, quase 6,6 milhões de pessoas se submeteram a cirurgias plásticas, 85% delas mulheres.[25] A lipoaspiração (a única maneira de se livrar das células de gordura, já que o emagrecimento apenas diminui as células gordurosas, mas não as elimina) está definitivamente muito batida nos dias de hoje. Por que insistir numa ultrapassada lipo quando atualmente já existem a lipodissolução e a microlipoaspiração? Ora, elas não podem ser tão arriscadas assim! Segue uma citação do dr. Robert Del Junco, ex-presidente do Conselho de Medicina da Califórnia: "Para se ter uma idéia, a incidência de óbitos por conta da lipoaspiração é de duas a três vezes maior que a de mortes na gravidez".[26] Em vez de gastar tanto tempo fazendo *lifting* no rosto, que tal um novo procedimento chamado fio russo, em que o dermatologista costura alguns fios por baixo da pele para poder esticá-la? Ou você pode fazer aplicações de Radiance para esticar a pele enrugada – ao contrário do Botox, essa fonte da juventude dura dois anos.

Talvez você fique aliviada ao saber da "última novidade: depois de anos sem muito destaque, bumbuns volumosos estão na moda outra vez".[27] Como conseguir um visual igual ao de Kylie Minogue, Thalia, J-Lo, Beyoncé e Shakira? Com 9 mil dólares você pode fazer um implante. Parece que isso já é muito comum. Você também pode fazer exercícios específicos para levantar o bumbum e dar aquela caprichada no visual. Mas, se isso não funcionar, compre um desses aparelhos de estimulação elétrica. Basta grudar os eletrodos no bumbum e levar uns choques para entrar em forma!

E por que parar na parte exterior do corpo quando se pode mudar a própria intimidade? É isso mesmo, já existe a reconstrução genital feminina, para quem precisa dar uma diminuída nos grandes lábios ou uma apertada na vagina. "'O que precisar de conserto, eu conserto', afirma a dra. Jane Norton sobre suas pacientes, muitas das quais sentem vergonha de ficar nuas na frente do companheiro."[28] É, talvez seja por isso que seu namorado não ama mais você – seus grandes lábios não são atraentes! A dra. Norton é uma das poucas cirurgiãs plásticas no mercado: apenas 4% de todos os médicos com essa especialidade nos Estados Unidos são mulheres. Como bem observou o *New York Times*, "São os homens que estão levantando as sobrancelhas, aumentando os seios e eliminando a gordura para remodelar o rosto e o corpo das mulheres".[29]

REVISTAS FEMININAS

Quase sempre são editoras mulheres que criam a falsa imagem dos ídolos que vemos nas revistas. Tendemos a pensar que as revistas são fontes de entretenimento, como um programa de televisão ou um filme, mas elas são apenas um grande livro de anúncios intercalados com artigos e um punhado de fotos de modelos recostadas em alguma gôndola em Veneza. É evidente que as revistas refletem nossos próprios interesses, mas antes de tudo elas nos vendem uma imagem idealizada. Existe um grande intercâmbio entre as revistas e o mundo do cinema e da televisão. É muito mais comum ver uma atriz na capa de uma revista do que uma modelo. Você pode acabar com confusão mental só de olhar as bancas de jornal toda semana. Se escolher a revista *People* como parâmetro para a autoimagem corporal, você vai ficar com um complexo de insegurança daqueles. Os temas variam de "Ame seu corpo do jeito que ele é" a "O segredo das estrelas para queimar calorias" – tudo na mesma edição.

Devemos reconhecer o passo dado pela editora-chefe da *Vogue*, Anna Wintour, ao finalmente incluir uma modelo gorda, Kate Dillon, na primeira edição sobre "corpo" de 2002. É claro que fizeram Kate posar perto de um homem minúsculo para enfatizar o que a revista chamou de "estatura amazônica" da modelo. Mas já foi um progresso. Catherine Zeta-Jones, Minnie Driver, Kate Winslet, Jewel e Jennifer Lopez foram mostradas na seção de mulheres "curvilíneas" da revista. Anna, porém, mostrou um pouco de seu descaso na carta às leitoras daquela edição:

> Compreendo perfeitamente os sérios problemas de distúrbios corporais, isolamento e manipulação que imagens de mulheres idealizadas podem causar. Dito isso, algumas vezes as pessoas parecem não perceber uma verdade muito simples: ser magra e estar em boa forma é mais saudável do que estar seriamente acima do peso e fora de forma, qualquer que seja o formato natural do corpo.[30]

Em 2003, a modelo para tamanhos grandes Mia Tyler, filha de Steven Tyler, do Aerosmith, ganhou página dupla na *Vogue* com suas curvas. Anna Wintour explicou: "Esta edição comemora nossa diversidade física e nossa habilidade de sermos fabulosas do jeito que nascemos". A modelo, considerada "baixinha", tem 1,68 metro, mas vamos deixar de lado os detalhes. Ainda assim, percebe-se que Anna está na defensiva na carta às leitoras daquela edição:

> Não pude deixar de pensar, ao preparar esta edição, em quanto as coisas são confusas quando o assunto é tamanho, peso e discurso. Se é politicamente incorreto chamar alguém de gordo – num país em que um em cada três cidadãos sofre de obesidade (clinicamente falando) –, por que não há uma proibição semelhante de se rotular uma pessoa magra de "esquelética" ou "anoréxica"? O *Wall Street Journal* se sente no direito de me chamar de "absolutamente magra demais", quando a verdade é que eu não ganho peso, nunca ganhei, não importa o que coma [...]. É cansativo! Por que não podemos simplesmente aceitar que as pessoas têm tamanhos diferentes?[31]

Ora, Anna, responda você! Essa é a mesma revista que traz uma matéria sobre um *day spa* para relaxamento, em que uma modelo está na piscina enquanto um gigantesco *sundae* com calda quente espera por ela na saída.

A *Vogue* dá o tom e muitas outras a imitam. Liz Tilberis foi a lendária editora da *Harper's Bazaar* que morreu de câncer no ovário. No artigo sobre sua morte, a revista *New York* afirmou: "Ela ficou feliz com o fato de ter emagrecido (por causa da quimioterapia) e de poder usar, finalmente, as roupas de que tanto gostava".[32] Ela encontrou algo positivo na quimioterapia? Meu Deus! Você não trocaria um terninho elegante por sua VIDA?

Kate Betts, sucessora de Tilberis, finalmente tocou no assunto ao reconhecer que devia um pedido de desculpas a Renée Zellweger por ter impedido que ela saísse na capa da *Harper's Bazaar* em sua ousada fase como Bridget Jones.

> Há pouco mais de um ano, como editora de uma publicação de moda, eu a cortei da capa da revista na última hora, optando pela foto de uma modelo longilínea vestindo um vaporoso Dior de *chiffon*. O problema não era aquele que geralmente acaba com uma capa. A luz estava perfeita. O vestido era um glamoroso Galliano, e só se falava no novo filme dela – *O diário de Bridget Jones* – e no desempenho magnífico que lhe valeria uma indicação ao Oscar. Não, o problema era muito mais primário, fruto da conhecida obsessão do mundo da moda: ela estava gorda demais.[33]

Como você pode perceber, Kate com certeza causou um complexo na pobre Renée. Como tão bem escreveu Lisa Schwarzbaum em sua crítica sobre *O diário de Bridget Jones*, na revista *Entertainment Weekly*, "Ela não parecia 'gorda'. Ela parecia uma pessoa madura, *sexy* e saudável e não precisava ter emagrecido depois do filme – exceto, talvez, para poder sair para almoçar de novo num lugar demente e obcecado com a balança como Hollywood".[34]

Infelizmente, no filme *Chicago*, Renée Zellweger parecia determinada a provar que não tinha nada em comum com Bridget

Jones. Suas roupas diminutas revelavam a pele extremamente esticada no tórax e nas costelas, apertando um par de seios inexistentes. Isso serviu apenas para fazer com que Catherine Zeta-Jones parecesse ainda mais sensual – uma sensualidade que explodia em cada uma de suas curvas. E foi ela que levou o Oscar para casa. Kate Winslet, exemplo perfeito de estrela de Hollywood que não é gorda e mesmo assim tem que agüentar comentários sobre seu corpo, merece aplausos. Em vez de ficar brava, ela apenas questiona. Ao ser entrevistada pelo *Daily Mail*, após o lançamento da edição de fevereiro de 2003 da revista *GQ* inglesa, em que suas pernas naturalmente finas foram retocadas, ela afirmou: "Eu não sou daquele jeito e, mais importante, eu não quero ser daquele jeito".[35]

Já é possível sentir algumas mudanças na mídia. Paira no ar uma certa tendência à aceitação do corpo. Com tanta gente de peso fazendo tanto barulho, alguém tinha que ceder. Parte dessas mudanças se deve a adolescentes que passaram a compreender que não têm mais que aceitar isso. "Evidências de que as atitudes das jovens estão evoluindo ainda são incipientes – distúrbios alimentares continuam sendo, afinal de contas, um sério problema de saúde. Mas vislumbres de uma nova mentalidade vêm surgindo entre essas adolescentes, entre os profissionais que lidam mais diretamente com elas e até mesmo nas imagens mostradas na grande imprensa", opinou a crítica cultural Ginia Bellafante.[36]

Editoras de revistas afirmam que, "se colocamos imagens de mulheres gordas em nossas páginas, recebemos uma enxurrada de reclamações". Ora, continuem colocando. Houve épocas em que as pessoas tinham resistência a ver fotografias de mulheres negras ou asiáticas nas revistas, ou de mulheres com cabelos crespos, ou com nariz muito grande... Evidentemente, há aquelas que fogem do padrão. Barbra Streisand fez sucesso nos anos 60 e trouxe uma nova definição de beleza. Isabella Rossellini tem desafiado a barreira do tempo e continua uma das mulheres mais belas do cinema. Halle Berry quebrou uma barreira racial por sua beleza no século XXI. Como disse Steve Martin em 2003, durante a entrega do Oscar, "o fato de ela ter ganhado o Oscar derrubou barreiras para mulheres incrivelmente sensuais [...], agora, pelo menos, elas podem ter esperanças".

Eu não detesto a Halle Berry nem Hollywood. Adoro a beleza e o *glamour*. Adoro cinema e as estrelas de cinema. Sei que mulheres magras como Tyra Banks e Cameron Diaz reclamam de como os colegas debochavam delas na escola, chamando-as de esqueléticas e Olívia Palito, assim como nós éramos chamadas de baleias. Quando as modelos reclamam de espinhas no rosto ou de como eram feias na infância, fazem isso numa tentativa de contrabalançar o fato de serem bonitas, segundo Linda Wells, editora-chefe da revista *Allure*: "A beleza causa constrangimento, confusão e medo em todos nós. As pessoas riram daquele anúncio que dizia 'Não me odeie só porque sou bonita', mas ódio é exatamente o que muitos de nós sentimos. Ódio, inveja e uma tremenda inquietação, assim como, é claro, atração, admiração e encanto".[37] Pelo menos Tyra Banks e Cameron Diaz tinham a satisfação de saber que fariam bonito quando ganhassem corpo. Nós, gorduchas, quando crescemos e ganhamos corpo (e engordamos mais), continuamos... um lixo.

MUNDO PEQUENO

Nós, ocidentais grandes e gordos, estamos nos esforçando ao máximo para bagunçar o metabolismo do mundo todo com nossos imensos Big Macs e, até o momento, temos feito um ótimo trabalho! "Uma onda de obesidade está varrendo a Ásia, já que a população está se mudando para cidades novas e grandes, onde há mais *fast-food* e o estilo de vida é mais sedentário", revelou o *New York Times*.[38] A Reuters descobriu que "não foram apenas as redes de *fast-food* que mudaram a dieta dos asiáticos. Leite, sorvetes, *cookies*, refrigerantes e batatas fritas, antes produtos inexistentes, agora são tão comuns em várias localidades da Ásia como são no Ocidente. Carnes e ovos estão tomando o lugar do arroz e das verduras".[39] A idéia era a de que estaríamos aguçando o paladar das crianças ocidentais ao oferecer a elas alimentos adocicados quando ainda eram bebês, como leite, cereais açucarados, purê de maçã etc. Os nutricionistas suspeitam que, se tomássemos um café-da-manhã mais parecido com o tradicional da Ásia (sopa de missô, arroz branco, ovos *poché*), seríamos menos gordos. Agora é tarde demais.

Embora tenhamos incorporado alguns elementos do estilo indiano e do asiático na decoração de nossas casas e em nosso modo de vestir, o ideal de beleza ocidental ainda impera no mundo inteiro. Na esperança de parecerem mais ocidentais, as mulheres coreanas "afinam as maçãs do rosto, levantam as pálpebras e quebram os ossos das pernas para alongá-las".[40] Na China,

> centenas de jovens, na maioria mulheres, obcecados com a altura numa sociedade cada vez mais populosa e competitiva, estão se submetendo a sessões de alongamento e conseguindo ficar mais altos, fazendo novo uso de um aparelho inventado há mais de quarenta anos por um médico russo para tratar de nanismo e de membros atrofiados. Esse procedimento, normalmente doloroso [...], aumenta a altura da pessoa ao forçar a produção de mais osso no espaço entre as duas pontas de um osso quebrado.

Como isso é feito? "O médico corta a tíbia em duas partes, coloca na perna da paciente um anel de metal de aparência medieval e lhe ensina a rosquear os parafusos para que os pinos de metal possam ir separando o osso quebrado aproximadamente um milímetro por dia."[41] Cada perna leva em torno de seis meses para se recuperar completamente do uso do aparelho. Passam-se mais três meses até que a vítima, isto é, a paciente, possa voltar a andar. Qual é o preço desse procedimento de alto risco? De 6 mil a 7 mil dólares por perna. Por que elas se submetem a isso? Pelo mesmo motivo pelo qual nós passamos fome, entramos na faca e morremos: para atrair empregos e maridos em potencial.

O lado negativo da influência cultural do Ocidente está se espalhando pelos cantos mais remotos do planeta.

Poucos anos depois de a televisão chegar à ilha principal de Fiji, Viti Levu, os distúrbios alimentares, jamais vistos por ali antes, começaram a surgir entre as jovens [...]. Garotas que assistiam à televisão três ou mais noites por semana, segundo uma pesquisa conduzida em 1998, tinham 50% mais chances de descrever a si mesmas como "grandes ou gordas demais", e 30% delas tinham mais inclinação a fazer regimes do que garotas que viam televisão com menos freqüência, concluíram os pesquisadores.⁴²

Os programas a que elas assistiam eram *Barrados no baile* e *Melrose Place*. Se você já tinha motivos para detestar a Brenda, agora então...

O padrão de beleza ocidental vem espalhando seus tentáculos pelo mundo. No Irã, onde a lei religiosa obriga as mulheres a cobrir o corpo e os cabelos, elas estão mudando a única parte visível do rosto, tornando o nariz mais parecido com o das ocidentais.⁴³ Na África, a garota que ganhou o concurso O Rosto da África,⁴⁴ em 2001, foi a que menos se parecia com uma típica ugandense, ou seja, foi a mais "ocidental" de todas.⁴⁵ Sobre a nigeriana que venceu o concurso de Miss Mundo em 2001, disse um jornalista local:

> Numa cultura em que a voluptuosidade de uma garrafa de Coca-Cola é celebrada e onde nádegas e seios grandes são considerados o ideal de beleza feminina, a nova Miss Mundo (Agbani Darego, nigeriana de 18 anos) não tem nenhum desses atributos. Ela mede 1,83 metro, é altiva e magérrima. Como alguém maldosamente afirmou, ela é uma mulher branca com pele negra.⁴⁶

Em 2002, durante o concurso de Miss Mundo sediado na Nigéria, em homenagem a Agbani, 105 pessoas morreram em conflitos entre cristãos e muçulmanos depois que um jornalista local deu a entender que o profeta Maomé acharia as participantes atraentes o bastante para serem uma boa esposa. O próprio concurso já havia despertado a ira dos nigerianos, que consideravam a idéia de um concurso de beleza algo promíscuo e ofensivo à moral feminina. Nós estamos morrendo pela beleza de muitas maneiras diferentes.

Pelo menos podemos dar um suspiro de alívio ao saber que existe um lugar no mundo aonde implantes no bumbum e pratos congelados para dieta ainda não chegaram. Senti certo consolo ao ler, na *Marie Claire*, um artigo chamado "Onde os homens amam mulheres gordas". Dizia o artigo: "No sul da Nigéria, no lado ocidental da África, as mulheres da cidade de Maradi chegam ao ponto de comer até passar mal e tomam suplementos para ganhar peso e estar gordas no dia do casamento".[47] Bem, não quero comer até passar mal, mas pelo menos a tirania dos músculos definidos ainda não chegou até ali. Talvez eu deva me mudar para a África! O *New York Times* cobriu essa mesma história: "Na Nigéria, assim como em diversos outros locais da África, ser gorda é o ideal de beleza para as mulheres". Estou adorando! "Em um festival chamado Hangandi, mulheres do grupo étnico djerma competem entre si para ver quem pesa mais [...]." Isso está ficando cada vez melhor! "Entre o povo calabari, no sudeste da Nigéria, as noivas são enviadas para as chamadas salas de engorda, ou fazendas de engorda, antes do casamento [...]." Espere um pouco. Eles acabaram de usar a expressão "fazenda de engorda"? "Ser gorda é tão popular em Maradi, uma sonolenta cidade ao sul da Nigéria, que as mulheres tomam esteróides para ganhar massa ou remédios para abrir o apetite. Na tentativa de ganhar peso, muitas ingerem ração ou vitaminas para animais, embora poucas admitam."[48] Espere aí, isso é nojento! Detesto admitir, mas isso parece exatamente o que fazemos no Ocidente, apenas na direção inversa, certo? "Sendo assim, ainda que o conceito de beleza aqui seja o oposto do adotado no Ocidente, a motivação parece ser a mesma: conseguir a aprovação masculina." Devolvam meu passaporte!

TOME CUIDADO

A beleza não é ruim nem é um mal por natureza. A beleza é uma coisa boa. Eu quero ficar bonita e me sentir bonita. Admiro a beleza quando a vejo, seja no rosto ou no corpo de alguém, seja em uma obra de arte. Existem motivos para que um grupo de mulheres de negócios americanas tenha procurado diversas companhias ligadas à beleza (incluindo a *Vogue*, graças a Anna) para abrir uma escola de beleza e um centro de saúde em Cabul. Sob as regras do Talibã, no Afeganistão, o direito à beleza foi roubado das mulheres – assim como todos os demais direitos.

O problema é que o ideal de beleza que criamos é muito complicado. O objetivo é ter seios de mulher, rosto de menina e corpo sem pêlos. Um corpo com curvas femininas, mas músculos masculinos. Um corpo que seja metade de carne e osso e metade de plástico. Não surpreende que não consigamos atingir esse objetivo. Nós não somos Barbies. Não somos o Exterminador do Futuro. Somos seres humanos.

Você precisa ler o livro de Emme, *True Beauty*. Você vai entender por que ela é mais do que uma simples modelo – é uma sumidade. Ela foi a primeira modelo para tamanhos grandes a aparecer na lista das cinqüenta pessoas mais bonitas da revista *People*, onde foi clicada completamente nua. A grife dela tem roupas lindas, e ela ilumina as pessoas com sua generosidade. Também oferece o melhor conselho sobre beleza do mundo:

> Eu mudei minha cabeça, minha auto-estima e essa idéia de "menina boa" ou "menina má". Se você trai seu marido ou comete um assassinato, isso é ruim. Um *cookie* é apenas um *cookie*. Cansei de brigar comigo mesma. Agora vivo minha vida e não enlouqueço mais. As pessoas devem perguntar a si mesmas: "O que não está me fazendo feliz?" Minha história é uma história de esperança que talvez possa ajudar outras pessoas. Cada um deve se tornar seu próprio modelo e ter sua própria imagem.[49]

Faça um favor a si mesma: arranque todos aqueles ímãs da geladeira e os recados grudados na tela do computador. Pare de seguir as sugestões de outras pessoas – sejam elas editoras de moda ou apenas conhecidas – e adote seus próprios padrões. Não renove promessas de perder cinco quilos ou entrar naquele vestido de dez anos atrás. Não prometa se transformar em outra pessoa. Não refaça promessas de jeito nenhum, mas adote uma idéia nova. Tente dizer assim: "Muito bem, aqui estou eu. Talvez eu quisesse estar passando por um processo de mudanças, mas neste momento este é o corpo que tenho. Sendo assim, por que não trabalhar por mim ao invés de trabalhar contra mim?" Agora é a hora de valorizar o corpo que você tem.

10
Hollywood

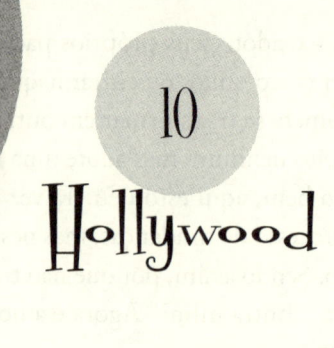

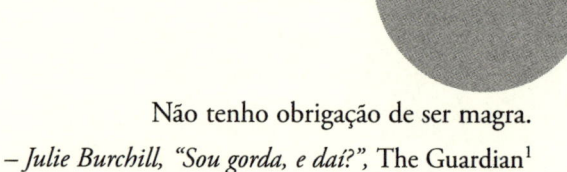

> Não tenho obrigação de ser magra.
> – *Julie Burchill*, "Sou gorda, e daí?", The Guardian[1]

Em 1991, o filme *O silêncio dos inocentes* arrecadou milhões de dólares e levou vários prêmios da Academia. A atriz Jodie Foster encarnou uma agente do FBI que estava à caça de um assassino em série, o qual seqüestrava mulheres grandes e gordas, as fazia passar fome para a pele ficar frouxa e então a arrancava para fazer uma espécie de... casaco de pele. Quando Jodie vai até a casa do assassino e pergunta sobre uma das vítimas, ele diz: "Ah, espere. Era uma pessoa enorme de gorda?"

Jodie responde, como se estivesse envergonhada: "Sim, senhor, era uma garota grande". Mas, quando eles cortam a etiqueta do suéter da vítima, vemos que o número dele é 46. Eles estavam falando de quão gigantescas as mulheres tinham que ser para que a pele delas se soltasse do corpo, e ela vestia apenas 46. Era o meu manequim na época. "Ok", pensei. "Pelo menos as gordas servem para alguma coisa nos filmes... tipo virar um casaco de pele para assassinos em série."

O PROBLEMA NÃO É A ROUPA, É COMO VOCÊ A VESTE

Nos dias de hoje, roupas com enchimento – versões atualizadas daquele casaco de pele – se tornaram cada vez mais comuns em Hollywood. Aqui vai uma lista de artistas que recentemente usaram enchimento para parecer gordos: Julia Roberts em *Os queridinhos da América*, Eddie Murphy em *O professor aloprado*, Martin Lawrence em *Vovó... zona*, Mike Myers na série *Austin Powers*, Goldie Hawn em *A morte lhe cai bem*, Courteney Cox Arquette em *Friends*, Jane Leeves em *Frasier*, Robin Williams em *Uma babá quase perfeita*, Cynthia Nixon em *Sex and the City*.

Allison Anders, roteirista e diretora de *Sonhos femininos* e *Minha vida louca*, disse bem:

> Essa prática de colocar atrizes magras vestindo roupas com enchimento é, em essência, a versão nova e aceitável em Hollywood daquela prática de cobrir de tinta preta o rosto de um ator branco para que ele fizesse o papel de um negro [...]. Ao fim do dia, depois de se livrar da gordura em seu *trailer*, ela continua a ser Gwyneth Paltrow – magra, famosa, vestida com roupas de grife e muito mais rica por causa desse filme –, ao passo que as garotas e mulheres que ela supostamente incorpora (incluindo sua dublê de corpo) têm que viver com o doloroso estereótipo que ela ajudou a perpetuar. Espero que a próxima atriz a quem for oferecido um cachê milionário para fazer o papel de "garota gorda da vez" pare para pensar sobre isso antes de assinar o contrato – ou ao menos pare para perguntar, como qualquer atriz profissional faria em qualquer outra situação: "Por que a personagem pesa 160 quilos? E por que me escolheram para esse papel?" Se o diretor não souber responder a essas perguntas, não atue no filme.[2]

Quando o ex-namorado de Gwyneth Paltrow, Ben Affleck, disse que ela era "realmente a garota gorda, engraçada e sensível no corpo da garota bonita",[3] quase tive vontade de me matar. Gwyneth pensou que estivesse fazendo um favor às garotas gordas ao vestir uma roupa com enchimento no filme *O amor é cego*. Francamente, eu uso uma roupa com enchimento há quinze anos e, acredite, isso não vale um Oscar.

Em diversas entrevistas, Gwyneth afirmou que, ao usar a roupa com enchimento e passar pelo bar de um hotel elegante, ninguém sequer olhou para ela! Disfarçada de gorda, ela se sentiu virtualmente ignorada – pela primeira vez na vida. Isso é estranho. Eu sempre percebo reações positivas quando ando por aí. Talvez seja pelo fato de usar batom vermelho bem vivo e roupas sensuais e decotadas. Ou talvez por eu gostar de rir, dançar e cantar. Quando digo alguma coisa engraçada ou inteligente, o que acontece com freqüência, os homens viram a cabeça para me ouvir. Às vezes recebo tanta atenção que chego a esquecer que estou usando roupa com enchimento!

Não é estranho que eu tenha experiências tão positivas, enquanto Gwyneth se sentiu insultada ou ignorada? Não estou dizendo que minha vida é perfeita, mas não me ocorre colocar a culpa de todos os meus problemas em minha roupa com enchimento. A mim, parece que não é a roupa que você usa, mas como a usa, que determina se você está ou não vestida para o sucesso.

CELEBRANDO AS CELEBRIDADES

Todo mundo quer ser famoso, porque as celebridades – pelo menos aquelas que admiramos – são magras, ricas e lindas. Imaginamos que, se fôssemos famosas, seríamos magras, ricas, lindas e amadas no mundo inteiro. Já que uma única pessoa – seja nossa mãe, melhor amiga, namorado ou irmã – não pode nos amar o suficiente, então talvez toda a humanidade pudesse se apaixonar por nós, e nossa vida seria perfeita.

Jennifer Aniston é magra, rica e linda, mas não fala com a mãe e não consegue sair para fazer compras sem escolta policial. Poucas atrizes permitiram que seus traumas pessoais com o corpo viessem a público como ela permitiu. Aí está uma mulher que obviamente quer engordar uns três quilos, e as dietas que se danem. Ela emagreceu porque seu empresário mandou. Diz ela: "Tenho raiva daquele dia, porque a partir de então comecei a ficar preocupada com meu corpo". Numa entrevista à *Rolling Stone*, ela afirmou: "Estou com cinqüenta quilos, já tive sessenta, e tenho 1,65 metro de altura [...]. A propósito, eu era tão feliz antes de emagrecer quanto sou agora. Minha vida não era diferente, só que as pessoas, em especial os homens, mudaram".[4] Nós pararíamos de ver *Friends* se ela engordasse? Creio que não. Ela não arranjaria mais namorado? Duvido. Só porque alguém é magra, famosa e tem músculos definidos não significa que seja feliz. A revista *People* descreveu as então solteiras Nicole Kidman, Meg Ryan e Julia Roberts assim: "Elas são ricas e lindas. Mas isso não torna mais fácil para elas encontrar um amor duradouro".[5] Não importa quão gostosa você seja. E, caso seja gostosa hoje, isso não é necessariamente um indicador do que pode acontecer no futuro. Julia Roberts, Angelina Jolie e até mesmo Lara Flynn Boyle já se deixaram fotografar ao lado de suas mães adoráveis e gordas.

Não é só o mundo do cinema. O mundo da música também é obcecado pelo corpo. Mariah Carey passou a vender mais discos depois de fazer plástica nos seios? Não, mas teve uma crise nervosa. Janet Jackson é a mulher com o abdome mais definido que já vi na vida. Fico com medo de que o umbigo dela pule para fora e comece a conversar comigo. E não é que ela tenha orgulho de *todas as partes* do corpo e queira ficar se exibindo – ela só nos permite admirar seu decote e sua barriga. Pense nisto: alguma vez você já viu os joelhos da Janet? É triste. Eu poderia dizer muitas coisas sobre o corpo e sobre a vida pessoal dela, mas me responda: Qual foi seu último grande sucesso? Um corpo novo fez com que ela ganhasse mais dinheiro? Acho irônico que, no mundo do *hip-hop*, a roupa dos homens seja cada vez maior e mais volumosa, e a das mulheres cada vez mais justa. Os homens estão ocupando mais espaço, enquanto as mulheres são obrigadas a ter cada vez menos espaço. O corpo dos homens fica cada vez mais protegido, enquanto o das mulheres fica cada vez mais exposto. Os caras podem sumir dentro das roupas que o *rapper* Sean "Diddy" Combs desenha para sua grife Sean John, mas espera-se que as mulheres desfilem contentes por aí usando calcinhas de couro e roupas com gola de pele.

Enquanto o corpo das celebridades foi ficando cada vez mais magro, nós, o público, fomos ficando cada vez mais obcecados pela magreza – e adotamos opiniões cada vez mais rígidas sobre como uma mulher atraente deve ser. A *personal trainer* Valerie Walters, de Hollywood, afirmou: "Uma mulher com manequim 36 é gorda. Todo mundo quer vestir 34 ou menos [...]. Tive clientes cujos empresários se recusavam terminantemente a agendar testes se elas não perdessem uns cinco quilos. Estou falando de mulheres muito magras e muito bonitas".[6] Não podemos permitir que empresários e diretores de elenco tenham esse tipo de poder. Se parássemos de oferecer aos homens imagens idealizadas das mulheres, imagens idealizadas de nós mesmas... Se não lhes oferecêssemos tantas opções, eles teriam que se virar e escolher também garotas feias para procriar – ou então deixar a raça humana se extinguir.

Jamie Lee Curtis teve muita coragem para fazer o que fez: posar para a revista *More*, em setembro de 2002, sem maquiagem, sem roupas sofisticadas, sem iluminação apropriada e sem nenhum retoque.

> É uma outra realidade minha aparência quando estou sem roupa. Minhas coxas não são bonitas. Meus seios são enormes. Tenho barriga e um pouco de gordura nas costas. As pessoas imaginam que vivo desfilando com vestidos curtos de alcinha. Isso é algo traiçoeiro – a Glamorosa Jamie, a Perfeita Jamie, que corpo maravilhoso, blablablá. Não quero que quarentonas ingênuas em todo o mundo pensem que minha vida é perfeita. Isso é uma fraude. E sou eu que a estou perpetuando.[7]

Quanto à voluptuosidade de Pamela Anderson e às curvas de Carmen Electra, elas podem até ser pessoas legais e inteligentes, mas sejamos francos: tudo gira em torno do corpo delas. E ainda ficamos achando que devemos ser exatamente como elas. Por que observamos tão atentamente as estrelas de cinema e imaginamos que temos que ser parecidas com elas? Por que adotamos padrões que vemos em filmes ou na televisão e não em outros locais? Assistimos às Olimpíadas na televisão, mas não censuramos nossa incapacidade de bater o recorde na corrida de trenó. No entanto, voltamos para casa enlouquecidas depois de assistir ao filme *Tomb Raider*, por não sermos magras como a Angelina Jolie. Ninguém volta de um espetáculo do Cirque du Soleil se recriminando por não ser tão flexível. Mas colamos na geladeira fotos de atrizes de biquíni para olhar bem para elas toda vez que formos abrir a porta para pegar o frango que sobrou da noite passada. Aparentemente, achamos que o umbigo da Rebecca Romijn é como um olho gordo que vai nos livrar da tentação.

VIVAS PARA HOLLYWOOD?

Não sei se foi por algum tipo de mágica, ou talvez pelo impacto dos acontecimentos de 11 de setembro, que podem ter levado a uma compreensão do que realmente importa na vida, mas o fato é que as opções para pessoas grandes começam a aparecer. Por exemplo: *Hairspray* foi um sucesso na Broadway, e sua corpulenta atriz principal, Marissa Jaret Winokur, ganhadora de um prêmio Tony, assinou contrato com a rede ABC. Essa mesma rede produzia o seriado *Less than Perfect*, estrelado pela gordinha Sara Rue (bem, gordinha para os padrões do mundo da televisão, mas já é um começo!). O *New York Times* comentou:

> No novo seriado da ABC, *Less than Perfect*, a heroína se parece mais com Anna Nicole Smith do que com Ally McBeal – quebrando o que talvez seja um dos últimos tabus da televisão [...]. Enquanto o cor-

po ideal da mulher é cada vez mais magro, as americanas de verdade continuam cada vez mais gordas [...]. A repentina aceitação de mulheres encorpadas parece ter se espalhado pela cultura popular [...] filmes, a literatura popular, romances, novelas, a indústria da moda, a publicidade e, agora, um programa de televisão no horário nobre estão se adaptando a essa realidade.
"Ao entrar em um campo tão disputado, achamos que seria um diferencial escolher uma heroína que se parecesse mais com as americanas", disse Susan Lyne, presidente da rede ABC. Ela ressaltou que a parte mais difícil foi encontrar uma atriz com manequim maior que 38. "A escolha do elenco foi difícil", afirmou. "Fizemos testes com diversas pessoas, mas a maioria tinha o tipo físico considerado ideal para a televisão."[8]

Felizmente, Diane Bliss, uma atriz de Los Angeles, fundou a Força-Tarefa de Atores Grandes de Cinema, esperando chamar atenção para a discriminação dos artistas gordos em Hollywood, nos roteiros e na seleção de elenco.

O filme *Mulher de verdade tem curvas* ganhou inúmeros prêmios, e o bem-sucedido *Casamento grego* se tornou um dos filmes mais lucrativos de todos os tempos – ainda que não houvesse nele nenhuma referência à gordura, exceto o título (*My Big Fat Greek Wedding*). Kathy Bates conquistou uma indicação ao Oscar ao aparecer nua no filme *As confissões de Schmidt,* roubando a cena com sua ousadia e seu desempenho brilhante. Eu gostaria apenas que o diretor tivesse tornado a personagem dela mais humana e menos caricata. (Nesse filme, o público ficou horrorizado ao ver uma tomada que mostrava a axila flácida de uma mulher mais velha. Ei, o que você acha que vai acontecer com seu corpo? Você não sabia que um corpo de verdade é assim?)

A escritora Jennifer Weiner vendeu para a HBO os direitos de filmagem de seu primeiro livro de sucesso, *Bom de cama*, assim como os do segundo, *Em seu lugar*. Ambos apresentam heroínas grandes. No mundo da música, a ganhadora do *American Idol* e campeá de vendas Kelly Clarkson dispensou uma transformação no visual, tão comum na indústria fonográfica, com uma matéria na capa da revista *US Weekly*, em que se lia: "Não vou passar fome para virar uma estrela". Curvilínea, autoconfiante e com um álbum encabeçando a lista dos mais vendidos, a cantora, de 21 anos, disse na entrevista: "Você não precisa ter 45 quilos para ser bonita. [...] Quem quer morrer de fome? Eu como o que sempre comi. Se estiver com vontade de comer um bolo de chocolate, pode apostar que vou comer".[9]

Só para você saber, os executivos, o pessoal da produção e os publicitários de Hollywood não são exatamente como as estrelas de cinema (os roteiristas definitivamente não). Eles são pessoas comuns como nós: gordos, magros, feios, bonitos, de cabelo encaracolado. Alguns realmente têm *glamour*. Além disso, as mulheres que trabalham em Hollywood também estão sujeitas a critérios que os homens não precisam seguir. Entretanto, como muitos dos executivos são pessoas normais, eles deveriam sentir vergonha e culpa por promover o produto que promovem. A colunista Liz Smith, que sempre defendeu a aceitação do corpo, saiu em defesa do poderoso produtor Harvey Weinstein após um agressivo artigo veiculado contra ele na imprensa: "Se Harvey Weinstein fosse magro, esbelto e bonito como Bob Iger, da ABC, ninguém se sentiria completamente no direito de atacá-lo [...]. Às vezes Harvey pode ser desagradável, agressivo e simplesmente gorducho. Numa sociedade esmagada pelo desejo da anorexia, o tamanho de Harvey já é, em si, uma desculpa para que o ataquem".[10] Quem sabe se Harvey é ou não um cara legal? O que sabemos é que ele é um alvo fácil. Ainda assim, eu gostaria de ver esse "alvo fácil" contratar outra mulher que não fosse Gwyneth ou Renée para estrelar seus filmes. Se ele nos oferecesse estrelas mais próximas da realidade, talvez pudesse fazer sua própria defesa, e com muito mais facilidade.

A justificativa de Hollywood e das revistas é sempre a mesma: o público não quer realidade – queremos fantasia. Realmente. Deve ser por isso que todos esses *REALITY shows* fazem tanto sucesso. Meu palpite é que queremos ver coisas boas, e não lixo. Sempre vale a pena ver coisas legais e pagar por elas. Deve haver uma imagem que se encaixe entre a fantasia e a realidade e que seja fisicamente menos prejudicial aos atores e emocionalmente menos prejudicial ao público. Se não conseguimos mudar o padrão de celebridade, então precisamos inventar outro padrão, mais realista. Ou então vamos só ajustar a proporção entre a altura e a largura da tela da televisão e do cinema, para que todo mundo pareça alto e magro, mas continue podendo almoçar.

Imaginamos que a vida seria um sonho se tivéssemos o abdome definido e os braços bem torneados, como as estrelas que estampam a capa da *Vanity Fair*. Mas elas só sabem reclamar de como a vida de uma celebridade é, antes de tudo, um fardo. Padrões de beleza irreais. Privacidade zero. Amigos interesseiros. Um drama o tempo inteiro. Se o dilema é escolher entre os *flashes* das câmeras fotográficas e a possibilidade de ir a um supermercado sem causar comoção, prefiro ter estrias a passar um dia como celebridade.

11
O par da garota gorda

> Em nossa cultura, ser gordo significa, acima de tudo, que você não é amado, porque não merece amor. Por ser gordo – e, portanto, não ser a pessoa que deveria ser, que provavelmente poderia ser e que certamente será algum dia (maldito dia!) –, você não tem o direito de receber amor, já que ama tão pouco a si mesmo a ponto de ser gordo.
> – *Richard Klein,* Eat Fat[1]

O sentimento aparece quando você ainda é criança. Você sente que é... diferente, ainda que não saiba dizer exatamente por quê. Seus pais vivem tentando evitar que você siga essa sua inclinação natural, mesmo que você não faça a mínima idéia do que possa estar errado com ela.

Ao entrar no colegial, você compreende que é diferente de todo mundo. Está perdidamente apaixonada pelo cara mais bonito do colégio, mas ele nem sabe que você existe. Você se esconde das outras garotas no vestiário, mas elas não querem mesmo saber de você. Encontra consolo nas artes. Fica amiga de outros dois desajustados que estão no mesmo barco que você, mas se afasta deles em público porque não quer ser vista na companhia deles.

Quando fica sozinha, você se entrega a seu passatempo secreto, esperando que ninguém descubra a verdade. Reza para que Deus a ajude a mudar, acredita que isso seja apenas uma fase e que um dia você será igual a todo mundo. Acredita que, se tivesse uma enorme força de vontade, conseguiria se transformar, mas, como não tem, você é uma pecadora. É óbvio que existe alguma coisa errada com você, mas lá no fundo sabe que não existe "cura". Você está fadada a sofrer, a não fazer parte da turma e a ser alvo dos cochichos e das zombarias que surgem de vez em quando. Você tenta usar as mesmas roupas que o resto do pessoal, ouvir as mesmas músicas, falar do mesmo jeito e fazer as mesmas coisas, mas é tarde demais, porque você é... GORDA.

É isso aí, Garota Gorda, chegou a hora de sair do armário.

Pare de se esconder. Pare de se enganar. Pare de fazer regime no trabalho e de se entupir de comida em casa. Pare de disfarçar. Pare de evitar as piscinas. Pare de desejar caras bonitos que a ignoram, a não ser quando precisam que você faça um trabalho para eles. Pare de desejar uma transformação. Você é gorda, acostume-se com isso! E adapte sua vida social a esse fato.

GAROTAS GORDAS E HOMENS *GAYS*

Existe um paralelo muito claro entre crescer gorda e crescer *gay*. Ser gorda e ser *gay* parecem resultado de uma combinação entre natureza e criação, entre atitude e destino. Alguns de nós podem tentar disfarçar, outros podem tentar evitar, mas, na hora da verdade, Garotas Gordas e homens *gays* são rejeitados pelos padrões da normalidade. Precisamos aceitar nossa condição de forasteiros para poder vencer em um mundo heterossexual e magro.

Muitos de meus amigos *gays* sabiam desde pequenos que eram *gays*. Já ouvi todo tipo de estereótipo: eles eram fascinados pela mãe (o pai era sempre uma figura distante ou menosprezada), prefeririam brincar de boneca a praticar esportes, sentiam-se mais à vontade entre meninas do que entre meninos. Embora durante a adolescência muitos deles conseguissem "se passar" por héteros (ou precisassem, para evitar uma montanha de problemas), a maioria encobriu com muito custo a verdadeira sexualidade. A preferência sexual se tornava óbvia na maneira de andar ou falar, nas roupas que vestiam, no tipo de livro que gostavam de ler. Sei como é duro ser uma adolescente gorda e posso imaginar como deve ser difícil ser um adolescente *gay*. Não culpo ninguém por tentar esconder sua preferência sexual. De alguma forma, porém, nossos sinais gordos/*gays* parecem estar em sintonia. Por sorte, homens *gays* e Garotas Gordas procuram uns aos outros em busca de consolo, aceitação e do melhor delineador do mercado.

Nossa aparência acaba nos denunciando: eu peso demais, ele rebola quando anda. Temos o mesmo gosto para roupas (não convencionais e ousadas) e para homens. Curtimos cultura *pop* como uma válvula de escape artística para enfrentar as horas difíceis. Fazemos testes para os mesmos papéis nas peças da escola. Aliás, John Waters disse: "O verdadeiro motivo pelo qual estou rezando para que *Hairspray*, o musical da Broadway baseado em meu filme de 1988, se transforme em um sucesso é que isso vai fazer com que as escolas criem suas próprias adaptações, e finalmente a garota gorda e a *drag queen* vão pegar os papéis principais".[2]

Nós dois somos ignorados pelo pessoal "popular". Isso não significa que pessoas gordas ou *gays* não sejam descoladas, aceitas, inteligentes, expansivas ou sociáveis. Na verdade, geralmente somos. Mas não somos do tipo "rainha do baile de formatura". Não ganhamos prêmios de atletismo (mas ganhamos nos debates). No colegial, você sabe muito bem que grande parte de seu *status* social se baseia na atração física que desperta no sexo oposto. É como se fosse uma grande competição. Se você for gorda ou *gay*, a probabilidade é que saia perdendo. Sendo assim, somos o acompanhante um do outro no baile de formatura. Mais tarde, seu parceiro na formatura se transforma em acompanhante oficial em casamentos.

Nós dois nos sentimos atraídos por personagens que extrapolam seus papéis na vida real – divas, mulheres dramáticas e superestrelas: Madonna, Barbra, Cher, J-Lo, Liza, Beyoncé. Elas são incrivelmente sensuais, vestem roupas maravilhosas e têm casos de amor conturbados. Vivem como secretamente desejamos viver.

A imprensa sempre nos retrata de uma forma estereotipada e que não tem nada a ver com nossa realidade. Claro que existem *gays* afetados, assim como gordas mal-humoradas. Mas, na maioria das vezes, estamos apenas cuidando da nossa vida, fazendo nossas próprias escolhas e desejando que as coisas sejam um pouquinho mais fáceis.

Por esses motivos, Garotas Gordas e homens *gays* parecem ligados por um laço especial. Se o seriado *Will and Grace* fosse como a vida real, Grace pesaria uns cem quilos. O filme *A garota de rosa-shocking* teria que ser estrelado por uma menina com manequim 48 – Duckie é tão *gay*! Nós dois admiramos a Mulher Maravilha, mas por motivos diferentes. Gostaríamos de ser Olivia Newton-John no filme *Grease – Nos tempos da brilhantina*. Nossa personagem preferida em *Guerra nas estrelas* é a Princesa Leia. Somos grandes fãs de *Buffy*. (Muita gente pensa que a personagem Samantha em *Sex and the City* foi inspirada em um *gay*; acho que a Carrie foi inspirada numa garota gorda.)

As Garotas Gordas têm muito que aprender com os *gays* que saíram do armário. Eles criaram uma cultura de entretenimento e negócios próprios, já que a cultura predominante não os aceitava. Defenderam mudanças na área social e na da saúde, contra a discriminação. Criam pequenas comunidades onde podem comemorar e se divertir juntos. Com freqüência, precisam reunir a família e dizer: "Sou *gay*. Não há nada que vocês possam fazer para que eu mude, então terão que aprender a me amar". Você consegue se imaginar dizendo algo assim a seus pais? "Sou gorda. Não há nada que vocês possam fazer para que eu mude. Sei o que é importante e o que é saudável, portanto parem de me mandar recortes de jornal com histórias e fotos do tipo 'antes e depois'. Por favor, parem de fazer comentários sobre como a filha da vizinha emagreceu no Vigilantes do Peso. Não vou mudar. Eu sou assim. Vocês têm que aprender a me amar do jeito que eu sou."

Homens *gays* e Garotas Gordas são tão íntimos quanto um par romântico, mas sem um pingo daquela assustadora tensão sexual.

Por sorte, somos capazes de amar um ao outro sem preconceitos. Esse tipo de aceitação perdura por toda a vida quando fazemos escolhas que não se afinam com o pensamento da maioria, como lares, casamentos, adoções e estilos de vida pouco comuns.

Embora homens *gays* sejam sensíveis ao problema do excesso de gordura nas mulheres, eles não vão levar você para a cama. Assim, eles não se assustam, não se sentem ameaçados nem curiosos em relação a você. Eles podem abraçá-la e tocá-la sem medo. Infelizmente, em algumas comunidades *gays*, os homens não gostam do próprio corpo. Eles exigem de si mesmos padrões inatingíveis, exatamente como as Garotas Gordas. Ficam fascinados pela imagem de certo tipo de corpo e sentem-se fracassados se não conseguem atingi-lo. Muitos desprezam homens gordos, velhos ou carecas, condições que são inevitáveis.

Eu gostaria que as Garotas Gordas abraçassem a palavra "gorda" exatamente como os *gays* abraçaram a palavra "homossexual". Gostaria que nós nos defendêssemos. Precisamos tomar medidas legais contra o crime da discriminação. Precisamos fazer com que a mídia seja responsável pela maneira como nos retrata nos programas de televisão. Assim como fizeram os homossexuais, precisamos mostrar que o estereótipo da garota gorda não corresponde à verdade: não somos sempre alegres, não somos assexuadas, não somos preguiçosas e não somos pessoas deprimidas que passam o tempo como zumbis na frente da televisão, com restos de sorvete escorrendo pelos cantos da boca.

Corra o risco. Seja rebelde, seja Gorda e orgulhe-se disso.

PAIXÕES COLEGIAIS

Na época eu não percebia, mas agora lembro como foram difíceis os anos do colegial sendo uma Garota Gorda. Naquele tempo, eu imaginava que meu corpo era apenas um invólucro cheio de estilo que carregava minha personalidade por aí. Isso foi antes que eu compreendesse tudo que havia de errado com meu corpo, ou seja, comigo. Claro que, se eu estivesse no colegial hoje em dia, usaria a *Teen Vogue* como referência para provar que eu era residente na Cidade da Ilusão. Nos anos 80, porém, as garotas bonitas usavam cabelos longos e blusas de moletom enormes, nenhuma de minhas colegas pensava na carreira de modelo como uma escolha lógica, e conseguir boas notas para entrar na faculdade era uma conquista muito mais importante do que ter o abdome definido para exibir um *piercing* na barriga.

Minhas amigas de escola eram engraçadas, magras e estilosas, mas não eram patricinhas (graças a Deus!). Todos os dias, na lanchonete do colégio, devorávamos sorvete de baunilha e *cookies* de chocolate. Esse era nosso almoço. (E o governo ainda pergunta por que os adolescentes estão engordando.) O almoço não parecia pesar no corpo das minhas amigas como pesava no meu, mas nunca ficávamos comparando umas com as outras. Nós éramos inteligentes, expansivas e até populares. Tínhamos um monte de amigos homens, mas nenhum namorado. Nunca havia me passado pela cabeça que o sexo oposto pudesse estar mais interessado em meu corpo do que em minha mente. Burrice ou ingenuidade, é isso que acontece com uma adolescente que não tem o costume de ler romances açucarados.

Somos tão exageradamente preocupadas com o que os outros possam pensar sobre nosso corpo que tomamos decisões com base não no que queremos ou no que achamos certo, mas no que as pessoas vão pensar a nosso respeito. Assim, sempre tomamos decisões erradas.

É por isso que Jordan, o capitão do time de futebol do colégio, não pode retribuir seu amor, garota gorda. Sabe, você é inteligente, bonita e engraçada, mas ele é o Jordan, o capitão do time de futebol. Ele está preocupado demais com o que os outros possam pensar. Ele precisa manter o padrão.

Acredito que, quando Jordan escuta você fazer um comentário sobre William Faulkner na aula de inglês, quando elogia o cartaz que você fez para a apresentação de dança da escola, ou quando ri de uma piada que você contou durante o almoço, uma parte dele está pensando: "Ah, essa é uma fêmea atraente com quem eu gostaria de me acasalar". Talvez ele repare em seu cabelo, em seu belo sorriso ou no brilho de seus olhos. Talvez ele repare que você está usando botas *sexy* até os joelhos (com elastano na barriga da perna para não apertar). Talvez ele repare em seu decote. Ou em sua risada.

Mas Jordan tem personalidade fraca. Embora ele possa pensar: "Sabe, prefiro rolar no banco de trás da caminhonete do meu pai com a Wendy, aquela garota gorducha, do que com a Christy, a magricela mal-humorada que é líder da torcida", ele teria que ter muito mais maturidade para escolher você e não ela. Ele precisa pensar no Contrato. Precisa pensar no que os amigos idiotas podem comentar no vestiário. Precisa pensar em estratégias de ataque para o jogo de sábado. É muita coisa para um garoto de 17 anos. O que o capitão Jordan realmente queria é que você fosse magra, para que ele pudesse namorar com você e não com Christy, a líder da torcida, impressionar os amigos, se divertir e ganhar o jogo. Vamos jogar para valer, rapaziada!

O mais provável é que ele decida que não vale a pena gastar tanta energia, que Christy até que é legal, que é isso que esperam dele, que é isso que o pai dele quer que ele faça e é isso que ele vai fazer. Estou estereotipando esses três personagens, mas os estereótipos começaram em algum lugar.

O DRAMA DO NAMORO

Descobri que uma quantidade enorme de Garotas Gordas fica louca de paixão pelos capitães do time de futebol, assim como uma quantidade enorme de Executivas Gordas fica louca de paixão pelo Rick, o chefe do Departamento de Finanças. Maquiadoras Gordas ficam loucas de paixão pelos artistas de cinema. E Estagiárias Gordas ficam loucas de paixão por Bill, o presidente dos Estados Unidos. (Já mencionei que os homens que quebram o Contrato e se envolvem com uma Garota Gorda se metem na maior encrenca? Por exemplo, um líder político quase sofrer um *impeachment* por ter feito semi-sexo com uma moça gorda.)

Infelizmente, os rapazes em idade escolar são uns covardes e não parecem melhorar muito quando se tornam adultos. Os homens têm medo de correr riscos, o que é uma pena, pois as Garotas Gordas são candidatas perfeitas a relacionamentos amorosos, sensuais, interessantes e de companheirismo. Passamos bastante tempo observando nossos amigos a distância. Quando você passa a vida observando, pode se tornar uma especialista em matéria de relacionamentos. Como raramente é uma das pessoas envolvidas num caso de amor, você escuta as amigas reclamando que estão há três semanas sem sair com ninguém e ri para si mesma. Você sabe quais são as táticas de conquista que funcionam e quais são as que não funcionam. Você vê todo mundo cometendo erros e aprende a não cometê-los. Os homens costumam falar a verdade sobre si mesmos para você, porque o fator atração sexual não está presente na conversa. Afinal de contas, você é gorda... e assexuada, para eles. Isto é, até que fiquem completamente bêbados. Não estou falando de todos os homens, mas da maioria. E também não estou falando de todas as Garotas Gordas, apenas daquelas que conheço.

Sendo uma Garota Gorda, você aprende a viver sem aquelas pequenas gentilezas normalmente dirigidas ao belo sexo. Claro, você é mulher, mas não é bela. Estou falando de gestos de cavalheirismo, como abrir a porta ou acender o cigarro. Ninguém está tentando seduzi-la, então você vive sem isso. Mas dói. Você tenta compensar provando que é forte – afinal, seu peso tem que servir para alguma coisa. Você pode carregar suas próprias malas, muito obrigada. Pode deixar: você consegue se esticar para pegar o papel higiênico na prateleira mais alta. Você é tão forte quanto um homem. Pode correr, saltar, carregar o que quer que seja. E esse é exatamente o problema.

Antigamente, eu tinha paixões enormes por caras estúpidos que nunca levavam a nada. Era patético. "Pare de se envolver com esses idiotas!", eu aconselhava às minhas amigas, enquanto desmaiava só de ver aquele imbecil arrogante. "Não entre no jogo dele!", eu as advertia, enquanto eu mesma abria o tabuleiro do jogo na minha frente. "Não deixe que esse cara trate você assim!", enquanto eu permitia que alguém me tratasse exatamente do mesmo jeito. Tenho diários cheios de paixões sem esperanças e amores não correspondidos que vinham me procurar para que eu os ajudasse a conquistar minha melhor amiga. E eles ainda vinham me dizer que eu era uma pessoa incrível. Namorei caras que me adoravam quando estávamos sozinhos, mas se recusavam a me apresentar aos amigos e tinham vergonha de que alguém nos visse juntos. Homens que tinham medo de assumir suas próprias fraquezas e diziam que não queriam mais namorar comigo porque eu os "intimidava". Que desculpa! É meu peso ou minha personalidade que o intimida? Você gostaria que eu tivesse MENOS personalidade? Gostaria que eu fosse menos gente?

Tenho uma lista fabulosa de qualidades – exatamente como você. Sou inteligente, curiosa, bonita e engraçada. É uma pena que ser engraçada não conquiste o amor. Uma matéria da *New Yorker* sobre a escritora Wendy Wasserstein, que era gorda e muito bacana, descreve bem a situação:

> O senso de humor em um homem é considerado no mundo todo uma qualidade, ao passo que o senso de humor em uma mulher é considerado uma desvantagem – uma característica não muito natural, que obscurece mais do que revela sua feminilidade. Ele geralmente traz popularidade, mas raramente intimidade. Wasserstein afirma: "É sempre assim que eles dizem: 'Você vai se apaixonar por ela! Ela é muito engraçada', e não 'Estou apaixonado por ela. Ela é muito engraçada'".[3]

Observo outras garotas maravilhosas – gordas, magras ou intermediárias – o tempo todo, por isso sei quando também estou radiante. Como Queen Latifah, exuberante na noite do Oscar. Ou minha amiga Sam, sacudindo o bumbum mundialmente famoso na pista de dança, a ponto de eu ter que me afastar e rir. Ou Deb, lavando framboesas para dar às crianças. Ou Kim, abrindo seus presentes na festa de aniversário de 29 anos. Lembro-me de ter visto recentemente uma mulher grande e maravilhosa chegando a um jantar elegante e ter pensado: "Nossa, como ela é linda!" E então me ocorreu que eu sou muito parecida com ela. As pessoas ficam confusas quando toco nesse assunto, como se eu não me achasse bonita e atraente. O que estou tentando dizer é que não é para mim que os homens reviram os olhos.

Talvez os homens brancos tenham padrões de atração diferentes dos homens de outras raças. Deus não permita que um homem branco se sinta atraído por uma mulher tão grande ou mesmo maior que ele – isso seria uma afronta à sua masculinidade pré-histórica! Mas, se eu ganhasse um centavo todas as vezes que um negro veio me cantar... Eu chamo a atenção de homens que não são brancos – ou que não são colarinhos-brancos. Não consigo entrar em um táxi sem ser cantada. Eu me pergunto: Os homens brancos são apenas arrogantes? Os homens negros aprenderam a se contentar com menos? Ou os homens de outras culturas se sentem genuinamente atraídos por garotas maiores?

ADEUS AOS CONTOS DE FADAS

Hoje em dia, estou muito mais interessada em ir atrás de um homem que eu ache atraente do que em ficar esperando que alguém se interesse por mim. Meu ideal de homem é um cara alto, forte e que pareça judeu (narizes grandes me excitam). Mas, sejam eles gordos, magros, carecas, cabeludos, baixinhos, eu os aceito. Já saí com homens que tinham tufos esquisitos no cabelo, espinhas, rugas e também gostos meio duvidosos. Ainda não vi de perto, ao vivo e em cores, um abdome definido. Mas estamos falando de nós, garotas. Conseguimos sentir atração física por praticamente todo tipo de homem. Você pode imaginar o que aconteceria à raça humana se recusássemos os homens franzinos e nos interessássemos apenas pelos bonitões? Sem condições. Homens muito bonitos me assustam. O dobro do narcisismo, metade da diversão. Com relação à personalidade, insisto que o homem seja gentil. E engraçado. Um homem instruído, cínico o bastante para ser inteligente, mas não o suficiente para deixar de lado seus valores. Um homem educado. Um homem que excite minha mente antes de excitar meu corpo. Tenho milhões de amigos com essas qualidades, mas raramente um deles quis me namorar. Por que iriam namorar comigo se, a meu lado, há uma adolescente judia ligeiramente menos interessante (ou seja, menos intimidante) do que eu? ("Se ao menos eu encontrasse alguém como você", dizem eles, geralmente com um suspiro. Como assim?) Muitas pessoas percebem que já passei dos 30 e continuo solteira. Elas sugerem que eu diminua meus padrões e simplesmente encontre um parceiro IMEDIATAMENTE! Ah, claro! Isso sempre dá certo, não?

Se queremos que os homens adotem um novo conceito de beleza, então nós, garotas, temos que mudar primeiro. Eu imploro, por favor, que você reconsidere sua paixão por aquele cara que não quer saber de você. Estou dizendo isso para as Garotas Gordas e para as Garotas Magras. Claro que sempre há exceções, mas, geralmente, quanto mais bonito é o cara, mais fraca é a personalidade e menores são as chances de ele correr o risco de se apaixonar por uma beldade que não se encaixe nos padrões de beleza correntes. Se estiver a fim dele, ótimo, mas você pode acabar tendo muito trabalho e pouco retorno. E, se ele for tolo o bastante e não perceber a pessoa gloriosa que está na frente daqueles olhos grandes e castanhos de cílios longos que fazem você se derreter, lembre-se de que quem está perdendo alguma coisa é *ele*.

Nós crescemos ouvindo contos de fadas sobre romances e sobre amores verdadeiros. É a Cinderela quem começa isso tudo e depois comanda nossa vida. O príncipe não consegue reconhecer naquela roupa cinzenta (ou seja, em sua gordura, em suas espinhas, em seus seios quase retos ou em seus sapatos baratos) quem ela realmente é: seu verdadeiro amor. Ela precisa passar por uma "transformação" (ou seja, cirurgia de redução de estômago, remédio para acne, implante de silicone ou sapatos Manolo Blahnik) para se habilitar ao papel de princesa. Mesmo quando o príncipe descobre o disfarce e declara seu amor, ele ainda precisa de uma PROVA (o sapatinho de cristal) para continuar apaixonado por ela. Se ela "mudar" (ou seja, ficar velha, enrugada ou gorda), ele não a reconhecerá nem a amará mais.

Isso foi o que sempre nos ensinaram. O mesmo tema se repete em nossos romances e filmes favoritos, que fazem tanto sucesso no cinema (*Uma linda mulher*, *Encontro de amor*, *My Fair Lady*, *As patricinhas de Beverly Hills* e qualquer filme de John Hughes...). Você não é reconhecida pela pessoa que realmente é. Você tem que passar por uma grande e visível transformação para ser desejada, aceita e amada. Só assim o encanto pode durar, então é melhor você manter esses padrões impossíveis ou começar tudo novamente. Ei, Príncipe Encantado! Você não percebe que ainda sou eu? E que sempre fui eu?

Às vezes vou com amigos a um bar e tento encontrar um cara hétero (sei que ainda há alguns disponíveis). Para ir falar com ele, só preciso da mesma coragem de que ele precisaria para vir falar comigo. Estou sempre preparada para uma rejeição. De vez em quando dou uma dentro, mas é raro. Em um bar, a aparência é seu cartão de visitas, e sei que nem todos os homens têm lá uma grande coragem para se sentir atraídos por uma mulher grande como eu. Quando volto para casa sozinha, sinto pena dos homens que ficaram no bar, e não de mim, porque eles é que não vão ter o prazer de passar algum tempo ao meu lado!

Procuro por minha contraparte na hierarquia social e vou à luta. Estou me referindo ao cara inteligente, engraçado e baixinho. Ou ao cara irônico e espirituoso que está começando a ficar careca. Ou ao tímido e inteligente que deveria dar uma renovada no guarda-roupa. Esses são os nossos homens. Não os vemos como príncipes encantados, porque eles não se vêem assim. E, como sabemos que nós nos vemos como belas adormecidas, imagine como eles se sentem. Eles sentem a mesma insegurança que nós, Garotas Gordas. Sendo assim, ambos precisam trabalhar com vontade para vencer essa insegurança, começar uma amizade e não ficar com medo quando o amor chegar. Até mesmo uma Garota Gorda tem o direito de viver feliz para sempre.

12
A garota gorda na cama

> Com certeza, nossa geração foi encorajada a domar a vida, a ser superindependente, a estudar muito, a seguir os sonhos, a arrasar e tudo o mais, e me sinto como se tivesse acordado um dia tendo tudo isso apenas para descobrir que garotas espertas, ousadas, bem-sucedidas, independentes e que ganham o próprio dinheiro assustam os homens. Eu pensei: "Por que ninguém me disse isso antes? Por que ninguém me avisou?"
> – *Madonna, "Como uma garota se sente",* Interview[1]

Zilhões de anos atrás, antes da revolução sexual, as mulheres eram reprimidas e a vida era fácil. Tenho certeza de que havia muito mais diversão do que o seriado *Happy Days* nos fazia acreditar, mas com certeza os tempos mudaram. Agora que conquistamos a liberdade sexual, nos deparamos com alguns problemas imensos. O maior de todos, claro, é que o sexo pode ser fatal. Nossos pais cresceram sem medo da aids. Além disso, há doenças sexualmente transmissíveis e pode acontecer uma gravidez não planejada. Parece que certas aproximações indesejáveis, assédios sexuais e estupros também se tornaram muito comuns.

A sociedade de hoje está espantosamente centrada na vagina – mas de forma equivocada. As mulheres saíram da Era das Virgens

Reprimidas e entraram na Idade da Supervagabunda. Não basta ser sexualmente ativa ainda jovem – é preciso experimentar diversos parceiros e ser especialista em orgasmos múltiplos, sadomasoquismo, voyeurismo, *striptease*, sexo oral, *lingerie* erótica, exibições de afeto em público e depilação na virilha. Naturalmente, fazemos tudo isso num piscar de olhos e com um sorriso nos lábios, enquanto lemos a revista *Nova* para continuar a elevar o nível. Fico empolgada com a liberdade das mulheres de explorar e se aventurar. Acho ótimo que possamos nos divertir como os homens supostamente têm se divertido há anos. Mas essa mudança brusca de virgem a vagabunda coloca pressão demais sobre as mulheres em geral e sobre as Garotas Gordas em particular.

O MEDO DAS GORDAS

Em minha pesquisa limitada e não-científica, descobri que Garotas Gordas se divertem muito menos que garotas comuns. Por que isso? Em primeiro lugar, se você for uma adolescente gorda, dificilmente será escolhida por alguém. (Embora disso resulte uma conseqüência – a Vagabunda Gorda –, da qual falarei mais adiante.) A culpa não é sua, mas é assim que as coisas acontecem. Temos muita ansiedade em relação ao nosso corpo: não somos parecidas com aquela imagem feminina ideal que vemos nas cenas de sexo e, assim, ficamos com medo na hora de ir para a cama com alguém.

Além disso, também ficamos com medo de zombarias. Juro que não respondo por mim se ouvir novamente alguém terminar uma piada com a frase: "É como transar com uma garota gorda". Como trabalhava em clubes de comédia, eu ouvia isso o tempo inteiro. Meu rosto ardia de vergonha. Eu tinha certeza de que o salão inteiro estava olhando para mim. Eu apenas dava um sorriso tímido enquanto todo mundo ria, mas por dentro me encolhia de vergonha. Tentava fazer uma cara que dissesse: "Viram só? Eu sou legal. Consigo rir de mim mesma". É a mesma sensação de quando a gente vai ao cinema com o namorado novo e tenta descobrir qual é a melhor expressão para fazer quando começa uma cena de sexo.

Entendo que um comediante se aproveite de outras oportunidades de humilhação – o mesmo cara poderia substituir "gorda" por "velha", "*gay*" ou "polonesa", dependendo da ocasião. Mas, agora que sou uma Garota Gorda, não acho mais graça na piada. Não finjo estar gostando e não escondo meu desconforto. Procuro o comediante (quase sempre é um homem) ao final do espetáculo. É claro que ele é provavelmente baixinho, ou careca, ou alcoólatra, ou tem a pele do rosto esburacada. Se fosse bonito, não teria enveredado pelo caminho da comédia. Homens bonitos viram estrelas de cinema, não comediantes. Homens bonitos ganham séries de televisão; comediantes ganham um fim de semana especial num clube de quinta categoria. Pessoas bonitas não precisam aperfeiçoar seus talentos cômicos para vencer na vida.

Agora, portanto, procuro o comediante e digo a ele: "Não gostei da piada que você contou sobre transar com uma garota gorda". Ele vai gaguejar e ficar constrangido, mas não dou a mínima e continuo: "Você precisa se esforçar um pouquinho. Essa piada é muito batida. Você tem talento. Por que não diz algo mais inteligente da próxima vez?" Quem garante que ele vai mudar o texto? Mas aposto que não vai mais fazer piadas sobre garotas gordas sem pensar antes.

Aqui estamos nós, ouvindo o recado de comediantes, de revistas, de estrelas de cinema, de irmãos mais novos e de amigos, que afirmam que só seremos sexualmente atraentes se tivermos determinada aparência física. Levei muito tempo para entender que, embora quase todos os homens prefiram ser vistos ao lado de uma *top model*, eles ficam até muito felizes de transar com qualquer mulher. Raramente encontrei algum homem que achasse que tinha acesso a vaginas DEMAIS. Na hora H, a aparência da mulher não tem a menor importância. O cara sempre diz: "Não brinca! Vou poder colocar meu pênis dentro de uma vagina! Ponto para mim!"

TENTANDO SER UMA VAGABUNDA GORDA

A Vagabunda Gorda não é muito diferente da Vagabunda Magra. Ambas se colocam em situações comprometedoras por diferentes motivos, normalmente para compensar a baixa auto-estima ou uma imagem negativa do próprio corpo. Hannah Leach, de 17 anos, explorou esses motivos num diário gravado em vídeo para um programa, recentemente exibido no horário nobre da rede ABC, sobre obesidade na adolescência:

> Assistindo ao vídeo, Leach, que agora tem 21 anos, 34 quilos a menos e é muito mais feliz, ficou boquiaberta com as lembranças que ele trouxe. Ela diz que gravou o vídeo numa época em que se sentia "insignificante" e "pouco importante", quando usava o sexo para se sentir melhor em relação a si mesma. Ela afirma que sua imagem na fita revela mais "aversão a si mesma" e solidão do que sexualidade, o que pode ser visto numa edição mais recente de seu diário em vídeo. "Eu quero tanto ser amada por alguém", diz ela, olhando para a câmera. "Só faço essas coisas para que alguém me ame, mas no final das contas acabo me sentindo uma puta." O pediatra Michael Rich, do Hospital Infantil de Boston, afirma que problemas de obesidade freqüentemente tornam as adolescentes vulneráveis à exploração sexual. "Elas parecem mais velhas e mais maduras do que realmente são. Parecem fáceis e mais dispostas a trocar sexo por afeto do que uma garota que seja desejada por todos porque poderia estar na capa de uma revista." Leach afirma que não tinha a menor dificuldade para arrumar namorados. "Eu tinha a oferecer aquilo que quase todos os garotos queriam. Não fazia a menor diferença se eu tinha 130 quilos ou não... Alguém me desejava. Alguém finalmente me desejava."[2]

Você não reconhece esse sentimento patético? Eu com certeza reconheço. Nos tempos de colégio e de faculdade, quando todo mundo parecia estar transando, eu me sentia nervosa e insegura.

Não era tanto uma preocupação com minha imagem corporal, mas um medo generalizado do desconhecido. Para piorar as coisas, quando finalmente tomei coragem para transar, não senti nada parecido com as maravilhas que todo mundo contava. Minhas primeiras experiências não tinham a efervescência dos livros de Judy Blume ou dos filmes estrelados pela Julia Roberts. Mesmo minhas amigas de colégio ou de faculdade que pareciam estar se esbaldando não davam a impressão de estar assim tão empolgadas com a qualidade do sexo que experimentavam. Claro que elas sempre tinham histórias engraçadas para contar, mas sempre havia algum problema: uma delas teve que transar num quarto enquanto outro cara "dormia" na cama ao lado. Ou o parceiro ficava ofendidíssimo quando elas pediam para ele usar camisinha. Ou o cara gozava e elas se sentiam humilhadas e sem direito ao orgasmo. Para mim, não parecia mesmo um bom negócio.

Quando terminei o colégio, decidi ignorar meus receios e me forçar a sair mais (recado para mim mesma: "forçar" não é um conceito muito legal quando se trata de sexo). Eu levava camisinhas no primeiro encontro e me esforçava ao máximo para passar a noite com alguém. Eu também queria ter um estoque de histórias para contar. Embora isso parecesse uma coisa legal – eu achava que era isso que todas as minhas colegas estavam fazendo –, lá no fundo sentia vergonha de mim mesma. Eu nunca tocava nesse assunto com minhas amigas. Era constrangedor demais.

Além do mais, eu era gorda. Morria de medo que o cara estivesse acariciando minhas partes íntimas, levantasse de repente o rosto e gritasse: "Que nojo! Sua gorda asquerosa! O que foi isso que eu toquei? Pelo menos é uma parte do corpo que todo mundo tem?" Ou pior, ele poderia guardar o nojo para si e contar para todos os amigos no dia seguinte. Posso até imaginar a conversa: "Quando estava com a mão lá embaixo, foi como se eu tivesse enfiado a mão numa tigela de... sei lá, massa de pão ou algo assim. Eu quase vomitei!" E daí em diante.

Já passei por momentos constrangedores. Todo mundo tem preocupações esquisitas com o próprio corpo. Entretanto, se isto servir para diminuir seu medo, ainda não ouvi nenhum cara expulsar uma Garota Gorda da cama dizendo: "Dê o fora daqui, sua gorda nojenta!" Se você conseguir enxergar sua própria insegurança e perceber que uma situação como essa pode acontecer, aqui vai meu conselho: NÃO VÁ PARA A CAMA COM ESSE CARA! Se você não consegue confiar que ele vá tratá-la com respeito, então por que ir para a cama com ele? Se imaginar que ele vai correndo contar aos amigos no dia seguinte como você é gorda, então por que você colocaria o pênis dele na boca?

Naquela época, raras vezes cheguei perto de experimentar o tipo de prazer que achava ter o direito de sentir. Talvez estivesse fazendo alguma coisa errada. Talvez estivesse com o homem errado. Talvez estivesse fazendo sexo em vez de fazer amor. Eu tinha esperanças de que, se estivesse num relacionamento mais envolvente, tudo seria diferente. Não era o caso de transar apenas para satisfazer minhas necessidades sexuais – um bom vibrador e duas pilhas dariam conta do recado em muito menos tempo. Isso não parecia estar me tornando mais íntima de ninguém. No mínimo estava me distanciando. A confiança desaparecia no exato momento em que as luzes se apagavam. Eu estava tentando ser uma Vagabunda Gorda, mas era péssima nesse papel. Tenho sorte de ter escapado sã e salva.

TROCANDO OS LENÇÓIS

Em algum momento de meus 20 e poucos anos, me ocorreu que minhas escapadas sexuais não estavam funcionando. De acordo com as revistas, com os filmes e com meus amigos bêbados, sexo deveria ser selvagem, despreocupado e tudo o mais. Mas com certeza eu não sentia isso. Sempre achei que sexo fosse algo especial e íntimo. A primeira vez que vi duas pessoas tendo uma relação sexual foi no livro *De onde eu vim?*, que minha mãe me deu. Era um desenho de duas pessoas gordinhas, que não se pareciam exatamente com meus pais, mas serviu para que eu compreendesse que era uma representação deles. Em nenhuma página daquele livro estava escrito que apenas pessoas magras podiam copular. Nenhum capítulo dizia que apenas pessoas que estivessem de dieta poderiam procriar ou se divertir. Nunca associei sexo a um corpo malhado ou a seios de silicone, apenas a meus pais, apenas a pessoas.

Foi então que comecei a pensar em meu corpo de maneira diferente. Talvez eu não fosse apenas um receptáculo descartável para um pênis. Meu corpo era especial, e eu deveria dar mais valor a ele. Eu não devia permitir que um pênis qualquer se aproximasse dele. Então parei – não de fazer sexo, mas de tentar provar alguma coisa para as pessoas.

Comecei a perceber quantas de nós ofereciam o corpo em público, mas pagavam um preço alto por isso em particular. Conversando com uma amiga que recentemente havia sido diagnosticada com uma doença sexualmente transmissível, ela me disse que, embora usassem camisinha, não sabia como contar isso ao cara com quem estava saindo. Perguntei: "Esse não é um assunto que se deve conversar antes de ir para a cama com alguém?" "Como assim?", ela perguntou. "Ora, você não pergunta se ele já fez o teste de aids?" "Ah, claro, mas isso não quer dizer que eu vá acreditar na resposta dele. Ele pode estar mentindo descaradamente. Eu ainda não o conheço o suficiente para ter certeza."

E ela dorme com ele mesmo assim! Porque é isso que nós fazemos. Somos mulheres independentes e sexualmente ativas do século XXI e merecemos sentir prazer! Eu penso assim: se você não conhece o cara o suficiente para saber se ele está falando a verdade quando diz que já fez o teste de aids, por que dormir com ele? Se acha que o cara vai desdenhar de seu corpo quando fizer sexo oral em você, por que dormir com ele? Não vale a pena. Nunca. Sei como precisamos de afeto; sei que é difícil encontrar o cara certo; sei que merecemos ter uma noite maravilhosa de sexo sem compromisso – o que é quase impossível de acontecer. Alguma coisa precisa mudar. E eu diria que podemos começar mudando nossa atitude.

Parei de fazer comentários sobre com quantos homens já estive, quanto tempo faz que dormi ou deixei de dormir com alguém, ou o que aconteceu (ou não aconteceu). Adoro paquerar, mas acho muito complicado não tomar cuidado na hora de ir para a cama. Minha vida sexual pode não ser ideal, mas é pior a sensação de acordar no meio da noite ao lado de um cara que mal conheço e ainda ter que esperar mais umas quatro horas para acordá-lo e mandar que ele dê o fora da minha casa.

Sempre escuto dizer que, quando você ama alguém, tudo é diferente. Acho que prefiro esperar por esse dia. E enfrentar o medo. Difícil dizer se penso assim porque estou com 31 anos ou porque sou assim mesmo e é assim que tem que ser. Talvez seja apenas uma velha estratégia de defesa, por me sentir insegura em relação ao meu corpo. Eu adoraria dizer que estou loucamente apaixonada por meu corpo estonteante, mas isso não seria verdade.

Atravesso fases incrivelmente difíceis quando um relacionamento chega ao fim. Sei que o homem dos meus sonhos não vai aparecer se eu ficar em casa vendo TV. Parte do tempo, eu me sinto como uma cobaia de Mengele, prisioneira de alguma terrível experiência de privação de amor que me trará danos mentais irreversíveis. Mas tudo que preciso fazer é olhar as garotas que cavaram a própria infelicidade – casando-se com alguém só para não ser criticadas, mantendo um casamento sem amor por medo de se separar, ou tendo um filho para "dar um jeito" na relação – para saber que tenho apenas que seguir em frente e dar o melhor de mim.

Passei muito tempo convencida de que nenhum homem sentiria atração por mim por causa do meu traseiro enorme. Agora percebo que minha boca enorme é um obstáculo ainda maior para os homens. Mas você tem que me aceitar por inteiro, querido. Conheço um monte de mulheres magras e lindas que não conseguem arranjar namorado, e essa é a revanche das gordinhas.

Não são apenas as Garotas Gordas que se sentem inseguras. Todas as mulheres se sentem assim, e os homens também. Héteros, *gays*, qualquer um. Pessoas casadas me contam que não fazem sexo porque uma delas se sente constrangida, ou pensa que a outra se sente constrangida. Mesmo as Garotas Magras se sentem inseguras com o corpo, o que é mais uma razão para seguirmos em frente. Se elas ficam chateadas, por que deveríamos nos preocupar?

GORDAS *VERSUS* MAGRAS NA CAMA

Não há nenhuma razão para pensar que uma Garota Magra seja melhor de cama que uma Garota Gorda. Na verdade, uma pesquisa recente revelou que mulheres gordas têm uma vida sexual melhor que a das magras. Num artigo intitulado "Quilos à parte, as gordinhas se divertem mais na cama", os pesquisadores afirmaram que a vida sexual das mulheres gordas é de melhor qualidade que a das mulheres magras, assegurando que a "magreza nunca foi associada à sexualidade".[3] Isso é chocante. As Garotas Gordas estão se dando bem? Isso é o oposto da visão que temos do sexo. Na maioria dos filmes, novelas e programas de televisão, estamos acostumadas a ver dedos deslizando sobre torsos musculosos à meia-luz. Estamos acostumadas a ver seios empinados e perfeitos, sempre do mesmo tamanho. Nunca vi uma estria em cenas de amor. Nunca vi uma veia saltada nem tufos esquisitos de cabelo na telona – mas já vi isso tudo na vida real.

Podemos considerar algumas hipóteses: talvez uma mulher magra tenha, em média, mais oportunidades de transar do que uma Garota Gorda, por isso tenha mais experiência e, portanto, seja melhor de cama. Ou podemos supor (não necessariamente de forma correta) que uma Garota Gorda fique mais aflita e mais ansiosa para agradar o parceiro e, portanto, seja melhor de cama. Por que não aceitar a teoria de que cada um tem o próprio ritmo?

Como já disse antes, os homens (assim como as mulheres) foram criados para acreditar que um corpo com determinada aparência é sexualmente atraente e o outro não. O corpo ideal feminino é magro e bronzeado, com seios grandes e cabelos longos e revoltos. A mulher deve ter a testa pequena, lábios grossos e sedutores, dentes brancos e cílios longos e escuros. O corpo deve ser livre de pêlos, como o de uma menina. Um sotaque estrangeiro é bem-vindo. Existem tantos homens cuja educação sexual se restringe à pornografia (ainda que seja em programas leves e "inofensivos" veiculados tarde da noite na TV a cabo ou no que é encontrado nas bancas de revistas) que eles não têm repertório visual para descrever a coisa real. É uma fantasia sexual baseada e sustentada no filme *9½ semanas de amor*. (A propósito, se você fizer uma pesquisa na Internet com o termo "garotas gordas", vai encontrar toneladas de *sites* pornográficos. Acho que os homens reclamam sem motivo.)

Precisamos nos distanciar dessa estética visual do sexo – que desaparece no instante em que as luzes se apagam – e nos concentrar nas sensações táteis. A maciez é boa e agradável. É gostoso tocar os músculos, mas a gordura pode ser boa também. Ela é flexível, você pode apertá-la com as mãos, afundar os dedos e sentir como ela se acomoda. Você pode deslizar os dedos sobre o estreito vale que as estrias formam, uma ao lado da outra.

Ao deitar a cabeça sobre um abdome magro ou musculoso, ele parece duro como uma tábua. Mas, ao repousar sobre uma barriguinha gorda e carnuda, ela acolhe sua cabeça como se fosse um travesseiro. Sinto informar aos homens que seios grandes e naturais – aqueles que eles tanto gostam de tocar – são grandes justamente porque estão cheios de tecido gorduroso. É isso que os torna amplos. Não é o ar nem o silicone, tampouco algum desejo realizado pelo gênio da lâmpada. Seios de verdade se mexem e balançam. A gordura que tanto odiamos é que os torna tão agradáveis de tocar.

Para alguns homens, mulheres gordas são uma espécie de fetiche, especialmente as obesas. Existem lugares que as mulheres obesas freqüentam apenas para se encontrar com esse tipo de homem. Não acho que isso tenha a ver com o corpo, e sim com algum drama psicológico. Não quero um homem vidrado em apenas uma parte de mim para sentir satisfação sexual. Isso é o mesmo que um homem dizer que só consegue ficar excitado com mulheres magras. Sou muito mais do que esse corpo, querido. Quando se chega a esse ponto, é tudo ou nada.

Enfrente o medo da gordura em seu próprio corpo. Sinta-a e sinta-se confortável com ela. Quando estiver com alguém, chame a atenção dele (ou dela) para seu corpo. Faça perguntas. Peça à pessoa para tocar em você e descrever o que ela sente. Faça com que ela compare as diferentes texturas de seu corpo: a parte gorda, a parte magra e os músculos; as áreas com e sem pêlos. Tenha orgulho de seu corpo. Ele sustenta você o dia inteiro. Ele cura você quando adoece. Ele lhe dá prazer. Talvez ele tenha colocado uma criança no mundo. Esse corpo – o seu corpo – é uma coisa maravilhosa.

Vai ajudar muito se você souber como amar seu próprio corpo. Estou me referindo a FAZER AMOR com seu corpo – ou seja, se masturbar. Fico chocada com o tempo que as mulheres levam para descobrir as coisas. Ficamos tão constrangidas com nosso corpo, sentimos tanto "nojo" da menstruação, de nossos cheiros, de nossos pêlos, que não conseguimos nem ao menos nos tocar. Conheci muito poucas mulheres que aprenderam a se masturbar antes de ter relações sexuais com um parceiro. Eu não aprendi. Precisamos esperar que outra pessoa nos excite. Garotas boazinhas não fazem isso. Que tipo de liberdade sexual é essa? Enquanto isso, os rapazes já viviam roçando em tudo que encontravam pela frente, cheiravam roupas íntimas e se trancavam no banheiro desde pequenos. Ninguém precisa ficar sabendo. Você não vai ficar viciada a ponto de nunca mais querer um parceiro, nem vai se acostumar a ponto de nunca mais sentir prazer com ninguém. Isso é tolice, para que você não comece a pensar que os homens não são necessários... Minha nossa! Isso parece um enorme pesadelo feminazista! Acho que toda garota deveria ganhar um bom vibrador de presente em seu *bat mitzvah* ou na festa de 15 anos.

Apenas mergulhe profundamente nessa gordura. Toque-a. Sinta-a. Não é fácil, mas – que diabos! – você não tem como se esconder dela. Eu sei que a gente acha que sexo tem que ser igual aos comerciais da televisão. Esqueça a iluminação adequada, esqueça os sussurros do tipo "Vou ficar de sutiã, mas tirar a calcinha". Apenas dê um mergulho. Seu parceiro sabe muito bem que você não vai deitar na cama e se transformar na Halle Berry. Tome cuidado para não tentar enganá-lo demais com todas aquelas cintas modeladoras e sutiãs que diminuem os seios. Claro que os homens ficam surpresos ao ver que meus seios não são empinados, porque estão acostumados a ver implantes de silicone, não peitos de verdade. Mas homem nenhum algum dia me disse: "Seus peitos estão escorregando para baixo das axilas. Vou dar o fora daqui!" Eles dizem apenas: "Ah, peitos!" Eles são homens. Passam o tempo inteiro pensando em como se aproximar de você. Acredite em mim: os homens não são assim tão exigentes quando estão quase conseguindo o que querem. Esqueça as camisetas estrategicamente deixadas à mão e os lençóis cuidadosamente enrolados. Não tenha pressa para apagar a luz. Esse é o seu corpo, minha querida. Trate de exibi-lo. Tenha orgulho dele. E lembre-se: se você não consegue confiar em seu parceiro – seja homem ou mulher –, então simplesmente não vai valer a pena.

13
Compras e estilo

> Você não pode impedir minha felicidade,
> Porque gosto de ser assim
> E você não pode me impedir de agarrar a faca e o garfo
> Quando vejo um peru de Natal.
> E, se você não gosta do meu jeito,
> Eu não ligo a mínima!
> – *"Você não pode impedir"*, de Hairspray[1]

As Garotas Gordas têm um monte de desejos de consumo insatisfeitos. Botas de cano longo, por exemplo. Seria ótimo encontrar nas lojas de departamentos um par de botas que coubesse em minha panturrilha musculosa. Que eu saiba, mulheres de todos os tamanhos e que não têm pernas finas também estão procurando botas assim. Nós temos dinheiro e queremos gastá-lo. Então por que os fabricantes não fazem botas para nós?

E por falar em músculos, será pedir demais que lojas de artigos esportivos e de *lingerie* vendam sutiãs apropriados para fazer exercícios e roupas de ginástica com numeração 46 ou maior? Ninguém pensou duas vezes antes de aumentar as porções de batata frita, mas, se eu quiser diminuir minhas coxas, tenho que comprar roupas por catálogo ou pela Internet. Ainda assim, esses produtos nunca proporcionam a sustentação ou o formato que quero.

Eu adoraria comprar um sutiã da Victoria's Secret, mas mal consigo encontrar um tamanho GG, que dirá um XXG, que é o que preciso. Acho legal que algumas marcas estejam confeccionando roupas tamanho 48, 50 e 52, mas será que dava para ter mais de uma peça por loja? As estatísticas sugerem que sete de cada dez mulheres que entram nessas lojas teriam que disputar aquela única peça número 46 ou maior.

Nós também gostaríamos de voar em aviões cujas poltronas acomodassem nosso bumbum. Se uma pessoa magra reclamar que sua coxa gorda está invadindo a poltrona dela, diga a essa pessoa para comprar duas passagens em vez de maltratar as Garotas Gordas só porque alguém foi preconceituoso na hora de projetar as poltronas.

POR FAVOR, NÃO DESAPAREÇA DENTRO DA MINHA VAGINA GIGANTESCA

Viu só? Há muito mercado para pessoas do meu tamanho! Você pode imaginar minha alegria ao assistir pela primeira vez ao anúncio do absorvente Always Máxima Proteção? Eu estava na academia, pulando no elíptico, quando o vi na televisão. Uma mulher loura, bonita e grandona sussurrava alguma coisa sobre o Always Máxima Proteção com abas flexíveis, um absorvente especialmente desenvolvido para mulheres com manequim 48 ou mais. Ela perguntava se eu sabia que a maioria dos absorventes era desenvolvida para mulheres com manequim 40 ou menos.

Parei de pular e, de início, pensei: "Que legal! Finalmente uma empresa compreendeu que eu faço parte de um mercado especial que tem necessidades especiais!" E, logo em seguida: "Minhas necessidades especiais incluem um absorvente tamanho grande?"

Não há nenhuma ligação biológica entre o tamanho do meu corpo e a intensidade do meu fluxo menstrual. Sendo assim, concluo que o Always Máxima Proteção não deve ter sido desenvolvido para um fluxo menstrual maior, e sim para oferecer uma área de proteção maior. Em outras palavras: o fabricante do Always está vendendo um absorvente tamanho grande para minha calcinha tamanho grande. Ah, tá.

Definitivamente, esse absorvente não se parece com os demais. Você reconhece o Always Máxima Proteção assim que põe os olhos na prateleira da farmácia. Ali há absorventes para serem usados com biquíni, há os mínis, os súper, e então você se pergunta por que alguém teria colocado um pacote de fraldas na prateleira de absorventes. Aquilo não são fraldas, meu bem. São os maxiabsorventes Always Máxima Proteção.

Você não acha isso ofensivo? Só porque eu visto 48 ou mais, não significa que ande por aí com calcinhas gigantescas como as da minha avó. Essa imagem batida é usada à exaustão em comédias para adolescentes. Minha roupa íntima é *sexy*, justa e inclui uma grande variedade de cores e estilos. Claro que minhas calcinhas têm a faixa da cintura mais larga do que as de uma garota que vista 40, mas a parte inferior, onde fica o absorvente, é tão estreita quanto a de qualquer outra calcinha (exceto, é claro, se for uma tanga – mas essa é uma tortura diferente para um tipo de dia diferente). Não importa se você veste 36 ou 56 – a largura da parte inferior da calcinha é igual e fim de papo.

A assessoria de imprensa da Procter & Gamble, fabricante do Always, me garantiu que o produto foi criado para atender a uma demanda de consumidoras mais avantajadas, por meio de um *site* na Internet. As vendas foram tão boas que outras empresas resolveram lançar produtos semelhantes. Talvez algumas mulheres queiram um produto mais largo como esse (ou precisem dele). Mas pense no desconforto. Ao experimentar o maxiabsorvente de Máxima Proteção, eu me senti como se tivesse enfiado uma almofada dentro da calça.

Eu tenho uma curiosidade: se o fabricante do Always imagina que uma garota grande precisa de um absorvente grande, como ficam as garotas pequenas, como a Sarah Jessica Parker, que veste 34? A empresa vai desenvolver um miniabsorvente para que ela o coloque delicadamente em sua calcinha ultra-estreita, para combinar com sua vagina pequenininha? Não vou menosprezar os imensos avanços tecnológicos dos absorventes. Hoje, por exemplo, você encontra absorventes na cor preta, que foram criados para ser usados com calcinha preta, não para mulheres negras.

Não há nenhuma correlação entre os tamanhos da roupa, do corpo e dos órgãos genitais. Você nunca pensaria que homens grandões precisam de camisinhas imensas para pênis imensos – embora eu tenha certeza de que eles não se incomodariam se você pensasse isso deles.

Deixando de lado essa problemática dos tamanhos, eu me sinto insultada pela simples invenção desse produto, porque ele parece gritar para mim: "Ei, sua gorda! Aqui está um absorvente enorme para sua vagina enorme!" A verdade é que, embora eu seja definitivamente uma mulher grande, não tenho uma vagina grande. Minha vagina tem um tamanho normal. Minhas calças podem ser maiores que as das outras mulheres, mas nossos órgãos são praticamente do mesmo tamanho.

Você não ganha nem perde peso na vagina. Algumas mulheres têm mais peso nas coxas, outras no bumbum. Mas alguma mulher concentra seu peso na vagina? Não! Você acha que mulheres obesas têm uma vagina enorme e, depois de se submeterem à cirurgia de redução do estômago, ficam com uma vagina pequenininha? Negativo!

Sabe, eu já enfrento problemas demais sem que a Procter & Gamble venha insinuar que tenho uma vagina grande, gorda e louca que vai engolir você se chegar muito perto. As Garotas Gordas custaram tanto a conseguir roupas bonitas e sensuais, especialmente confeccionadas para se ajustar a seus corpos bonitos e sensuais. Quando nos vestimos bem, caminhamos com orgulho e falamos com voz firme, confirmamos nosso tamanho grande. Mas, sexualmente, somos como qualquer outra mulher. Temos os mesmos órgãos, prazeres, preocupações e necessidades.

Sendo assim, por favor, não tentem me vender uma colher enorme, porque eu não tenho a boca enorme. Não inventem um desodorante com um bastão imenso, porque minha axila é igual à de todo mundo. Não preciso de um papel higiênico mais largo para limpar meu bumbum gordo. E não vou comprar um maxiabsorvente, porque minha vagina é perfeitamente normal. Não me leve a mal, minha vagina é fabulosa e faz coisas legais. Mas, em termos de tamanho, ela segue os padrões normais e regulares.

Obrigada, mas... não, obrigada.

ESTRATÉGIAS DE COMPRA

Um de meus passatempos favoritos com as amigas – além de ir ao salão para fazer as unhas e de observar os homens enquanto tomamos um *cappuccino* – é passar o dia fazendo compras. Ir às compras é uma terapia capaz de curar quase todos os males, especialmente quando sobra algum dinheiro no banco. Mas ultimamente tenho voltado para casa de mãos abanando ou, no máximo, trazendo uma sacolinha com um batom ou um par de brincos. Minhas amigas é que sempre ficam atrapalhadas com as sacolas na hora de chamar o táxi.

Para falar a verdade, embora adore sair com elas para fazer compras, não suporto mais ficar me escondendo na seção de decoração das lojas. Enquanto minhas amigas estão provando blusinhas sem mangas e saias *jeans*, fico olhando as maçanetas de cristal colorido pela enésima vez. Não há nada que me sirva nas milhares de lojas que minhas amigas mais adoram.

Não me entenda mal – tenho um monte de lojas favoritas, mas nunca arrasto minhas amigas até lá. Nem faço com que elas fiquem olhando jóias que não vão comprar enquanto experimento roupas em lojas de tamanhos grandes. Faço sempre uma incursão solitária pelas araras das lojas. Não me sinto constrangida com meu tamanho, apenas não me passa pela cabeça levar uma amiga até uma loja onde ela não vai se divertir. Eu me tornei tão especialista em disfarçar meu mal-estar durante as compras que minhas amigas provavelmente nem percebem que eu não consigo comprar nenhuma peça de roupa nas lojas de que elas tanto gostam.

Tive uma experiência memorável numa loja chique de Beverly Hills. Sempre gostei de olhar vitrines, então inclinei a cabeça para olhar... jóias. Nesse exato momento, apareceu uma elegante vendedora que me levou rapidamente até o fundo da loja, onde havia araras e mais araras de roupas idênticas às da entrada, mas todas com numerações maiores. Eu e meu cartão de crédito fizemos uma senhora festa naquele dia. Não me ocorreu perguntar, até que eu já tivesse ido embora, por que as roupas para o meu tamanho estavam escondidas lá no fundo. Será que o dono não queria mulheres gordas circulando pela loja? Será que a loja atendia a apenas uma pequena clientela tamanho grande?

Meu sonho é entrar numa loja em que uma amiga possa escolher uma roupa manequim 42 na parte da frente da arara e eu possa pegar uma 52 na parte de trás dessa mesma arara. Espere um momento, vamos mudar: Meu sonho é entrar numa loja em que eu possa pegar uma roupa 52 na parte da frente da arara e minha amiga possa escolher uma 42 na parte de trás dessa mesma arara. Esse sonho está aos poucos se tornando realidade! Tenho encontrado coisas legais em lojas descoladas ultimamente. Mas uma calça 52 em uma dessas lojas desaparece num piscar de olhos! A propósito, minha amiga Martina, que tem 1,84 metro, também tem problemas para encontrar roupas "longas". "As calças ficam curtas demais", ela me disse, "e as mangas das blusas ficam mais curtas ainda."

Não dá para simplesmente sentar e ficar sonhando acordada numa das poltronas da Zara enquanto todo mundo se diverte. Temos que abrir a boca se esperamos alguma mudança. Temos que... isto é, eu tenho que gastar meu dinheiro em butiques e lojas de departamentos que tenham roupas para um bumbum tamanho 46 ou mais. Portanto, aqui vão algumas estratégias para tornar a vida um pouco mais fácil tanto para mim quanto para outras Garotas Gordas.

Use a carteira

As pessoas podem não compreender a política da gordura e podem não entender as complicações de ganhar ou perder peso. Mas uma coisa que toda empresa, toda revista e toda loja compreende muito bem são os lucros. Há um monte de Garotas Gordas por aí, e elas gastam muito. Sendo assim, temos que canalizar nosso dinheiro para as marcas que têm consideração por nós e não gastar mais com marcas que não nos dão importância.

Isso significa parar de dar tanta atenção à *Vogue*, quando existem outras revistas importantes que dedicam um pouco de espaço a nós. As revistas *Glamour* e *Marie Claire* têm freqüentemente colocado em suas páginas opções de roupas para mulheres mais gordinhas. Uma recente edição da *Glamour* trouxe uma foto de página inteira da Mia Tyler sedutoramente de biquíni. Os leitores aprovaram, entusiasmados. Como disse antes, eu tinha certeza de estar vendo algo impossível de acontecer ao abrir a *Vogue* na última primavera e dar de cara com um editorial de moda com a modelo de tamanhos grandes Kate Dillon. É claro que eles a fizeram posar ao lado de um homem baixinho para ressaltar o tamanho dela, mas tanto você quanto eu sabemos muito bem que Anna Wintour jamais poderia imaginar que esse dia chegaria. Kate foi a primeira modelo gordinha a posar para a *Vogue* nos 110 anos de vida da revista.

Na atual conjuntura econômica, que revista ou estilista resistiria ao desejo de ganhar mais dinheiro? Na Grã-Bretanha, a loja londrina Marks and Spencer fez do manequim 44 seu tamanho básico.[2] Na América do Sul, segundo a agência Reuters, "o Senado argentino aprovou uma lei [...] que obriga os fabricantes de roupas a confeccionarem peças que caibam em mulheres de todos os manequins, devido às inúmeras reclamações de que as lojas só tinham em estoque roupas para mulheres magras".[3]

Donna Karan, Tommy Hilfiger e Ralph Lauren finalmente permitiram que o bom senso nos negócios superasse um possível esnobismo e começaram a fazer roupas com nossa numeração. Várias outras lojas têm criado linhas para mulheres grandes. Que venham! Em 2000, o total das vendas de roupas para mulheres com manequins grandes ultrapassou a casa dos 32 bilhões de dólares;

de 2000 a 2002, as vendas de roupas dos tamanhos entre 44 e 54 cresceram 18%.[4] A confecção de tamanhos grandes Lane Bryant vendeu, sozinha, mais de um bilhão de dólares em 2002.[5] Não surpreende que o presidente da Hot Topic, que vende roupas para manequins grandes pela Internet e fatura 443 milhões de dólares por ano, tenha lançado a etiqueta Torrid, uma linha voltada para adolescentes com manequins entre 46 e 60, com enorme sucesso.[6]

Trate de apoiar os estilistas que desenvolvem linhas de roupas que sirvam em mim e em você. Incentive as amigas que vestem tamanhos regulares a fazer compras em lojas que oferecem roupas de tamanhos maiores.

Não se preocupe, ainda existem muitos estilistas cheios de preconceito por aí, como Arnold Scaasi, por exemplo, que deu a seguinte entrevista, recentemente, ao *New York Times*:

> "Faço alta-costura para mulheres muito ricas e magras", disse ele.
> Por que apenas para as magras?
> "Porque elas se cuidam, fazem exercícios e plásticas no rosto, no estômago e nos quadris. Além disso, são lindas e muito inteligentes."
> Ao que parece, só os homens conseguem ter sucesso apesar da barriga protuberante.
> "Nunca vi uma barriga protuberante em toda a minha vida", afirmou o sr. Scaasi.
> Acontece que o sr. Scaasi tem um pouco de barriga.
> "Tenho 65 anos e é isso que acontece, a vida continua e eu tomo vodca", disse ele.[7]

O que eu poderia dizer diante disso? Sirvam a ele mais uma dose!

Bote a boca no trombone

Quando fico sem ter o que fazer numa loja de roupas, aproveito o tempo em que minhas amigas estão no provador para tentar uma tática que apelidei de "Se não for agora, quando será?". Chamo a gerente e pergunto: "Quando vocês vão começar a vender roupas com numeração maior?" Talvez ela não possa fazer nada no momento, mas imagine se ouvir um grande coro de vozes atrás dela... Entro na Victoria's Secret toda hora para fazer isso. Ora, essas lojas só têm a ganhar mais dinheiro!

Vá comprar roupas grandes com amigas magras

Outra estratégia é a que chamo de "Tempo igual para tamanhos diferentes". Isso significa dizer às amigas: "Vamos entrar aqui um instante?", ao passar na frente de alguma loja para tamanhos grandes. Ou então convidá-las para ir a um bairro meio distante onde encontro as melhores ofertas para manequins 48 ou mais.

COMPRAR SEM PARAR

Agora que você já sabe como fazer compras, resta saber o que comprar. Finalmente consegui descobrir que tipo de roupa fica bem em mim. Estou longe de ser um ícone da moda, mas sei escolher peças que favoreçam o formato do meu corpo. As maiores consultoras de moda defendem com veemência que a roupa deve ter um caimento perfeito. Guardo um monte de recortes de dicas numa sacola com a intenção de levar um dia para uma costureira (isto é, assim que eu encontrar uma costureira), mas a sacola continua enfiada lá no fundo do armário. O lendário ícone do estilo Sean Diddy Combs disse certa vez: "Estar na moda é sair de paletó e gravata quando as outras pessoas estão com muito calor para se incomodar com isso".[8] Mas meu *blazer* acaba sempre embolado no chão e eu transpiro de qualquer maneira. Inspiração *versus* transpiração – nessa hora, somos todos iguais.

Aqui vão algumas dicas de estilo para aquelas que acham que podem derrapar nas curvas da moda.

Use roupas que se ajustem ao seu corpo

Não há motivo nenhum para uma Garota Gorda esconder o corpo quando pode exibi-lo. Garanto que qualquer coisa que você considere muito apertada fica mais bonita do que aquela roupa folgada que costuma usar quando está menstruada. Compre roupas que se ajustem ao seu corpo. Procure uma confecção que tenha uma modelagem parecida com a de seu corpo. A maioria das marcas escolhe uma modelo cujo corpo vai servir de padrão para os tamanhos 48, 50, 52 etc. Você só precisa encontrar aquela que tenha o tipo igual ao seu. Lane Bryant, por exemplo, tem uma modelagem para pessoas com o corpo em formato de ampulheta, como o meu. Mas a Old Navy adota como modelo uma mulher mais magra em cima e mais larga nos quadris, pois as roupas ficam bem em minha cintura, mas me apertam no tórax. Prove tudo. Convide uma amiga bem sincera para acompanhá-la na hora da compra. Esqueça o número impresso na etiqueta, não ligue para o que ela diz. Se a roupa parece bonita em você, ela é bonita. Procure roupas que se ajustem, mas que não apertem. Não há nada pior do que ver uma mulher ajeitando a roupa o tempo inteiro. De vez em quando tudo bem, mas passar o dia todo puxando aqui e ali ou sofrendo com as costuras que cortam sua pele... Por que se torturar assim? Compre o tamanho certo, independentemente da etiqueta. Isto vale para todo mundo: roupa apertada é roupa apertada, não importa se seu corpo é grande ou pequeno.

Vista-se para o sucesso

Você vai sempre parecer mais bonita se estiver bem vestida. Vai sempre parecer mais inteligente num terninho do que num conjunto de moletom. Vai sempre parecer mais *sexy* com uma saia de seda do que com uma saia *jeans*. O esforço vale a pena. Quando sua aparência é boa, você se sente bem; quando se sente bem, você transmite confiança... sabe como é. Seja uma princesa, vista-se bem e conquiste seu príncipe. Todo ano eu prometo que vou aprender a ser uma dama e a usar salto alto. Aí chega o mês de dezembro e eu ainda estou usando botas de combate. Vou continuar tentando, eu acho.

Não compre roupas de "esperança"

Nada me deixa mais chateada do que uma mulher que compra roupas de tamanho menor na esperança de que elas sirvam de motivação para emagrecer. Isso nunca funciona e só faz com que você se sinta pior. Livre-se daquela saia-lápis tamanho 42 que você nunca vai usar. Por que gastar dinheiro dessa forma quando poderia ter comprado uma roupa bonita para usar hoje? Compre apenas roupas que caibam em você HOJE. Não se preocupe com o dia de amanhã. Vamos viver o dia de hoje.

Se a roupa cair bem, compre todas as cores disponíveis

Ao encontrar um suéter com ótimo caimento e preço bom, compre todas as cores que houver. Se encontrar uma calça que você adorou, compre em todas as padronagens disponíveis. A cada estação, adoto um tipo de uniforme que fique bem em mim e então vou combinando com outras peças. No inverno passado, foi uma pantalona com barra italiana e um suéter de tricô preto. Comprei um maravilhoso par de botas e usei esse visual o tempo inteiro. Eu me senti bem e fiquei incrível.

Desenvolva um estilo próprio

Algumas mulheres parecem camaleoas quando o assunto é moda, mas sempre achei legal ter um estilo próprio. Às vezes um visual parece tão perfeito em você que não há motivos para mudar. Eu uso cabelo chanel com franja e esmalte e batom vermelhos desde os tempos do colégio. Adoro e acho que fico muito bonita assim. Toda vez que alguém me convence a tentar alguma coisa diferente – cachear os cabelos, por exemplo, ou usar um batom cor-de-boca –, acabo me arrependendo. Esse cabelo, esses lábios e essas unhas são minha marca registrada.

Invista em você

Toda vez que vejo uma etiqueta marcando 3 mil dólares em um casaco ou quinhentos dólares em uma calça *jeans*, fico enjoada.

Quem gasta tanto dinheiro assim numa única peça de roupa? Existe um motivo, porém, pelo qual uma roupa de grife custa muito mais do que qualquer oferta de lojas de *shopping*. O corte é melhor, o tecido é de qualidade. Isso se reflete no caimento. Vale a pena investir num casaco maravilhoso, mas ele não precisa custar alguns milhares de dólares. Vale a pena investir numa calça preta incrível. Vale a pena procurar um terninho preto fantástico que caia em você como uma luva. Você vai ficar linda, vai usá-lo sempre e aproveitá-lo ao máximo. O prazer de vestir um terninho incrível, bem cortado, bem-feito e que vai estar sempre na moda vale o preço que você pagou por ele. Mas, ao mesmo tempo...

Compre roupas baratas

Existem algumas peças pelas quais não vale a pena pagar um preço muito alto: as básicas. Regatas, *jeans*, camisetas. Guarde seu dinheiro para outras coisas. Vá a lojas baratas que vendem roupas baratas, daquelas que você usa duas vezes e joga fora. Compre um par de sapatos baratos para combinar com aquela roupa que você só vai usar uma vez. Guarde seu dinheiro para coisas realmente de qualidade.

Nada de camuflagem

Não estou me referindo às estampas militares, e sim ao suéter amarrado na cintura, à blusa presa com alfinete e à *pashmina*. Camuflar não funciona. Isso apenas chama atenção para uma parte do corpo com a qual você obviamente não se sente bem. Compre roupas que se ajustem ao seu corpo de maneira adequada.

Realce suas partes favoritas

Meus seios são bonitos. Numa festa de Ano Novo, meu decote estava tão bonito que até mesmo as mulheres vieram me elogiar. Os homens ficavam deixando cair coisas no chão – e eu estava gostando de me abaixar para pegar o guardanapo que havia caído só para deixar que eles dessem uma olhada. Por outro lado, minha barriga dá a impressão de que estou grávida de sete meses. Sendo assim, não vou colocar um *piercing* no umbigo. Compro um monte de roupas decotadas e com decote em V. Não uso muita camiseta sem mangas. Uso o que fica bem em mim. Aquilo que favorece sempre chama mais atenção do que o que não favorece. Se você realmente detesta seu corpo, então valorize seu rosto bonito – como se você não soubesse o rostinho bonito que tem.

Pense colorido

Adoro preto. Tenho toneladas de roupas pretas e as uso o tempo todo. Mas também fico bem bonita quando uso cores fortes. De vez em quando, arrisque-se numa blusa roxa ou num vestido vermelho. Não seja discreta o tempo todo.

Fortaleça suas bases

Quando tive o prazer de assistir à cerimônia de entrega do Oscar, usei o vestido mais lindo do mundo, confeccionado por Richard Metzger. Era um vestido marrom-chocolate bem justo e enfeitado com contas. Poderosíssima! Eu era a Mortícia Adams de marrom. Adivinhe o que Richard me obrigou a usar por baixo do vestido? Camadas de modeladores. Não foi apenas uma meia-calça para modelar o bumbum e um sutiã para diminuir os seios, mas uma armadura de *lycra* no corpo inteiro. Quando um dos modeladores formava um pneuzinho, ele me fazia vestir outro por cima. Eu mal conseguia me mexer. Não dava para pensar em me abaixar nem em ir ao banheiro. Mas fiquei bárbara! Ali estava eu: grande, maravilhosa e com uma silhueta muito *sexy*. Isso tudo é para dizer que as mulheres que você vê desfilando pelo tapete vermelho não nasceram daquele jeito. As coxas delas roçam uma na outra, a barriga despenca – a não ser que seja a Nicole Kidman. Nove entre dez celebridades usam modeladores por baixo de todo aquele *glamour*! Essa dica contraria minha opinião a respeito de se sentir confortável, mas, em ocasiões muito especiais, vale a pena ser você mesma, ainda que totalmente espremida dentro do vestido. Mesmo no dia-a-dia, adoro usar meia-calça modeladora, só para manter tudo no lugar.

Lições básicas sobre sutiãs

Muito bem: Garotas Gordas precisam aprender como usar sutiã. Ou melhor, *todas* as garotas precisam aprender como usar sutiã. Estima-se que 75% das mulheres não usam o tamanho adequado – e isso não apenas torna a aparência horrível (já viu alguém que parece ter quatro seios?) mas também traz riscos à saúde, como dores nas costas e nos ombros, além de problemas de postura e de respiração, especialmente quando os seios são realmente volumosos. Uma mulher que precise de um sutiã de bojo extragrande carrega de sete a dez quilos de peso nesse suporte pendurado nos ombros.[9] E ainda distribuímos mal esse peso. Os seios ficam pulando para fora na parte da frente, a alça de trás sobe em direção ao pescoço e os mamilos ficam amassados. Vá a uma loja especializada. Não é para entrar em uma loja de departamentos nem na Victoria's Secret. Vá a uma daquelas lojas com senhoras gordas que têm pêlos no rosto, entram no provador, encostam em você e fazem com que se sinta constrangida. Com certeza elas vão fazer você provar um sutiã que vai ficar muito apertado, mas também vão encontrar um que vai vestir bem. Você vai sair da loja se sentindo um robô, porém esse é o sutiã adequado. Se tiver seios fartos, trate de modelá-los. Se tiver seios pequenos, trate de exibi-los. Mas, por favor, use um sutiã adequado! Elas vão recomendar que você o lave à mão com sabão para roupas delicadas, mas estou para ver uma mulher que realmente faça isso.

Faça amizade com uma vendedora

Se você encontrar uma vendedora prestativa, que tenha bom gosto e personalidade... vá atrás dela. Ela vai ser útil principalmente em uma loja de departamentos, e você não paga nada por isso. Diga a ela do que você gosta e do que não gosta. Deixe que ela a oriente sobre um estilo que a favoreça ou sobre promoções que podem interessá-la. Chame-a pelo nome. Envie um cartão de agradecimento. Fale bem dela para a gerente.

Represente

Estilo é algo completamente manipulável. Por exemplo: você entra em um prédio onde é preciso se identificar na portaria. Se passar pela recepção com o passo firme de quem sabe aonde está indo e não quer ser incomodada, ninguém vai pará-la. Mas, se entrar devagar, com jeito de quem está perdida, garanto que o guarda vai mandar você se identificar antes de entrar. Acontece o mesmo com o estilo. Se você caminhar se sentindo linda e segura de si, todos ao seu redor vão dizer: "Ela é linda e segura de si". Ninguém precisa saber que sua roupa íntima está suja, que sua meia está furada ou que sua saia está presa por um alfinete. Sabe quando você está numa festa e se vira para olhar uma mulher que acabou de chegar? É a vibração dela que faz isso. Talvez ela seja realmente bonita, talvez não. Passamos para as pessoas a impressão que desejamos que elas tenham de nós.

Mudança de estação

Tire do armário todas as roupas da estação passada e guarde em outro lugar. Quando ressuscitá-las, dali a seis meses, você verá que não se lembrava mais delas. É como descobrir um guarda-roupa novinho em folha.

Mantenha a coluna reta

Você passou tanto tempo incomodada com o tamanho de seu corpo que adquiriu o costume de se esconder. Você encolhe os ombros para parecer menor e se debruça sobre a mesa para não aparecer. Pare imediatamente com isso! Todo mundo sabe como seu corpo é grande. *Você* sabe como seu corpo é grande. Ninguém se importa com isso. Levante o corpo. Estique a coluna. Mostre-se orgulhosa e segura de si. Você merece.

Treine a forma de andar

Sempre fico chocada quando vejo minha imagem refletida em um espelho e percebo que estou andando como uma garota gorda – de maneira desengonçada e pisando forte no chão! E por que isso? Em primeiro lugar, tenho que pensar no que quero transmitir com meu modo de andar. Que tal "confiante, mas sem pensar muito nisso"? Em seguida, tento passar essa idéia para minha forma de caminhar. Se estiver em um lugar em que ninguém me conhece, posso colocar em prática meu jeito de andar "*sexy* e sedutor" ou o "despreocupado e fabuloso". Venho treinando tanto que eles parecem quase naturais.

Acessórios! Acessórios!

A maioria das Garotas Gordas tem um caso de amor com sapatos, maquiagem, jóias e acessórios. Eu aposto nesses prazeres. Eles sempre caem bem e tenho a sensação de ser mais eu mesma. Se as roupas fazem com que você se sinta um lixo, então trate de sair e comprar uma sombra maravilhosa, um relógio ou qualquer outra coisa que o valha. Invista em produtos para o rosto e cuide de sua aparência. Faça as sobrancelhas; adote um corte de cabelo maravilhoso ou mude a cor; gaste dinheiro com manicure e massagens; trate seu corpo com prazer e respeito. Faça tratamentos de beleza e use acessórios bonitos para realçar sua autoconsideração e sua autoconfiança. Diamantes grandes ficam mais bonitos em mulheres grandes.

Escolha um perfume

Ter um cheiro gostoso sempre ajuda. Meu perfume favorito é o Opium, de Yves Saint Laurent – antigo, mas ótimo. Sempre acho que uma Garota Magra não pode usar uma fragrância tão marcante quanto essa. Essa é outra maneira de marcar presença com um toque pessoal.

AGORA, UMA OBSERVAÇÃO SOBRE O BAILE DE FORMATURA

Em meu baile de formatura do colegial, em 1989, usei um traje de duas peças feito sob medida que ficou lindo. Nenhum vestido tradicional ficaria bem em mim, ainda que eu conseguisse encontrar algum do meu tamanho. Fico feliz em saber que hoje existem muito mais opções de roupas de festa de tamanhos grandes do que na época em que eu estava na escola. Por que usar uma roupa igual à de todo mundo? Destaque-se na pista de dança quando os primeiros acordes começarem a tocar.

E, POR FIM, UMA OBSERVAÇÃO SOBRE VESTIDOS DE NOIVA

Por que a auto-estima de uma mulher tem que ser testada na hora de comprar o vestido de noiva? Assim como as Garotas Magras, as Garotas Gordas também gostariam de provar um modelo que não lhes servisse como motivo de humilhação. Se seu manequim for maior que 44, pode esquecer. Por que tem que ser assim? Se é para ser o dia mais feliz da sua vida, a escolha do vestido não deveria ser uma tarefa menos complicada?

Por sorte, a indústria do casamento está começando a perceber que – graças a Deus! – alguns homens querem se casar com Garotas Gordas, e elas vão precisar de um vestido. Pesquise na Internet e encontre alguém que faça tudo, do desenho à costura. Não se torture a ponto de entrar numa dessas enormes lojas para noivas. Eles vão obrigar você a se espremer em um vestido de prova número 38 e ainda vão querer cobrar mais caro, alegando que "o vestido vai precisar de uma quantidade muito maior de tecido". Não fique achando que você precisa ficar parecida com as outras noivas. Não entendo por que as mulheres ainda gostam daqueles imensos vestidos de princesa. Estamos no século XXI. É muito provável que você não seja mais virgem e não tenha que usar branco, a cor menos favorável em todo o universo. E você não precisa gastar milhares de dólares em um vestido que só vai usar uma vez. Você é uma pessoa especial. Está se casando porque seu companheiro ama VOCÊ pelo que VOCÊ é. Seja você mesma, não uma macaca de imitação.

Só para você saber, pretendo usar um vestido vermelho no meu casamento.

14
R-e-s-p-e-i-t-o

Não podemos ser gentis o bastante, magras o bastante, generosas o bastante, bem-sucedidas o bastante ou atraentes o bastante para que aqueles que nos maltratam parem de nos maltratar. Não podemos fazer com que alguém nos ame. Não podemos mudar ninguém. Não é obrigação nossa magoar uma pessoa que nos magoou, mudar uma pessoa autodestrutiva ou convencer alguém que não nos ama a nos amar. Enquanto nosso bem-estar e nossa auto-estima dependerem das pessoas ao nosso redor, seremos como crianças esperando pelo carinho do pai, esperando que a mãe nos chame de "queridas", esperando que os professores digam que somos inteligentes, esperando que os amigos nos convidem para entrar na turma; ficamos esperando, esperando que haja gentileza suficiente para abrir o botão de flor que existe em nosso coração.
– *Geneen Roth,* Carência afetiva e alimentação[1]

Uma coisa é uma indústria abominável fazer dinheiro às nossas custas. Essa é a grande motivação de quem incentiva as dietas. Outra coisa, entretanto, são nossos pais, nossos melhores amigos, nosso marido ou namorado e nossos irmãos. Pessoas que, supostamente, nos amam incondicionalmente. Por que eles não conseguem nos amar como somos?

É SÓ PORQUE EU AMO VOCÊ

É normal que você queira o melhor para seus filhos. Sua intenção é educá-los para que se tornem os melhores candidatos possíveis a parceiros de alguém e, assim, dêem continuidade à família, fazendo com que sua semente especial se reproduza por toda a eternidade. Portanto, você procura fazer com que sejam honestos, inteligentes, saudáveis e, idealizadamente, bonitos. Você sabe que, nesse mercado, a beleza conta muito. Uma criança gorda e gulosa pode ser uma bênção durante a infância, mas, se você não tomar nenhuma providência a respeito, ela vai sofrer horrores na quinta série. Tudo que você quer é que seus filhos sejam FELIZES.

Nossos pais, nossa família e nossos amigos são aqueles que mais nos amam, os que mais investiram em nós e os que mais desejam (objetiva e subjetivamente) que tenhamos sucesso na vida. Sucesso significa saúde, felicidade, estabilidade financeira e uma família. Infelizmente, muitos pais pensam que teremos mais chances de alcançar alguns desses objetivos se formos magras e bonitas. Críticas constantes e comentários sobre nosso peso nos fazem sofrer ainda mais quando vindos de nossos pais. Se é verdade que "fazemos sofrer apenas aqueles que amamos", eles são profissionais em matéria de causar sofrimento. Tudo sempre é colocado no seguinte contexto:

- "Eu só quero que você seja feliz."
- "Você seria mais feliz se fosse mais magra."
- "Estou preocupada com sua saúde. Você seria mais saudável se emagrecesse."
- "É só porque me preocupo com você."
- "É importante para sua saúde."
- "Eu sei o que é bom para você."
- "Eu já passei por isso e sei como é."
- "Você ficaria mais atraente."
- "Fiz tudo que estava ao meu alcance; não consigo entender."

- "Só estou fazendo isso porque parece que você não é capaz de fazer por si mesma."
- "O que o/a _____ (preencha com um nome) vai pensar?"
- "Eu só quero o melhor para você."
- "Estou fazendo isso porque amo você."

Tudo isso é muito legítimo e sincero e normalmente se origina de um verdadeiro desejo de ajudar. Mas a todos os pais, irmãos, irmãs e amigos amorosos, eu pergunto:

- "Você acha que eu engordei só para irritar você?"
- "Você acha possível que eu viva em pleno século XXI e não tenha ouvido falar de dietas, emagrecimento e exercícios?"
- "Você acha sinceramente que, se eu pudesse escolher, teria esse corpo?"
- "Você acha que, se eu conseguisse mudar, não mudaria?"
- "Você compreende que isso tem a ver comigo e não com você?"

A melhor coisa que alguém que nos ama pode fazer para nos ajudar é o seguinte: aprenda a nos amar e a nos aceitar COMO SOMOS. Não vamos mudar por sua causa. Não *podemos* mudar por sua causa. Não temos que mudar por sua causa. Se você me ama, diga que me ama. Isso é tudo que preciso saber.

AMOR CONDICIONAL

Finalmente acabei descobrindo que as pessoas que me amam de verdade também desejam que eu encontre alguém especial, e elas provavelmente pensam que eu deva emagrecer para que isso aconteça logo. Creio que isso é porque elas querem me ver feliz e acreditam que um homem vai me fazer feliz. Mas a prioridade é minha felicidade.

Quando minhas amigas comediantes começaram a se apresentar aqui e ali, reparei num fenômeno estranho. Algumas delas vinham me contar sobre algum sucesso que haviam obtido, como um emprego novo, um teste para um *show* ou um encontro com alguém que poderia impulsionar a carreira delas, e eu ficava verdadeiramente feliz por elas. Mas havia aquelas que vinham me contar exatamente a mesma coisa e que me faziam morrer de inveja. Não importava se éramos concorrentes diretas ou não. O sentimento dependia muito da amiga em questão.

Então percebi que as pessoas pelas quais eu me sentia feliz eram as mesmas que me ligavam quando alguma coisa ruim acontecia. Elas ligavam quando alguma coisa boa e não relacionada à carreira acontecia. Ligavam para saber da minha vida. Aquelas que despertavam minha inveja eram as que ligavam apenas para anunciar seus sucessos – e para perguntar se eu não tinha boas notícias para lhes dar (e normalmente eu não tinha).

Era uma troca, percebe? As pessoas ambivalentes queriam que eu soubesse que elas estavam me deixando para trás, e muito. Elas eram inseguras. Eu captava essa insegurança, a projetava em mim e acabava sentindo inveja. As boas amigas torciam por mim. Eu ficava feliz por elas, pois sabia que também ficariam felizes por mim. Elas sabiam que haveria lugar para todas nós, se déssemos duro e tivéssemos algo especial a oferecer.

Agora consigo perceber isso em todas as áreas. Se alguém me ofende, não me culpo – começo imaginando o que há de errado com a pessoa. Se alguém sempre faz com que eu me sinta insegura a respeito do meu corpo, me pergunto que imagem ele ou ela está projetando. Se alguém faz com que eu sinta que não estou indo bem no trabalho, me pergunto o que pode estar dando errado na carreira dele ou dela para querer descontar em mim. Não sou perfeita e sei que também faço isso com os outros.

Aqui vai um bom exemplo. Uma chefe que eu considerava uma verdadeira mentora me demitiu de forma cruel. Minha demissão não tinha relação com meu desempenho no trabalho, mas com um momento difícil em uma conjuntura econômica desfavorável. Mas, quando me mandou embora, ela me depreciou e humilhou.

Disse que eu tinha problemas psicológicos e que nunca conseguiria ter sucesso na vida.

Fiquei arrasada. Ali estava ela – um verdadeiro modelo para mim – afirmando que eu estava destinada ao fracasso. Ela devia saber, não é mesmo? Era mais velha e tinha mais experiência do que eu. O que eu considerava entusiasmo, ela considerava um trauma psicológico.

Quanto mais eu pensava no assunto, mais me convencia de que O PROBLEMA NÃO ERA COMIGO! Essa mulher havia partido para cima de mim pelo que eu representava – os problemas contra os quais ela havia prometido lutar e não conseguira. Ela precisava me calar porque minha voz era um eco das vozes que havia em sua cabeça, apontando os erros que cometera.

Assim, quando alguém faz com que eu me sinta um lixo, me pergunto qual é minha contribuição para isso. Por que uma garota faz com que eu me sinta mal e outra não? Por que uma garota faz com que eu me sinta gorda e outra não? Por que permito que façam isso comigo? As pessoas que me amam se preocupam com meu peso porque me amam. As pessoas que não me amam se preocupam com meu peso porque estão preocupadas com elas mesmas. Então deixo para lá. Não posso controlar a mente nem as atitudes dos outros. Só consigo controlar meu próprio comportamento.

Como diz Susie Orbach no livro *Gordura é uma questão feminista*, "Observar uma faceta do eu que tem sofrido tanta rejeição por tanto tempo requer uma boa dose de auto-aceitação. Desvencilhar-se de seus juízes – mães, revistas femininas, maridos, amantes, amigos, médicos de dietas e nutricionistas – requer confiança em si mesma". Em outras palavras: não posso controlar o que o juiz e o júri vão pensar de mim.

De certa forma, isso nem tem importância. Sou meu próprio juiz e meu próprio júri – e melhores. Isso é uma revelação. É como Geneen Roth escreve no livro *Carência afetiva e alimentação*:

> Quando experimentamos o conhecimento de que ninguém sabe melhor do que nós mesmos o que é o melhor para nós, plantamos uma

semente de autonomia e auto-responsabilidade. Os relacionamentos mudam – com os pais, amantes, amigos que também gostam de comer e em qualquer ligação tecida por linhas invisíveis de negação e mentiras. Quando experimentamos a mais ínfima centelha de amor-próprio, torna-se cada vez mais difícil nos sentirmos confortáveis num relacionamento em que tudo que existe é um pseudo-amor.

Se você acha que alguém vai amá-la mais se emagrecer, então o peso não é bem o seu problema. Você tem um problema muito maior do que a barriga saliente, se estiver com alguém cujo amor está condicionado a sua aparência. O problema não é sua gordura. O problema é seu relacionamento. O problema é sua auto-estima. Eis o que o amor não é: "Um acordo pré-nupcial estipulava que a mulher pagaria ao marido uma determinada quantia em dinheiro para cada quilo que ganhasse além de um peso previamente combinado; ela seria reembolsada se emagrecesse outra vez".[2] Isso não é amor. Só um marido que tenha ódio da esposa poderia propor uma cláusula como essa, e só uma mulher que tenha ódio de si mesma assinaria esse acordo. Ninguém vai amá-la mais só porque há menos de você para ser amada.

FOI VOCÊ QUE PEDIU

Existe muita coisa que você pode fazer para mudar sua atitude em relação a si mesma. Agora chegou o momento de lidarmos com os outros. Por exemplo: Por que as pessoas não sabem fazer um elogio? Vou falar de um que escuto com alguma freqüência:

"Você está ótima! Você emagreceu?"

"Não, não emagreci. Mas você acaba de fazer com que eu me sinta um lixo. Parabéns."

Perguntar se alguém emagreceu é falta de respeito. Isso implica que ter emagrecido foi o que fez você parecer ótima. Implica que você parecia péssima antes de emagrecer e, portanto, não merecia o elogio. Pressupõe que você está sempre tentando emagrecer, o que pode não ser verdade. Precisamos desassociar os elogios do emagrecimento. Quando alguém me diz: "Você está ótima! Você emagreceu?", eu agora respondo: "Você poderia ter dito apenas 'Você está ótima'. Obrigada". Ou então: "Não, não emagreci, mas realmente estou ótima. Obrigada por reparar". Também gosto de responder: "Não, não emagreci, mas continuo ótima". Só para você saber, faz séculos que não perco peso, mas as pessoas continuam perguntando, com aquele tom esperançoso na voz.

Não há motivo para aceitar um elogio que é, na verdade, um insulto. Quando quiser elogiar uma pessoa amiga ou conhecida, nunca mencione o peso. Tente apenas: "Você está ótima!" Ou então: "Adorei sua roupa". Ou: "Você está muito bonita hoje". Se a pessoa achar que você está exagerando, diga a ela que aceite o elogio. Você também precisa aprender a aceitar elogios, mesmo que não concorde com eles, para as pessoas aprenderem a elogiar. Se alguém passou por uma visível transformação física – uma que não dá para deixar de notar –, ainda assim evito fazer comentários específicos. Nunca dá para saber o que está se passando na cabeça de alguém quando o assunto é o corpo. Prefiro o clássico: "Você está ótima! Como se *sente?*" Ah, os sentimentos... Sempre presentes. Deixe que eles guiem o rumo da conversa.

Alguns idiotas insistem no eternamente desagradável: "Ai, meu Deus! Você perdeu uma TONELADA?" Isso não é um elogio. Isso é uma GROSSERIA. Um dos motivos pelos quais não quero emagrecer é para não chamar esse tipo de atenção. Detesto imaginar que um segundo antes de eu entrar na sala de descanso, Sherry, do Departamento de Marketing, estava tagarelando sobre como eu parecia um elefante antes de perder metade da minha banha. Se Sherry for mesmo uma imbecil e realmente merecer uma resposta à altura, sugiro que você siga este exemplo:

"Ai, meu Deus! Você perdeu uma TONELADA?"

"Perdi. Você acha que estou com câncer?"

Posso lhe garantir que quem fez esse falso elogio vai pensar duas vezes antes de ao menos mencionar a palavra "tonelada" de novo.

Nessa mesma linha, nunca – JAMAIS – pergunte a uma mulher se ela está grávida. Enquanto ela não começar a mostrar as ultra-sonografias e a falar de roupinhas e acessórios para bebês, você jamais deve supor que ela vai ter um filho. Quando você não está grávida – apenas cheia de banha –, isso é de matar. Depois de meia dúzia de conversas constrangedoras que começaram com a pergunta "Para quando é o bebê?", passei a dar o troco. Agora quase desejo que as pessoas me perguntem para quando está previsto o parto. Minha reação-padrão é a seguinte:

"Para quando é o bebê?"

"Eu não estou grávida, apenas sou gorda."

"Oh, desculpe-me... Eu não tinha intenção de..."

Deixe que a pessoa fique constrangida. Isso não é problema seu.

Meu corpo não é tema de conversa. Às vezes, quando alguém invade meu espaço corporal fazendo um comentário grosseiro sobre meu peso, respondo que a gordura é contagiosa e que eu era uma garota magra e adorável até o dia em que debochei de uma gorducha e acordei imensa no dia seguinte. Algo como um livro de terror do Stephen King. Isso faz com que calem a boca rapidinho.

Você não precisa ser cruel com todo mundo. Algumas pessoas realmente não têm a menor noção de nada. Uma vez eu estava jantando com meu amigo Matt quando a senhora da mesa ao lado se inclinou em minha direção, pousou a mão em minha coxa e disse: "Você é uma gordinha com apetite, hein?" Pensei que Matt fosse desmaiar em cima do prato, mas eu dei risada. "Você quer saber como perder peso?", ela perguntou. "Não", respondi, "estou bem assim. De qualquer forma, obrigada." Ela e o acompanhante começaram a conversar sobre perder peso e crianças e outras coisas. Mais uma vez, o problema era com ela, não comigo – mas também não foi por mal.

Outra coisa chata. Quando o episódio Monica Lewinsky veio à tona, até minha mãe me ligou para dizer como eu era parecida com ela. A verdade é que pareço mesmo. Participei de apresentações em que fazia o papel de Monica. Embora tenhamos o formato do rosto e o sorriso bem parecidos e moremos na mesma cidade, é óbvio que eu não sou a Monica. Mas todo mundo me confunde com ela o tempo inteiro. Pessoas já me pagaram bebidas nos bares, já deixaram de me cobrar corridas de táxi. As vendedoras de lojas do centro vêm me atender sorrindo: "Há quanto tempo você não aparecia!" Senhoras me param na rua para me garantir que "não importa o que Bill Clinton diga, você é uma garota adorável". Certa vez, no supermercado perto de minha casa, tive que mostrar um documento para provar ao rapaz do açougue que eu não era a Monica. Toda vez que menciono esse fenômeno, qualquer outra garota de cabelos castanhos que não seja magricela me diz que acontece o mesmo com ela. Já me disseram que sou parecida com Rosie O'Donnell, Roseanne, Linda Ronstadt, Marie Osmond, Camryn Manheim, Carnie Wilson, Ricki Lake e com a garota gorda da banda Heart. Só fico esperando alguém vir dizer que pareço a Queen Latifah. Se você viu uma Garota Gorda, viu todas, suponho. É uma pena que existam tão poucas figuras públicas gordas em nossa cultura. Uma Garota Gorda acaba se tornando representante das demais. O que aprendi a responder?

"Você não é a Monica Lewinsky?"

"Não, sou apenas uma judia gorda."

E ponto final.

Por falar em suposições, aqui vai mais uma pergunta muito comum a gordas:

"Você é lésbica?"

Não, não sou. Existem lésbicas de todos os tipos e tamanhos, mas a maioria das pessoas pensa que ou elas se parecem com a Pamela Anderson ou são gordas, passam máquina dois no cabelo e usam camisas de flanela. Não sou masculinizada, mas sou gorda. Como não vivo desfilando com namorados, então só posso ser lésbica. Quando o comentário parte de uma lésbica, tomo como um elogio. As mulheres são muito mais abertas e conseguem enxergar muito além das limitações do que é considerado atraente. Mas, se a pergunta vem de um cara ou de uma mulher hétero, eles sempre parecem esperar um sim como resposta.

É quase sempre mais fácil lidar com uma confrontação real do que conviver com os diálogos imaginários contra a gordura que se desenrolam em minha cabeça. Por muito tempo eu ficava incrivelmente nervosa ao passar pelo caixa do supermercado. Imaginava que a moça do caixa estava silenciosamente avaliando minhas compras: "Ela podia comer mais legumes... Essa garota vai comer isso tudo esta noite? Ela podia devolver o *frozen yogurt* e escolher os *bagels* OU a aveia". Talvez ela estivesse pensando isso. Era mais provável, porém, que estivesse contando os minutos para ir embora ou pensando se deveria levar para casa aquele cereal que estava em promoção. De qualquer forma, não é da conta dela o que eu compro ou deixo de comprar. Ela pode pensar o que quiser.

A mesma coisa acontece em restaurantes. Peço um molho à base de maionese para a salada (à parte, é claro), sabendo que a garçonete acha que eu deveria temperá-la apenas com azeite e vinagre. Por fim percebi que não cabe a ela decidir o que coloco ou deixo de colocar na boca – a obrigação dela é me servir. Imagine o meu horror quando, ao pedir hambúrguer de peru com batatas fritas num restaurante elegante, ouvi isto de uma garçonete:

"Tem certeza de que não prefere uma salada para acompanhar?"

Não, sua vaca, eu não prefiro a salada. Quem preferiria? É óbvio que eu prefiro as BATATAS FRITAS, caso contrário não as teria pedido. Na hora não consegui reagir com tanta rapidez e me contentei em dizer apenas: "Não, prefiro as batatas". Mas, se algum dia eu enfrentar essa situação outra vez... Se *você* algum dia enfrentar uma situação assim, use suas armas, ouviu? Não ouse deixar um centavo de gorjeta para a garçonete. Acredite: ela vai entender o recado.

OUTRAS FORMAS DE EXIGIR RESPEITO

É difícil parar depois que a gente começa. As conversas se transformam em aprendizado, e então o respeito começa a surgir em todas as áreas da vida. Aqui estão mais algumas maneiras de exigir respeito. Afinal de contas, Aretha Franklin é gorda e é respeitada.

Escreva uma carta

Quando vir alguma coisa que deixe sua alma grande e gorda realmente furiosa, escreva uma carta reclamando. Isso serve para propagandas enganosas ou artigos desrespeitosos. Esta é uma carta que escrevi para a revista *Time Out New York* e que foi publicada em resposta a um artigo intitulado "Por que a América é gorda e Nova York é magra": "Sou uma mulher branca, estilosa, expansiva e bem remunerada que vive em Manhattan, e sou gorda. Então, se alguém me encontrar na rua, será como avistar uma aberração em Upper West Side? Existem pessoas gordas em toda a cidade de Nova York. Desse modo, *Time Out New York*, não vou deixar que a cidade ignore algo tão grande assim".[3]

Voltemos por um instante ao caso Monica Lewinsky, apenas para mostrar que, quando o homem mais poderoso do mundo se sente atraído por uma Garota Gorda, a resistência à gordura é tão grande que ele vira alvo de piadas, em vez de o episódio aumentar o prestígio das pessoas gordas. O corpo dela virou um escândalo maior que o político, marcando-a para sempre. A imprensa foi impiedosa. As manchetes do *Post* incluíram: "Comendo com vontade",[4] "Madison Avenue se entope de comida enquanto o julgamento começa",[5] "A sereia do *sexgate*, Monica Lewinsky, tenta levantar o astral devorando chocolate"[6] e "Monica está perdendo a batalha contra a gordura". Quando o jornal estampou estas duas manchetes na mesma edição, achei que já era demais: "A gorducha Monica abre a boca"[7] e "Desaparecendo na TV: estrelas sucumbem diante da constante pressão das dietas".[8] Escrevi a seguinte carta, que também foi publicada:

> Vocês perguntam por que atrizes de Hollywood, como as do seriado *Ally McBeal*, se esforçam tão "arduamente" e "escandalosamente" para ficarem magras. Talvez a resposta esteja nessa mesma edição do *Post*, na matéria sobre Monica Lewinsky. Se, aos olhos do público, as mulheres tiverem que escolher entre ser alvo da preocupação deste jornal se estiverem muito magras e ser ridicularizadas como

crianças na hora do recreio por estarem gordas demais, não admira que elas prefiram a anorexia ao apetite.

Você também deve aplaudir o que há de bom. Quando vir uma revista que mostre silhuetas mais avantajadas, faça um elogio rasgado. Quando uma empresa respeita as consumidoras que usam tamanhos grandes, compre sempre nela. Quando uma vendedora for atenciosa com você, fale bem dela para a gerente.

Não há como comparar o impacto de uma carta com o de um *e-mail*. É legal só ter que digitar a mensagem e enviar com um clique, mas nada se compara ao poder de uma carta tangível.

Questione-se

Se você estiver decidida a atingir a magreza, ótimo. Mas não tente isso da mesma maneira que vem fazendo há tanto tempo. Não se deixe consumir pela dieta. Permita que a dieta seja apenas algo temporário, e não "um estilo de vida que vai realizar o sonho de uma vida inteira" e blablablá. Suba na balança apenas uma vez por dia, por semana ou por mês, em vez de doze vezes por dia. Coma algo balanceado no almoço e não fique obcecada pelo jantar. E trate de diminuir a obsessão pela imagem corporal de modo geral. Se tiver que criticar a si mesma, faça-o com vontade por dois minutos sem parar, mas não repita mais isso o resto do dia. Existem outras coisas muito mais importantes que merecem sua atenção.

E lembre-se: VOCÊ NÃO PRECISA GASTAR DINHEIRO PARA EMAGRECER. Caminhar não custa nada. Existe informação à vontade sobre nutrição na Internet e nas bibliotecas. Você pode preparar um pedaço de frango ou comprar um jantar *light* congelado. Se quiser fazer regime, faça de graça.

Questione o sistema

Na verdade, este livro inteiro é sobre isso. Você não precisa responder as perguntas, apenas fazê-las: Essa coisa toda sobre emagrecimento faz algum sentido? Nós temos mesmo que ser tão magras?

Não é um absurdo gastar tanto dinheiro com uma coisa que não funciona? Apenas expressar essas idéias já faz diferença.

Faça perguntas e se expresse

Vá mais além. Introduza uma pergunta sobre imagem corporal no meio de uma conversa: "Você não acha estranho que as crianças sejam gordas, mas as escolas tenham máquinas de Coca-Cola?" Exponha seu medo secreto mais terrível, aquele que você imaginava ser só seu: "Comi os restos de comida que havia na lata de lixo". Algumas pessoas vão exclamar: "É mesmo?! Achei que só eu fizesse isso!" Quando se tem companhia, os problemas podem parecer muito menos assustadores. Sabe aquele sentimento de comunhão que brota quando um bando de mulheres se encontra para lavar a roupa suja emocional? Que alívio! Em outras épocas, isso era chamado de despertar da consciência. Eu gostaria de despertar um pouco mais de consciências por aí.

Busque novas fontes de inspiração

Já é hora de parar de apelar para imagens antigas de belas mulheres gordas e encontrar algumas imagens novas para nós. Não estou falando para você comprar uma gravura de Botero – aquele drama imenso sempre me apavorou. Mas você pode procurar exposições de arte ou livros que questionam a forma feminina e que lhe darão a oportunidade de ver como a imagem ideal da mulher se desenvolveu ao longo do tempo. A fotógrafa Ellen Fisher Turk tira fotos de mulheres com distúrbios alimentares numa tentativa de ajudá-las a fazer as pazes com o próprio corpo, em um processo que batizou de fototerapia (http://photographytherapy.com).

Podemos olhar para mulheres com grande força física como um tipo diferente de modelo para nós. Lynne Cox é uma atleta profissional que usa a gordura do corpo para sobreviver a baixíssimas temperaturas ao nadar nas águas do Ártico. Assim como acontece com Venus e Serena Williams, é um prazer ver atletas que ocupam espaço com seus músculos e usam o corpo pela força, não para exibição da vaidade. Ou Cheryl Haworth, uma halterofilista de 24 anos, medalha de bronze nas Olimpíadas, que quebrou dois recordes e ganhou três medalhas de ouro nos Jogos da Amizade, em Brisbane, Austrália, em 2001. Ela talvez seja a mulher mais forte do mundo: pesa cerca de 135 quilos e consegue levantar 155. Suas irmãs também são atletas; uma delas quer ser juíza da Suprema Corte. Seu empresário "quer que ela tire proveito da força de seu corpo para massacrar as suposições sobre a força feminina e pelo desafio que ela representa, quer queira, quer não, para nossa cultura massificada em relação a tamanho de corpo".[9]

Dê uma olhada no Projeto Mulheres de Verdade, no *site* www.realwomenproject.org, uma página multimídia que usa "a escultura, a poesia, o vídeo, a música e testemunhos para inspirar o diálogo e o autoconhecimento, ampliar nossa definição de beleza e aprofundar nossa compreensão sobre o bem-estar". Ou o Vamos Lá, Garotas!, no *site* www.goldinc.com/gogirls, um projeto lançado pela instituição sem fins lucrativos Percepção e Prevenção de Distúrbios Alimentares com o objetivo de permitir que as adolescentes emitam suas opiniões aos anunciantes.

Alexandra Beller é a prova viva de que existem outros tipos de corpo apropriados para a dança moderna. Irving Penn a fotografou recentemente para uma exposição em Nova York. "Beller transmite uma confiança exuberante, tirando proveito da solidez de seu corpo", disse a revista do *New York Times*.[10] Lynda Raino dirige o Big Dance, um estúdio para dançarinos grandes e graciosos no Canadá – cada um deles pesa entre 100 e 135 quilos.[11] E há o *show* de variedades das Glamazons, um grupo de garotas provocantes, sensuais e gordas. Confira no *site* www.glamazongirls.com.

Não, nada disso se parece muito com Hollywood. Nada disso está na moda. Mas é muito, muito mais saudável.

Não faça drama

Essa dica contraria tudo que eu disse até agora. Mas existe um tipo de situação em que as Garotas Gordas precisam aprender a se controlar: chega de resmungar em público "Ai, como sou gorda!". Chega de dizer "Sou tão repulsiva!". Pare de recusar elogios e de fazer caretas na frente do espelho. Pare de se diminuir em público ou na frente de sua família. Fale comigo. Fale com sua melhor amiga. Desabafe enchendo páginas e mais páginas de um diário. Você não pode se humilhar na frente de outras pessoas. Quando uma Garota Magra reclama que está gorda, ela apenas faz papel de boba. Quando uma Garota Gorda faz o mesmo, é patético. Vamos fingir até conseguir!

15
Aquela palavra com "f"

> O feminismo argumenta que ser gorda representa uma tentativa de derrubar os estereótipos sexuais estabelecidos pela sociedade. Engordar, portanto, pode ser interpretado como um gesto claramente proposital; é um desafio bem direcionado, consciente ou inconsciente, aos papéis sexuais estereotipados e à experiência feminina culturalmente definida.
> – *Susie Orbach,* Gordura é uma questão feminista[1]

Se você ainda não leu o revolucionário livro de Susie Orbach *Gordura é uma questão feminista*, mexa-se! Ele é muito bom. Escrito em 1978, basicamente descreve a relação entre o início do movimento feminista e a mudança na forma como as mulheres passaram a olhar para o próprio corpo. Orbach vê a gordura como um triunfo.

> Ser gorda é uma maneira de dizer "não" à impotência e à auto-rejeição, às manifestações sexuais limitadas que exigem que a mulher se pareça com determinado modelo ou se comporte de determinada forma e à imagem feminina que define a mulher como tendo um papel social específico. Ser gorda ofende o ideal feminino de beleza do Ocidente; assim, toda mulher com "sobrepeso" representa uma ameaça ao poder da cultura popular de nos transformar em meros produtos.

Qual é o único problema desse triunfo? Ele tem um custo emocional. Em 1978, Susie Orbach nos disse que havíamos começado uma guerra contra a sociedade e contra nosso corpo. Passados quase trinta anos, continuamos lutando.

GORDURA AINDA É UMA QUESTÃO FEMINISTA

"Feminismo" é uma palavra tão (ou mais) assustadora quanto "gordura". Conheço um monte de mulheres brilhantes – jovens e velhas – e um monte de homens jovens e também brilhantes que não se consideram feministas. Eles dizem assim: "Claro que eu acho que homens e mulheres devem ganhar o mesmo salário quando desempenham a mesma função, mas não sou feminista". Ou então: "Claro que eu acho que as mulheres devem possuir imóveis, mas não sou feminista". Para essas pessoas, e para você, proponho um teste simples chamado "Você é feminista?". É assim:

"Você acha que homens e mulheres devem ter os mesmos direitos?"

A não ser que você viva na idade das cavernas, ou que seja uma mulher que detesta a si mesma, a resposta será: "Sim".

Então eu respondo: "Parabéns! Você é feminista".

Feminismo implica direitos iguais e o fato de as mulheres serem protegidas pelas leis da mesma maneira que os homens. Não importa se eu e você temos a mesma opinião sobre o aborto, o voto ou os cuidados com a saúde. Mas acho que nós concordamos que o sexo da pessoa não deve torná-la menos humana. Portanto, nós duas somos feministas. E a gordura, minha amiga, ainda é uma questão feminista.

Qual é a relação entre gordura e feminismo? Como Orbach explica, o início de nosso drama atual com relação à imagem corporal realmente coincide com o começo do movimento feminista. Não que as mulheres não fizessem regimes ou não se preocupassem com o corpo antes de 1970, mas tudo isso só tomou maiores proporções quando elas começaram a fazer barulho por outros motivos.

Parte desse retrocesso é culpa nossa. Quando demos início à revolução sexual, naturalmente começamos a pensar em nosso corpo de maneira diferente. Afinal de contas, se pela primeira vez o sexo fora do casamento passou a ser socialmente aceitável, então passamos a nos avaliar sob o ponto de vista sexual. Em vez de dizermos "Qualquer corpo é bom", nos tornamos muito duras e críticas em relação a nós mesmas. Decidimos que deveríamos melhorar.

E, se alguma coisa pode ser melhorada, então alguma coisa pode ser vendida. Os anunciantes perceberam que havia um público totalmente novo a ser atingido – mulheres jovens e solteiras – e começaram a jogar com a insegurança, criando uma imagem inatingível de sexualidade feminina e de sucesso que até hoje não conseguimos alcançar. A loucura pelos exercícios teve início, passamos a comprar roupas de ginástica e fitas da Jane Fonda; Jane ficou anoréxica, nós ficamos gordas e – aleluia! – agora temos uma crise de obesidade para administrar.

É evidente que nos culpamos por nossos fracassos de corpo e de espírito. Assim, começamos a comer, nos sentimos mal por comer, então fazemos regime – e o círculo da gordura começa outra vez. É cada vez mais fácil levar o foco da atenção para a gordura, em vez de compreender os problemas e as questões íntimas que mais nos preocupam. É isso que alimenta a indústria da propaganda. Um belo dia, a gordura vira um problema pessoal. Somos gulosas, somos pecadoras e devemos ser castigadas. Esse esquema funciona à perfeição nas mãos de relações-públicas raivosos nos meios de comunicação do Congresso, que não gostam nem um pouquinho de mulheres petulantes. A beleza se transformou em nosso calcanhar-de-aquiles, uma forma de nos manter em nosso devido lugar, a burca ocidental.

A cada momento importante da vida feminina, somos obrigadas a enfrentar desafios relacionados ao corpo. Passamos por transformações físicas; enfrentamos nossa autocrítica; somos avaliadas pelos outros. Os ritos de passagem, que deveriam ser comemorados como conquistas, significam, muitas vezes, apenas mais um furo em um cinto cada vez mais largo, mais uma derrota na batalha entre o feminismo e a gordura.

MENINA, VOCÊ LOGO SERÁ UMA MULHER: A PUBERDADE

Minha primeira lembrança negativa quanto à aparência foi quando eu tinha 13 anos e estava me arrumando para a festa do meu *bat mitzvah*. Vesti um suéter com lantejoulas e uma calça de veludo que havia comprado havia seis meses. Quando me olhei no espelho, não gostei do que vi. Eu estava enorme na cintura e parecia um ovo. Desejei não ter usado meu casaco rosa-shocking no *bat mitzvah* do fim de semana anterior: ele teria escondido um pouco minha barriga recém-surgida do nada. Tarde demais. Então passei um lápis turquesa nos olhos e fui para a festa. Até hoje detesto olhar as fotografias. Lembro-me de me olhar no espelho aos 13 anos e me surpreender com o fato de que aquele corpo que havia entrado tão facilmente no suéter com lantejoulas e na calça de veludo apenas alguns meses antes tivesse, de repente, se tornado... esquisito. Eu havia ficado... redonda como uma maçã. Há pouco tempo, em Michigan, estive com uma garota de 12 anos que era um palito quando menor. Quando ela ainda era pequena, lembro-me de ter pensado que os pais deviam estar contentes por ela não ter herdado os genes da gordura que eles tinham. Agora, ali estava ela, com o corpo do *meu bat mitzvah*! Uma maçãzinha dourada! A puberdade ataca novamente!

Na época eu não sabia, mas foi a puberdade que transformou meu corpo. Eles não explicam isso na quinta série, quando nos ensinam sobre menstruação e sexo. Eu não sabia como chamar aquela mudança, nem soube fazer qualquer associação; eu não tinha como relacioná-la a qualquer coisa que pudesse estar acontecendo. Mesmo agora, eu não saberia decifrar todas as fases que meu corpo adolescente atravessou. Apaguei completamente da memória as lembranças de meu corpo. Eu era lisa como uma tábua e, de repente, passei a ter peitos enormes. Como isso aconteceu? Agora, porém, consigo perceber o momento em que a puberdade chega para as meninas. As pesquisas indicam que esse momento está acontecendo cada vez mais cedo, já que a vida adulta parece estar se debruçando sobre a infância.

Alguém se surpreende que 42% das meninas da primeira à terceira série queiram ser mais magras? Que 81% das meninas de 10 anos tenham medo de engordar? E que 51% das meninas de 9 e 10 anos se sintam bem apenas quando estão de regime?[2] Estou falando de crianças da terceira, quarta e quinta séries. Qual é a última manchete dos jornais? "Um alarmante estudo revelou recentemente que meninas de 6 anos estão insatisfeitas com o corpo e querem ser mais magras."[3] Em primeiro lugar, por que estamos avaliando meninas tão pequenas segundo determinados padrões de beleza? No momento em que estamos formando nossa personalidade adulta, começando a reparar nos meninos e sendo avaliadas pela beleza, não poderíamos nos sentir mais feias. Eu me pergunto se aquela menina de Michigan está recebendo o apoio necessário ou se alguém está dizendo a ela para começar um regime. Isto é, na cabeça dela, ela não vai deixar de ser como é hoje e passar a ter o corpo da Barbie. (A propósito, eu adoro a Barbie tanto quanto qualquer garota pós-feminista, mas é evidente que há uma relação entre essa boneca e a auto-imagem negativa que temos do corpo. A Barbie era uma boneca sexual alemã, descoberta por Ruth Handler, que foi remodelada e vendida a meninas de outros países. Existe um motivo para o fato de nove em cada dez *strippers* e estrelas pornôs serem parecidas com a Barbie. Talvez a intenção original não tenha sido a de corromper nossa percepção de nós mesmas, mas até a bomba foi inventada com a desculpa da legítima defesa.)

As habilidades necessárias para lutarmos contra a ansiedade relacionada ao crescimento e à gordura são as mesmas que desaparecem no momento exato em que atingimos essa fase horrível: nosso corpo incha, desabrocha, o cabelo fica estranho, as roupas não cabem mais, o corpo passa a ter um cheiro esquisito e os meninos começam a debochar da gente (lembre-se de que eles amadurecem mais devagar e estão uns dois anos atrás de nós). No momento em que mais precisamos ser ousadas e inteligentes, em que precisamos reagir, falar o que pensamos, ficar furiosas, fazer questionamentos e exigir respostas, somos ensinadas a nos comportar. A ser boazinhas. A nos encolher e nos ajustar. A nos comportar como garotas gentis. A agir como damas. A calar a boca. Exatamente como o terapeuta de Duke me aconselhou e como minha chefe me sugeriu que fizesse no trabalho. Fechem a boca, meninas! Não comam. Não falem. E, acima de tudo, não conversem com si mesmas.

Aquela vontade de ouvir nossa própria voz e de fazer nosso próprio barulho é um tipo de paixão e um tipo de fome. Tudo é oral. No livro *Breaking Free from Compulsive Eating*, Geneen Roth descreve isso como

> a fome que exige ser saciada. A fome que perambula pelas cavernas de nosso corpo. A fome não apenas por comida, mas também por intimidade, consolo, sexo, por um trabalho gratificante, por estabelecer limites e por se expressar. A fome que foi reprimida anos atrás, quando ainda não reagíamos, quando ainda não nos perguntávamos o porquê. Estas foram as mensagens que recebemos sobre nós, sobre nosso corpo e nossa fome: que éramos inconvenientes, que exigíamos demais, que, se comêssemos o que quiséssemos, ficaríamos gordas, doentes e sem saúde. E que, se fizéssemos o que queríamos, não faríamos nada, não teríamos valor e nos destruiríamos.

Essas mensagens que recebemos estavam erradas. Elas nos tornaram doentes. Chegou a hora de uma pequena ressurreição mental.

O MITO DO SEXO: A JUVENTUDE

Na transição para a vida adulta, as mulheres precisam adquirir o domínio sobre o próprio corpo, não apenas por nossa saúde e bem-estar, mas também pelo recado que quisermos dar ao mundo. Se continuarmos a mostrar aos homens essa falta de respeito elementar por nosso corpo – dizendo que estamos muito gordas/magras/velhas/feias –, então o que poderemos esperar que aprendam conosco? Até o momento, temos oferecido a eles um lugar na primeira fila de nosso espetáculo particular de autodesmerecimento e autodepreciação. Nossa prioridade é transformar o corpo em que nascemos, por sentirmos vergonha dele. Para isso, fazemos regimes, exercícios, aplicamos Botox e caminhamos em direção ao fracasso. Isso cria uma sociedade em que o desrespeito às formas femininas é aceitável; em que todos os anúncios mostram mulheres nuas; em que gritos e vaias são algo que você tem que aceitar; em que as mulheres não estão seguras dentro de casa; em que as filhas não estão seguras na cama.

É bastante comum que pessoas com problemas relacionados à comida – seja as que comem demais, seja as que comem de menos – tenham sofrido algum tipo de abuso sexual, especialmente na infância ou na adolescência. Os terapeutas adoram dizer que a gordura é uma barreira física e emocional contra a sexualidade. A gordura literalmente cobre o corpo e serve como desculpa na hora do contato sexual. Para algumas de nós, essa teoria pode ter validade. A escritora Karen Durbin explicou isso muito bem em um artigo incrivelmente pessoal e corajoso publicado na revista *Elle*:

> Ao engordar, eu estava me castigando, mas, se eu não tivesse me castigado, o mundo teria feito isso por mim [...]. Como o tio que me encurralou na cozinha da casa da minha avó e tentou usar meu corpo como objeto para se masturbar? Ou os caras "legais" da sétima série que gostavam de decidir quando uma garota tinha se tornado muito popular e iniciavam uma campanha de desmoralização para colocá-la em seu devido lugar? Ou os caras do colegial lá do Meio-Oeste, onde estudei, que persuadiam as namoradas a transar com eles e depois espalhavam que eram vagabundas quando elas ousavam terminar o namoro? Ou os pseudo-estupradores que conheci na faculda-

de e fora dela, anos antes de conhecer aquele que permiti que entrasse em minha casa? Ou os tarados de Nova York que murmuravam coisas obscenas – ou faziam gestos obscenos – ao passar por mim nas ruas ou me cercar no metrô? Por um lado, eu estava me vingando de todos esses homens. Penso neles como os "executores". São eles que fazem com que o sexo seja tanto um fardo quanto um prazer para as mulheres, que o prazer tenha um preço, algumas vezes alto demais – até mesmo os prazeres mais simples do corpo, como senti-lo e saber como ele é.[4]

Ainda não existe nenhuma pesquisa definitiva que relacione mulher, comida e disfunções sexuais. Mas conheço um monte de mulheres com um monte de problemas relacionados ao sexo e com um monte de problemas relacionados à comida. As Garotas Magras estão apavoradas, as Garotas Gordas estão apavoradas. Isso não é uma ameaça proveniente de uma força externa – é um medo interno de uma mudança externa. Em conseqüência, as mulheres reagem comendo demais ou de menos.

Raras vezes vi uma mulher que não tenha sofrido algum tipo de assédio sexual. Talvez tenha sido apenas uma zombaria sobre seu corpo durante a adolescência, talvez tenha sido um abuso sexual por parte de um amigo ou de um parente. Mas poucas de nós escapam incólumes. Também são poucas as mulheres que conheço que não são obcecadas por comida e por peso ou que não têm raiva do próprio corpo. Existe uma ligação entre esses dois tipos de mulher, e descontamos nossa insatisfação sexual no corpo que tanto nos causa problemas. Uma das observações válidas do terapeuta de Duke foi a de que, mesmo que não tenha sido diretamente molestada, uma mulher que seja sexualmente ignorada a vida inteira – como muitas gordas costumam ser – pode considerar isso um tipo particular de abuso sexual, que merece ser discutido. O mais importante a lembrar é que sua história é apenas sua, e ela é tão válida quanto a de qualquer outra pessoa.

A DOENÇA DA NOIVA MAGRICELA

A luta contra o bom senso, a herança genética, o tempo e o que nosso corpo nos diz começa cedo. Nosso objetivo é encontrar um parceiro, casar e permanecer casadas. Dessa forma, o dia do casamento se transforma no dia mais importante de nossa vida. Pense em todas as noivas que, de tão determinadas a perder peso até o grande dia, acabam pegando a doença da noiva magricela. Elas querem ficar lindas como nunca – em outras palavras, mais magras do que nunca. Isso equivale a uma foto de página inteira na *Vogue*, o ponto alto na vida de uma mulher. Assim, as noivas (além das mães, das sogras e das damas de honra) passam fome, fazem exercícios como loucas e contratam *personal trainers* para definir os bíceps, os tríceps e os ombros. A propósito, você já reparou que só a partir da década de 90 as noivas passaram a usar vestidos que deixam partes do corpo à mostra? Antes, era costume usar aqueles enormes vestidos de princesa: gola alta, mangas bufantes e camadas e mais camadas de saia. Considero esses novos vestidos sem mangas um grande avanço em matéria de estilo, mas também um golpe e tanto em nossa auto-estima.

O problema é que muito poucas de nós somos capazes de manter o peso da época do noivado para o resto da vida. O segundo problema é que, na lua-de-mel, as recém-casadas começam a comer novamente. Elas estão famintas, percebe? Seu corpo e sua mente clamam por comida, por pratos deliciosos, por algum alimento emocional. Com o passar do tempo, o corpo delas volta ao peso que necessita para se manter. Mas elas terão uma foto do casamento para admirar e suspirar: "Eu era tão magra! Como fiquei tão gorda?" E o marido, naturalmente, vai pensar: "Puxa, ela era tão magrinha quando nos casamos. Como ficou gorda como uma porca?"

Precisamos de uma vacina contra a doença da noiva magricela.

SUPERMÃE: A GRAVIDEZ

Próximo passo na tradicional agenda feminina: as noivas se tornam esposas, e as esposas se tornam mães. Isso significa engravidar. E engravidar significa engordar. Uma gorda e uma grávida podem ter uma silhueta parecida, mas uma grávida não quer ficar gorda nem ser confundida com uma gorda. Espera-se que fiquemos grávidas e *sexy* e que, mesmo que não seja possível transar para procriar por nove meses ou mais, vamos continuar mantendo o charme. Portanto, fazemos regime durante a gravidez. Usamos tangas para gestantes (sim, elas existem – eu não poderia ter inventado algo assim!). Fazemos exercícios especiais e vestimos roupas que nos façam parecer mais magras e elegantes. Os programas de emagrecimento entram no jogo: o Vigilantes do Peso chega a oferecer um programa especial para mulheres que estão amamentando.

As celebridades fazem questão de assegurar que a única parte do corpo que aumenta de peso é aquele pequeno invólucro tão conveniente onde carregam a criança, aquele mesmo lugar onde eu e você temos uma barriga. E esses quilos DESAPARECEM um segundo após o parto. Elas fazem pilates, agachamentos e abdominais até voltarem a ter o mesmo corpo de antes da gravidez. Isso pode ser muito fácil para Elizabeth Hurley, Elle Macpherson e Sarah Jessica Parker, que nunca precisaram se esforçar pelo corpo que têm (Sarah chegou a pedir desculpas em público por seu metabolismo incrivelmente acelerado), mas é muito mais difícil para pessoas comuns como eu e você. A escritora Michelle Malkin aponta que um número enorme de celebridades passa "uma mensagem cultural duvidosa de que qualquer sinal físico da maternidade é uma herança vergonhosa que deve ser trabalhada, descartada de imediato e cirurgicamente extirpada".[5]

Nem todo mundo admira a imagem da gravidez em público. Tive que incluir aqui esta carta de uma leitora da *Vogue*, porque a achei absolutamente hilária:

Até agora me abstive de fazer comentários sobre as mulheres grávidas, tanto vestidas quanto despidas, que têm aparecido na *Vogue* no último ano. Não posso mais ficar em silêncio. Apesar do que a revista e os demais sentimentalistas querem nos fazer acreditar, o corpo de uma grávida não é atraente. Moda e beleza têm a ver com pureza de formas e elegância, duas coisas que não existem no corpo de uma grávida. Louise E. Wright, Filadélfia, PA.[6]

É isso aí, Louise! Bote a boca no trombone!

Não estou dizendo que a gravidez deva ser uma desculpa para você cometer a tolice de se entupir com as comidas mais engordativas do mundo. Assim como para quem não está grávida, existem ganhos de peso saudáveis e ganhos de peso prejudiciais à saúde. Eu só não gostaria que nos martirizássemos durante a gravidez da mesma forma como fazemos todos os outros dias. Quando o corpo muda, os hormônios ficam alterados e ganhamos peso na gravidez – como nosso corpo foi programado para fazer –, nós nos culpamos. Já chega! Nosso corpo foi criado para ter filhos e engordar. Por que sentir vergonha dele após o parto? Não deveríamos puxar as dobras da barriga, apontar as estrias e dizer: "Sabe o que causou isso? Um nascimento! Este corpo incrível deu à luz uma criança! Ela cresceu dentro de mim, eu a trouxe ao mundo e consigo até mesmo manter a vida dela e alimentá-la com o leite que meu próprio corpo produz!" Por que você ia querer apagar o mapa de sua vida que está impresso em sua pele? Sua vida muda completamente depois de ter um filho, então por que esperar que seu corpo permaneça o mesmo?

MATERNIDADE

Pobres mães. A revista *New York* afirmou recentemente:

> Na época dos nossos pais, se você quisesse emagrecer, bastava fumar dois maços de cigarro por dia. E, se não conseguisse resistir a uma

bolacha recheada e engordasse a ponto de entrar numa roupa 48, teria várias companhias na Associação de Pais e Mestres. Nos dias de hoje, entretanto, especialmente nos endereços mais nobres, espera-se que as mães se pareçam com as bailarinas do American Ballet. "A pressão para ser magra é brutal", diz uma mãe de Upper East Side. Uma outra afirma que, agora que não está trabalhando em período integral – ela tem uma empresa de decoração de interiores –, se sente muito mais alinhada espiritualmente com seu abdome. Ao ser perguntada sobre a maior diferença entre seus dias como trabalhadora e hoje, ela não pensa muito antes de responder: "Meu bumbum era muito maior".[7]

O *New York Times* também constatou essa nova tendência de modelo de maternidade:

> Exercitar-se passou a ser, hoje, a ambição e o vício de muitas das mulheres que habitam os bairros mais ricos do país [...]. Dia e noite, elas submetem o corpo a um programa de ioga, corrida, pilates e musculação. Geralmente, as mulheres que abandonaram os postos mais altos da carreira [...] são aquelas que gastam a maior parte de sua energia malhando.[8]

Esqueça a competição para saber quem vai engordar menos durante a gravidez. Esqueça o fato de que a primeira informação que se colhe sobre um recém-nascido é quanto ele pesa. Esqueça que uma mulher me contou que faz o filho de 2 anos levantar peso: "Ele tem um ótimo tônus muscular", disse-me ela, cheia de orgulho. "Não quero que ele fique gordo na adolescência, como as primas dele. Digo a elas que o que importa é nosso interior, mas sabemos que isso não é verdade, não é mesmo?", concluiu, piscando para mim e acendendo outro cigarro, como se NÃO TIVESSE PERCEBIDO QUE EU SOU GORDA, MUITO OBRIGADA!

As mães têm colocado cada vez mais pressão sobre si mesmas para cuidar dos filhos, do trabalho e para ficar maravilhosas como modelos. Enquanto elas tentam ficar cada vez menores, eu me pergunto se, na verdade, não estariam tentando voltar a ser crianças. Talvez esse controle excessivo sobre o corpo, além de ser um aviso para o mundo de que ainda são pessoas sexualmente atraentes, também signifique alguma frustração com o controle que precisam exercer e com tudo que precisam planejar. Talvez desejem que alguém cuide delas e tome decisões por elas, e assim possam voltar a ser crianças. Quando as frustrações com as limitações do corpo se tornam grandes demais, é comum que essa pressão chegue até os filhos.

Sou muito grata pelo fato de não ter crescido uma criança gorda. Certa vez, um garoto da quinta série me chamou de "balofa" – na época eu nem era gorda, mas foi horrível, e esse apelido desmerecido me assombrou por anos. Veja esta reportagem do *Washington Post*:

> De acordo com um novo estudo, a qualidade de vida de crianças e adolescentes que sofrem de obesidade severa equivale à de crianças com câncer submetidas a quimioterapia. A pesquisa comparou as crianças obesas com as saudáveis e com as que sofriam de câncer e descobriu que a obesidade afeta praticamente todas as atividades físicas, sociais e emocionais dos pequenos. A maioria das crianças muito obesas tem pelo menos um problema de saúde e falta quatro vezes mais à aula do que uma criança com peso normal. Elas têm também mais probabilidade de relatar que se sentem isoladas socialmente, ainda que não tenham sido clinicamente diagnosticadas como depressivas ou ansiosas, o que na maioria das vezes não são.[9]

Vocês estão me dizendo que uma criança gorda se sente tão triste e socialmente ignorada quanto uma criança com câncer? Para mim, essa pesquisa revela menos sobre a saúde infantil e mais sobre a necessidade de as outras crianças deixarem as gordas em paz. Em vez de os pais torturarem os filhos gordos por serem gordos, por que os pais desses pequenos provocadores não torturam seus filhos magricelas por serem uns idiotas?

Você realmente quer que seus filhos se sintam tão mal quanto você sempre se sentiu? Quer que eles passem pelo mesmo sofrimento que você passou? A melhor coisa que você pode fazer por seus filhos é ser um modelo para eles. Descubra a beleza que há em você. Descubra a força de seu corpo. Seja franca sobre sua luta. Junte-se a eles quando tiverem que comer verduras, depois saiam todos para brincar no quintal.

TER TUDO – OU PELO MENOS UM POUCO

Em algum momento da vida, olhamos ao redor para avaliar o que já conseguimos – uma carreira, uma família, um lar. Inevitavelmente nos sentimos insatisfeitas. Ficamos assustadas quando achamos que temos demais. Gostamos de criar problemas para nós mesmas. Adoramos fazer drama. Isso acontece quando arranjamos um encontro entre nossa melhor amiga e o cara por quem estamos apaixonadas. Quando contamos uma fofoca a alguém que sabemos não ser capaz de guardar segredo. Quando compramos alguma coisa que sabemos não ter condições de pagar. Quando oferecemos o que temos de melhor a homens cruéis. Observo as mulheres de hoje lutando contra a herança que o feminismo nos legou: o direito de votar e de ter voz no governo, um lugar na força de trabalho, dinheiro. Vivemos reclamando por não conseguir administrar nosso tempo. Nós nos sentimos culpadas por trabalhar e nos sentimos culpadas por ficar em casa. Esquecemos que "ter tudo" não era uma ordem – era uma opção que queríamos dar a nós mesmas. Era uma escolha que queríamos fazer.

A escritora Peggy Orenstein estudou esse enigma no livro *Flux: Women on Sex, Work, Love, Kids, and Life in a Half-Changed World*: "A vida das mulheres se transformou num complexo emaranhado de contradições econômicas, psicológicas e sociais, em que as oportunidades estão tão intimamente ligadas a constrangimentos que fazer uma escolha em uma área pode provocar conseqüências (ou benefícios) inesperados dez anos mais tarde em outra área". A advogada (e guru das dietas) Susan Estrich diz no livro *Sex & Power*:

Se as mulheres mais poderosas do país estão hesitando diante do poder, relutando em admitir que o têm e que gostam de tê-lo, alguém se surpreende que qualquer uma de nós não esteja disposta a lutar para consegui-lo? Se os caras legais chegam por último, deveríamos ficar chocadas com o fato de que as garotas legais nem sequer tenham entrado no jogo?[10]

Uma amiga minha, que enfrenta o dilema de conciliar a maternidade com a carreira, me contou como mudou seu paradigma ao conhecer uma executiva muito poderosa que havia adotado duas crianças. A executiva deu uma palestra em que afirmou que, embora adorasse o trabalho, a família sempre viria em primeiro lugar. Essa é a resposta correta, caso você esteja se perguntando. Não que você não deva trabalhar com dedicação ou concentrar toda a atenção em sua carreira, mas sua família é a prioridade. Portanto, tire esse problema da cabeça.

Em vez de dizer: "Agradeço por viver em uma cultura que me permite trabalhar", reclamamos por ter que escolher entre o trabalho e a família. Em vez de dizer: "Agradeço por ter o que comer", reclamamos que somos gordas demais. Precisamos cultivar a mente da mesma forma que cultivamos o corpo. Precisamos dar valor ao corpo para poder cultivar a mente.

Muitas pessoas frustradas com as dietas alegam que, na era vitoriana, as mulheres tinham um corpo muito diferente do das mulheres do mundo moderno. Elas ressaltam que uma silhueta corpulenta indicava uma mulher rica, influente, sexualizada e desejável. Só que elas esquecem que, na era vitoriana, a mulher não era avaliada unicamente pelo corpo. Como afirma a escritora Joan Jacobs Brumberg no livro *The Body Project*, a mulher era avaliada pelas boas ações prestadas à comunidade e pela atenção dedicada à família. A aparência era importante, mas não uma prioridade. Hoje os especialistas sugerem que

> desenvolver a auto-aceitação e a auto-estima – e não conseguir "o tipo certo de corpo" – é o que nos torna mais atraentes, confiantes

e à vontade conosco e com os demais. Eles sugerem que as pessoas devem mudar conscientemente a forma de reagir ao culto à beleza e concentrar a atenção "na mente e no coração, nas habilidades e nos talentos", para se sentir realizadas.[11]

O anseio de "ter tudo", assim como o anseio de ser magra, não foi criado por nós. Ele escapou a nosso controle, e seus parâmetros foram estabelecidos por forças externas a nós. Assim como fizemos com a palavra "gorda", é hora de redefinir "ter tudo". Cynthia Gorney analisa sua experiência e a das mulheres de sua geração:

> Nós nem chegamos perto de "ter tudo". Mas isto é o que eu penso: nós já conseguimos demais. Não sou economista nem analista política, mas sei que muita coisa já foi escrita em defesa da idéia de que aquilo que eu e minhas amigas estamos passando para uma geração mais jovem de mulheres é um gigantesco emaranhado de oportunidades e sacrifícios contraditórios, cuja única saída possível será escolher entre "Isto e Aquilo" – é como se, entre as mulheres que poderiam ser nossas irmãs mais novas e que seguem nossos passos, tivesse se espalhado a noção de que "é muito difícil o que vocês tentaram fazer. Não dá para fazer isso" [...]. A questão é que esta simplesmente se tornou a vida que sempre almejei: não a de minha mãe nem a de meu marido, mas um apanhado de ambas, um modelo que receio estar em perigo de desaparecer por ser considerado impraticável pelas pessoas que ouviram tantas mulheres como eu se desesperarem sobre tudo aquilo que estávamos perdendo. Nós não fizemos festa o suficiente para comemorar as partes incríveis, fizemos?[12]

Não, mas agora é uma boa hora para começar.

OS RESULTADOS NÃO SÃO TÍPICOS

Somos capazes de destruir a nós mesmas e a nosso espírito na busca pela juventude e pela beleza que, para começo de conversa, nem sequer pedimos para ter. Elizabeth Gilbert descreveu sua temporada em um retiro de ioga, no Extremo Oriente, após ter sofrido um colapso físico. Seu aprendizado, ao final da viagem, encheu meus olhos de lágrimas:

> Quanto a mim, meus olhos ardem de tanto chorar, o que não é de forma alguma tão impróprio assim, embora eu esteja passando pelo momento mais abençoado e transformador de toda a minha vida. Não estou chorando de tristeza ou por perturbação – como foram as lágrimas que derramei este ano. Estou chorando pela libertação e pelo entendimento. Estou chorando de compaixão por mim mesma e pelas mulheres ocidentais que passei a amar tanto nestas duas últimas semanas. Estou chorando por todos os momentos difíceis pelos quais já passamos, por todo o esforço que fizemos tentando fincar raízes nas áridas terras da cultura moderna, por todos os erros que já cometemos, por todas as horas em que lutamos e, principalmente, por isto: estou chorando por todas as coisas horríveis que algum dia dissemos ou pensamos sobre nós mesmas. Como pudemos nos tratar dessa forma tão deplorável? Por que não fomos mais gentis conosco?[13]

É fácil odiar as mulheres e odiar o corpo das mulheres quando não nos esforçamos para reagir. Precisamos aceitar nosso corpo. O seu não é perfeito? Ora, o meu também não é. Nem o de ninguém. É hora de redefinirmos a palavra "perfeição" ou de diminuirmos nossas expectativas. É hora de nos enchermos de compaixão em vez de arrependimento. Compaixão em vez de fome. Compaixão em vez de comida.

Tenho seguido uma rigorosa dieta de compaixão que envolve todos os aspectos de minha vida: meus relacionamentos, meu trabalho e meu corpo. Não me julgo mais por padrões que não tenham sido definidos por mim. Em algum momento, tive que parar de acreditar nas tradicionais estatísticas médicas, como o IMC e a relação peso *versus* altura, e estabeleci indicadores próprios para o equilíbrio do meu corpo. Vou sempre ao médico. Vivo pesquisando sobre novos medicamentos lançados no mercado e sobre medicina alternativa. Presto bastante atenção em minha pressão arterial e em meus índices de glicose e de colesterol. Faço diversas perguntas a mim mesma:

- Estou comendo porque estou com fome ou por carência? (Não que eu pare de comer, mas pelo menos me pergunto.)
- Estou comendo escondida?
- Ando comendo porcaria (ou seja, comida semipronta) ou comida de verdade (frutas, verduras, proteína, pães etc.)?
- Atinjo os batimentos cardíacos recomendados quando faço exercícios?
- Sinto-me flexível e forte?
- Sinto-me confortável em minhas roupas?
- Estou dormindo bem?
- Meus objetivos são razoáveis?
- Estou usando o bom senso?
- Estou sendo sincera comigo?
- Tenho demonstrado gratidão por todas as coisas boas da vida?
- Estou encontrando equilíbrio?

Posso não tirar a nota máxima, mas pelo menos as questões do teste que aplico a mim mesma são discursivas, não de múltipla escolha. Portanto: como me sinto hoje? Bem, meus tendões ainda estão doloridos por causa da ioga de ontem; meu relógio está frouxo no pulso e não estava assim alguns meses atrás. Se aperto meu braço, já consigo sentir o músculo que existe lá dentro, embora ninguém mais seja capaz de percebê-lo, a não ser que eu faça uma plástica. Não descarto a possibilidade. Sou uma Garota Gorda impetuosa, mas ainda não consigo usar blusa regata sem me sentir desconfortável. Esse é meu calcanhar-de-aquiles (ou seria braço-de-aquiles?).

Esta manhã, fiz uma caminhada acelerada por 35 minutos numa rua movimentada. Minha camiseta era comprida e toda hora embolava no bumbum, fazendo com que eu tivesse que diminuir o passo, além de estar me irritando. Mas eu estava com receio de enfiá-la na bermuda, porque algum conhecido poderia passar por ali e avistar meu bumbum exposto na rua. Então percebi que estava sendo ridícula. Enfiei a camiseta na bermuda e continuei andando. Até o momento, isso não virou manchete de jornal, e tudo continua bem pelo mundo.

Não espero encontrar o homem da minha vida hoje, mas, caso o encontre, acredito que, se for realmente o homem da minha vida, ele não vai me rejeitar quando vir a gordura que tenho nos joelhos.

Que eu saiba, a Gwyneth Paltrow não comparou o corpo dela ao meu no dia de hoje, então resolvi que não vou me comparar a ela.

Hoje não fiz dieta. Por que fazer dieta, se isso significa comer uma salada sem tempero no almoço e passar a tarde beliscando um pacote de Doritos que guardo na gaveta? Já passei por isso antes. Qual é o sentido de fazer isso? Ninguém melhor do que eu sabe como meu corpo funciona. Sei que *croissants* têm mais calorias que brócolis, que perco peso se me exercitar e que ganho peso se não tirar o bumbum da cadeira. Um dos motivos de me sentir bem com meu corpo é aceitar meus limites e assumir a responsabilidade por minhas escolhas. Talvez um dia eu encontre uma maneira de emagrecer um pouco, mas jamais conseguirei ser magra, e está tudo bem.

A idéia é ser aquilo que você é, e não aquilo que você não é. Passei a vida inteira dentro deste corpo tentando ser alguém que eu não era. A verdade é que – assim como combinamos a comida correta, exercícios, atitude, imagem e estilo – vou combinando tudo de modo que resulte na vida certa para mim, da melhor forma que posso. Enquanto isso, vamos dar um tempo a nós mesmas. Vamos reservar pelo menos um minuto de nosso dia em que não seja permitido falar mal de nós mesmas, nem pensar em quilos, calorias e carboidratos, nem ficar sonhando que a vida seria muito melhor se fôssemos a Julia Roberts.

Você pode escolher ser mãe ou executiva, ou ambas as coisas. Pode escolher ser feliz e saudável, ou nem uma coisa nem outra. Pode escolher ser gorda ou magra, ou pode escolher ter o corpo que tem hoje. Não se trata do que você vai escolher, trata-se do fato de ter uma escolha. Portanto, faça sua escolha. Escolha ser você mesma. E que os resultados jamais sejam típicos.

Notas

CAPÍTULO 1

[1] *Friends*, NBC, 12 de dezembro de 2002.
[2] Jill Serjeant, "Antes criticada, Fergie reinventa a si mesma nos Estados Unidos", *Reuters/Variety*, 10 de janeiro de 2003.
[3] *Shape*, novembro de 2002.

CAPÍTULO 2

[1] *De volta ao paraíso*, Chaiken Films, 2001.
[2] Fay Weldon, "É melhor ser magra?", *Allure*, 1994.

CAPÍTULO 3

[1] Camryn Manheim, *Wake Up, I'm Fat!* Nova York: Broadway Books, 2000.
[2] "Conselho do diretor nacional de Saúde aos consumidores sobre peso saudável", disponível em: <www.surgeongeneral.gov>.
[3] "Diretrizes a respeito do sobrepeso e da obesidade: tendências predominantes e temporais", disponível em: <www.nhlbi.nih.gov>.
[4] Betsy McKay, "Quem você está chamando de gordo? O padrão do governo confunde galãs e atletas com obesos de verdade", *Wall Street Journal*, 23 de julho de 2002.
[5] Jane Brody, "Médicos aconselham uma hora de exercícios por dia", *New York Times*, 9 de setembro de 2002.
[6] Betsy McKay, op. cit.
[7] Organização Americana para a Obesidade, <www.obesity.org>.
[8] Michael Specter, "O extremista", *The New Yorker*, 14 de abril de 2003.

[9] Editorial, "Lanches rápidos, não antibióticos rápidos", *New York Times*, 22 de junho de 2003.

[10] Douglas Martin, "Dr. Robert C. Atkins, autor de controversos livros de dieta campeões de vendas, morre aos 72 anos", *New York Times*, 18 de abril de 2003.

[11] Mui Poopoksakul, "Vigilantes do Peso incrementa freqüência às reuniões", *Fashion Wire Daily*, 20 de fevereiro de 2002.

[12] Patricia Winters Lauro, "Negócios da propaganda: as cinturas aumentam de tamanho, assim como a propaganda de uma variedade de programas e produtos de emagrecimento", *New York Times*, 13 de janeiro de 2003.

[13] Idem, op. cit.

[14] Nat Ives, "Aceita batata frita para acompanhar a salada?", *New York Times*, 5 de maio de 2003.

[15] Wikipédia, disponível em: <http://pt.wikipedia.org/wiki/McDonald's>.

[16] *In the Money*, CNN, 21 de junho de 2003.

[17] Susan Flockhart, "A grande questão", *Sunday Herald*, 15 de setembro de 2002.

[18] Alison McCook, "Pesquisa analisa os quilos perdidos com o Vigilantes do Peso", *Reuters Health*, 8 de abril de 2003.

[19] Vigilantes do Peso, folheto de propaganda, maio de 2003.

CAPÍTULO 4

[1] Wendy Wasserstein, "Ano novo, visual novo", *Harper's Bazaar*, janeiro de 2003.

[2] Erica Goode, "A inclinação a se empanturrar", *New York Times*, 22 de julho de 2003.

[3] Alexandra Lange, "O evangelho da verdade: emagrecendo a outra face", *New York*, 4 de agosto de 1997.

[4] Joelle Diderich, "Emagrecer para caber adquire um novo significado na Chanel", Reuters, 8 de outubro de 2002.

[5] Beth Landman, "Bom demais para ser verdade", *New York*, 30 de maio de 1994.

[6] Marian Burros, "Menos calorias que um sorvete, porém mais do que você pensa", *New York Times*, 2 de novembro de 2002.

[7] David Barboza, "Fabricantes de alimentos reduzem a gordura à medida que processos e regulamentos surgem", *New York Times*, 10 de julho de 2003.

[8] Bruce Horovitz, "Sob fogo cruzado, grandes indústrias alimentícias voltam-se para comidas mais saudáveis", *USA Today*, 1º de julho de 2003.

[9] Lauran Neergaard, "Preocupação com câncer no café-da-manhã", Associated Press, 25 de fevereiro de 2003.

[10] Maggie Farley, "Mãe processa cereal matinal por causa dos ingredientes", *Los Angeles Times*, 20 de maio de 2002.

[11] Greg Critser, "Deixe que comam gordura: a dura verdade sobre a obesidade americana", *Harper's Bazaar*, março de 2000.

CAPÍTULO 5

[1] Jane Stern, "Mentira grande e gorda", *Allure*, setembro de 1993.

[2] "Viciado em hambúrguer", *Sunday Times* (Londres), 13 de julho de 2003.

[3] Ginia Bellafante, "Quando a meia-idade parece apenas um prato vazio", *New York Times*, 9 de março de 2003.

[4] Mary Duenwald, "Um tamanho definitivamente não serve para todo mundo", *New York Times*, 22 de junho de 2003.

[5] Susan Flockhart, "A grande questão", *Sunday Herald*, 15 de setembro de 2002.

CAPÍTULO 7

[1] Paul Campos, "Um jogo de peso: o que a indústria das dietas não vai contar a você", *The New Republic*, 13 de janeiro de 2003.

[2] Jason Epstein, "Dose de carboidrato", *New York Times Magazine*, 1º de junho de 2003.

[3] Daniel Akst, "Na contramão: desapertando o cinto na força de trabalho", *New York Times*, 2 de março de 2003.

[4] Kathleen Gerson, "Trabalho sem preocupação", *New York Times*, 11 de maio de 2003.

[5] Randy Kennedy, "Visão estreita: 15 dólares por hora e ainda ter que correr do trem", *New York Times*, 26 de novembro de 2002.

[6] Jeanie Davis, "O gene da obesidade: ele realmente existe", Web MD, 30 de outubro de 2002.

[7] Denise Grady, "Hormônio que proporciona saciedade é descoberto", *New York Times*, 8 de agosto de 2002.

[8] "Pesquisa relaciona comer compulsivamente a uma mutação genética", *New York Times*, 20 de março de 2003.

[9] "Cientistas questionam se *fast-food* pode viciar", Yahoo News, 31 de janeiro de 2003.

[10] Jennifer Warner, "Distúrbios alimentares e o sistema imunológico", Web MD, 11 de dezembro de 2002.

[11] Pamela J. Johnson, "A obesidade é a maior ameaça aos Estados Unidos, afirma o diretor nacional de Saúde", *Orlando Sentinel*, 23 de janeiro de 2003.

[12] Elizabeth Fernandez, "Buscando grandes oportunidades num mundo magro", *San Francisco Chronicle*, 18 de março de 2002.

[13] Patricia Leigh Brown, "Jazzercise cede às pressões tamanho GG", *New York Times*, 8 de maio de 2002.

[14] Kevin Helliker, "Médicos começam a se preocupar com o preparo físico, não com o peso", *Wall Street Journal*, 23 de julho de 2002.

[15] Linda Stasi, "Vivendo e comendo magnificamente", *New York Post*, 22 de setembro de 2002.

[16] Michael Singer, "Terra da gordura", *New York Times Magazine*, 4 de março de 2001.

[17] MSNBC, 14 de janeiro de 2002.

[18] *Glamour*, julho de 2003.

[19] "Ele não está pesado: gordo porém saudável?", *People*, 2 de dezembro de 2002.

[20] "Estudos relacionam a gordura ao câncer", Associated Press, 24 de abril de 2003.

[21] Ira Dreyfuss, "Sociedade Americana de Oncologia ataca a gordura", Associated Press, 17 de fevereiro de 2003.

[22] Jane E. Brody, "Pesquisa abrangente acaba com a dúvida sobre a relação entre o excesso de peso e o câncer", *New York Times*, 6 de maio de 2003.

[23] Paul Campos, "A histeria sobre a relação entre gordura e câncer", *Rocky Mountain News*, 29 de abril de 2003.

[24] George King, "Meu coração parou", *New York Post*, 22 de fevereiro de 2003.

[25] Gina Kolata e Walt Bogdanich, "Apesar dos alertas de perigo, efedrina ainda é vendida", *New York Times*, 20 de fevereiro de 2003.

[26] Denise Grady, "Por que comemos (e não conseguimos parar de comer)", *New York Times*, 26 de novembro de 2002.

[27] Johns Hopkins Bayview Medical Center, "Diretrizes nutricionais após a cirurgia de redução do estômago", disponível em: <www.jhbmc.jhu.edu/NUTRI/gastricsurg.html>.

[28] Atul Gawande, "O homem que não conseguia parar de comer", *The New Yorker*, 9 de julho de 2001.

[29] Michelle Tauber e Mark Dagostino, "100 & contando", *People*, 18 de novembro de 2002.

[30] Atul Gawande, op. cit.

[31] Denise Grady, op. cit.

[32] Gina Kolata, "O que não sabemos sobre obesidade", *New York Times*, 22 de junho de 2003.

CAPÍTULO 8

[1] *Mulher de verdade tem curvas*, HBO Films e Newmarket Films, 2002.

[2] Kevin Helliker, "Médicos começam a se preocupar com o preparo físico, não com o peso", *Wall Street Journal*, 23 de julho de 2002.

[3] Rebecca Mead, "Taxa de queima", *Vogue*, abril de 2001.

[4] Gina Kolata, "Peso forma músculos, mas não do tipo adequado", *New York Times*, 19 de agosto de 2002.

CAPÍTULO 9

[1] Ellen Tien, "A doutora está atendendo", *Harper's Bazaar*, agosto de 2001.

[2] Alison Sweeney, "Como perdi treze quilos", *US Weekly*, 19 de maio de 2003.

[3] Larissa Phillips, "Comece o programa", *Allure*, julho de 1997.

[4] Kate Betts, "A ditadura da magreza", *New York Times*, 3 de março de 2002.

[5] Bill Hoffman, "O lamento de Twiggy", *New York Post*, 30 de setembro de 2002.

[6] *Shape*, novembro de 2002.

[7] Associação Nacional de Distúrbios Alimentares.

[8] Kristen Harrison, "Proporções do corpo ideal dos telespectadores: o caso da mulher magra e curvilínea", Plenum Publishing Corporation, 2003.

[9] Jennifer Tung, "Campo de treinamento para modelos", *Allure*, maio de 2001.

[10] Idem, "O esquadrão do corpo", *Vogue Australia*, janeiro de 2003.

[11] Tisha Campbell-Martin, "Como consegui minha vida de volta", *US Weekly*, 21 de abril de 2003.

[12] Geoffrey Cowley, "A biologia da beleza: o que a ciência já descobriu sobre atração sexual", *Newsweek*, 3 de maio de 1996.

[13] Jennifer Tung, "Saia na frente", *Allure*, janeiro de 2001.

[14] Alex Kuczynski, "Victoria's Secret na TV: mais uma prioridade para as mulheres", *New York Times*, 18 de novembro de 2001.

[15] Joe Soucheron, "As mulheres deveriam ser como as modelos de *lingerie*", *Pioneer Press*, 22 de novembro de 2002.

[16] Farrah Weinstein, "A vida na passarela da gordura: homens nova-iorquinos avaliam apelo sexual de desfile de moda", *New York Post*, 6 de fevereiro de 2003.

[17] Mary Duenwald, "Um tamanho definitivamente não serve para todo mundo", *New York Times*, 22 de junho de 2003.

[18] J. D. Heyman, "A ciência da sensualidade", *US Weekly*, abril de 1999.

[19] Aly Sujo, "Perigo à saúde: *jeans* apertados e de cintura baixa", *New York Post*, 9 de janeiro de 2003.

[20] Ginia Bellafante, "Na última fronteira do gênero", *New York Times*, 8 de junho de 2003.

[21] Rita Delfiner, "A mulher perfeita", *New York Post*, 12 de agosto de 2001.

[22] Drew Mackenzie, "O corpo bonito: a lista dos mais desejados", *Daily Mirror*, 16 de fevereiro de 2002.

[23] Johanna Huden, "O corpo de 100 mil dólares de Britney: isso é quanto uma nova-iorquina gastaria para ter as curvas dela", *New York Post*, 4 de dezembro de 2001.

[24] Deborah Schoeneman, "A febre do momento", *New York Post*, 19 de novembro de 2002.

[25] Aly Sujo, "Economia flácida", *New York Post*, 17 de abril de 2003.

[26] Richard Jerome, "Um corpo de matar", *People*, 30 de outubro de 2000.

[27] Alev Aktar, "A última novidade", *New York Daily News*, 10 de julho de 2003.

[28] Susannah Breslin, "Vaginas de grife", *Harper's Bazaar*, novembro de 1998.

[29] Alex Kuczynski, "Por que existem tão poucas cirurgiãs plásticas?", *New York Times*, 12 de julho de 1998.

[30] Anna Wintour, "Carta da editora", *Vogue*, abril de 2002.

[31] Idem, "Carta da editora", *Vogue*, abril de 2003.

[32] Bob Morris, "Um espírito feliz", *New York*, 3 de maio de 1999.

[33] Kate Betts, op. cit.

[34] Lisa Schwarzbaum, "Mulher britânica", *Entertainment Weekly*, 20 de abril de 2001.

[35] Ting Yu et al., "Furo de reportagem", 27 de janeiro de 2003.

[36] Ginia Bellafante, "Jovem e gordinha: que peso isso tem?", *New York Times*, 6 de janeiro de 2003.

[37] Linda Wells, "Carta da editora", *Allure*, agosto de 1997.

[38] Seth Mydans, "Amontoados nas cidades, os asiáticos estão se tornando obesos", *New York Times*, 13 de março de 2003.

[39] Reuters, 24 de março de 2003.

[40] Claudine Ko, "Não se pode perdoar a feiúra de uma mulher", *Jane*, agosto de 2002.

[41] Craig Z. Smith, "Arriscando os membros em busca de altura e sucesso na China", *New York Times*, 5 de maio de 2002.

[42] Erica Goode, "Pesquisa revela que TV influencia a imagem corporal e os hábitos alimentares das garotas de Fiji", *New York Times*, 20 de maio de 1999.

⁴³ Elaine Sciolino, "Cobertas da cabeça aos pés, as mulheres do Irã retocam a única parte descoberta do corpo", *New York Times*, 22 de setembro de 2000.

⁴⁴ Ian Fisher, "Avaliando a beleza com uma fita métrica, centímetro por centímetro", *New York Times*, 22 de maio de 2001.

⁴⁵ Erica Goode, "O rosto de Uganda não pode parecer ugandense", *New York Times*, 5 de maio de 2001.

⁴⁶ Norimitsu Onishi, "Globalização da beleza faz a magreza virar moda", *New York Times*, 3 de outubro de 2002.

⁴⁷ Alex Duval Smith, "Onde os homens amam mulheres gordas", *Marie Claire*, setembro de 2001.

⁴⁸ Norimitsu Onishi, "Diário de Maradi: na balança da beleza, o peso pesa mais", *New York Times*, 12 de fevereiro de 2001.

⁴⁹ Alex Witchel, "Um almoço com Emme: manequim 48, 86 quilos e porte de modelo", *New York Times*, 12 de março de 1997.

CAPÍTULO 10

¹ Julie Burchill, "Sou gorda, e daí?", *The Guardian*, 22 de fevereiro de 2003.

² Allison Anders, "Questões de peso", 14 de novembro de 2001, disponível em: <www.ew.com>.

³ Evgenia Peretz, "Vamos fazer do jeito do Ben", *Vanity Fair*, outubro de 1999.

⁴ Nancy Collins, "Cherry Poppin' Mama", *Rolling Stone*, 4 de março de 1999.

⁵ *People*, 27 de agosto de 2001, capa.

⁶ J. D. Heyman, "A obsessão de Hollywood pelo peso", *US Weekly*, 19 de março de 2001.

⁷ *More*, setembro de 2002.

⁸ Alessandra Stanley, "Horário nobre cai na real com heroína gordinha", *New York Times*, 8 de outubro de 2002.

⁹ Jeremy Helligar e Lori Majewski, "Kelly!", *US Weekly*, 12 de maio de 2003.

¹⁰ Liz Smith, *New York Post*, 16 de dezembro de 2002.

CAPÍTULO 11

¹ Richard Klein, *Eat Fat*. Darby: Diane Publishing Co., 1996.

² John Waters, "Até que enfim, garotas gordas sob os holofotes", *New York Times*, 11 de agosto de 2002.

³ Nancy Franklin, "Chegou a hora dela", *The New Yorker*, 14 de abril de 1997.

CAPÍTULO 12

¹ Madonna, "Como uma garota se sente", *Interview*, março de 2001.

² "Gorda e sozinha: diário em vídeo de uma adolescente revela desespero e solidão", *ABC News Primetime*, 21 de novembro de 2002.

³ Rita Delfiner, "Peso conta na hora do sexo: mulheres gordas aproveitam mais, dizem os médicos", *New York Post*, 4 de julho de 2000.

CAPÍTULO 13

¹ "Você não pode impedir", de *Hairspray*. Música de Marc Shaiman, letra de Marc Shaiman e Scott Wittman. Copyright © 2001 by Winding Book Way Music e Walli Woo Entertainment. Todos os direitos reservados.

² John Arlidge, "Medindo o mercado britânico", 10 de julho de 2000, disponível em: <www.just-style.com>.

³ "Senado argentino defende tamanhos 'reais' de roupas", 22 de junho de 2000, disponível em: <www.cnn.com/reuters>.

⁴ "Silhuetas maiores não podem ser ignoradas", 19 de setembro de 2002, disponível em: <www.cbsnews.com>.

⁵ Russell Scott Smith, "Vivendo volumosamente e adorando", *US Weekly*, 22 de abril de 2002.

⁶ Galina Espinoza e Amy Baumgartner, "A próxima grande novidade", *People*, 26 de maio de 2003.

⁷ Joyce Wadler, coluna "Boldface Names", *New York Times*, 13 de maio de 2003.

⁸ *The New Yorker*, 9 de setembro de 2002.

⁹ "Tamanho errado de sutiã pode afetar a saúde", 14 de março de 2003, disponível em: <www.newsnet5.com>.

CAPÍTULO 14

¹ Geneen Roth, *Carência afetiva e alimentação: uma questão delicada*. São Paulo: Saraiva, 1993.

² Larissa MacFarquahr, "Então você quer o divórcio", *The New Yorker*, 23 de abril de 2001.

³ Wendy Shanker, "Grande e no comando", *Time Out New York*, 20-27 de março de 2003.

⁴ *New York Post*, 15 de janeiro de 1999.

⁵ Op. cit.

⁶ Bill Hoffman, "A gorducha Monica abre a boca", *New York Post*, 3 de março de 2000.

⁷ Idem, op. cit.

⁸ Idem, "Calista: quilos à parte, sou igual a Monica e Linda", *New York Post*, 8 de março de 2000.

⁹ Pagan Kennedy, "Mulher-maravilha: a mulher mais forte do mundo", *New York Times Magazine*, 28 de julho de 2002.

¹⁰ Susan Chumsky, "Graça incrível", *New York Times Magazine*, 28 de abril de 2002.

¹¹ Julie K. L. Dam e Vivian Smith, "Garotas espertas", *People*, 10 de setembro de 2001.

CAPÍTULO 15

¹ Susie Orbach, *Gordura é uma questão feminista*. Rio de Janeiro: Record, 1978.

² Associação Nacional de Distúrbios Alimentares.

³ Bill Hoffman, "Meninas começam a detestar o próprio corpo aos 6 anos", *New York Post*, 9 de maio de 2003.

⁴ Karen Durbin, "Tamanho importa", *Elle*, setembro de 2000.

⁵ Michelle Malkin, "A verdadeira forma da maternidade", *New York Post*, 11 de maio de 2003.

⁶ *Vogue*, outubro de 2002.

⁷ Ralph Gardner, "Mãe *versus* mãe", *New York*, 21 de outubro de 2002.

⁸ Ginia Bellafante, "Saindo para se divertir ao estilo de Stepford", *New York Times*, 20 de outubro de 2002.

⁹ David Brown, "Estudo cita os efeitos da obesidade em crianças", *Washington Post*, 9 de abril de 2003.

¹⁰ Susan Estrich, *Sex & Power*. Nova York: Riverhead Books, 2001.

¹¹ Jane Brody, "Dando importância à forma feminina ideal", *New York Times*, 19 de novembro de 2002.

¹² Cynthia Gorney, "Ter tudo", *Harper's Bazaar*, agosto de 2001.

¹³ Elizabeth Gilbert, "Caminho para o êxtase", *Allure*, fevereiro de 2003.

SUGESTÕES DE LEITURA

SOLTEIRA SIM, SOZINHA NUNCA
(Barbara Feldon)
Depois de um problema no relacionamento, Barbara Feldon – conhecida mundialmente como a "Agente 99" do seriado *Agente 86* – viu-se vivendo sozinha. Mal ela sabia que essa época se tornaria um dos períodos mais enriquecedores e alegres de sua vida. Agora, Feldon divide seus segredos para viver sozinha e ser feliz assim. Ela dá receitas contra a solidão e os medos e responde todas as perguntas que surgem quando se vive sem um parceiro, cobrindo tanto os aspectos emocionais quanto os práticos da vida de solteira.

DE BEM COM A VIDA DEPOIS DOS 40
(Regan Marie Brown)
As reflexões perspicazes, bem-humoradas, profundas e inspiradoras encontradas neste livro vão ajudar as mulheres a descobrir e valorizar as alegrias de apreciar plenamente a liberdade recém-adquirida, estabelecer vínculos mais profundos com os amigos e familiares e aproveitar as magníficas oportunidades que ainda têm pela frente.

MENTIRAS NO ALTAR
(Robin L. Smith)
Com histórias tocantes e exemplos de trajetórias pessoais, a autora revela, entre outras coisas, por que é importante ter os olhos bem abertos no casamento, como cumprir as promessas feitas no altar e por que nunca é tarde demais para reavaliar e recuperar a relação. Ela, ainda, ensina como encontrar a verdade dentro de si mesmo e do parceiro e como converter os votos trocados entre o casal em planos realistas para um casamento longo e feliz.

MULHERES NO COMANDO: COMO LIDERAR SEM DESCER DO SALTO
(Caitlin Friedman e Kimberly Yorio)
As mulheres nem sempre tiveram os melhores modelos de chefia no trabalho, por isso ainda não têm muita orientação sobre o que fazer quando assumem o comando da empresa. Neste livro, as autoras ensinam você a ser forte sem ser possessiva, a ter opinião sem ser desrespeitosa, a ter pulso firme sem ser durona. Você vai aprender a assumir o papel de chefe de modo positivo, para poder ser mais mentora do que gerente, aquela que lidera, inspira e motiva.

MEDITAÇÕES PARA MULHERES QUE FAZEM DEMAIS
(Anne Wilson Schaef)
Nutra sua alma e alimente seu espírito com estas meditações, como têm feito, no mundo inteiro, milhões de mulheres ocupadas que encontram conforto com este *best-seller* mundial. Estas meditações diárias propiciam a inspiração e a orientação de que você precisa para relaxar, recarregar a energia e, mais importante, valorizar você mesma e o seu trabalho.

PEQUENO LIVRO DE ESTILO: GUIA PARA TODA HORA
(Ana Vaz)
Com suas dicas práticas e rápidas para mulheres, a consultora de estilo e imagem pessoal Ana Vaz vai ajudá-la a escolher a roupa ideal para passar a imagem que você quer. Descubra aqui como estar bem vestida em todas as ocasiões, com roupas que valorizam seu corpo e sua personalidade.

PEQUENO LIVRO DE ETIQUETA: GUIA PARA TODA HORA
(Ana Vaz)
Com suas dicas práticas e rápidas, a consultora de estilo e imagem pessoal Ana Vaz vai ajudá-lo a lidar de maneira elegante com diversas situações do dia-a-dia – desde como evitar gafes à mesa até como ser um hóspede sempre bem-vindo, como ter uma convivência harmônica com os vizinhos ou o que continua em uso no relacionamento entre homens e mulheres.

CINEMATERAPIA PARA A ALMA: GUIA DE FILMES PARA TODOS OS MOMENTOS DA VIDA
(Nancy Peske e Beverly West)
Neste livro você encontrará 150 dicas de filmes, tanto clássicos quanto contemporâneos, para os mais diversos momentos e estados de espírito. Divertido, brincalhão, espirituoso, este livro funciona como um remédio eficaz: levanta o astral, acalma a ansiedade, faz sair da monotonia, inspira coragem, renova a esperança, dá boas idéias, faz pensar, emociona, provoca boas risadas, apresenta novas perspectivas... e muito mais!

8 MINUTOS DE MEDITAÇÃO
(Victor Davich)
O programa de meditação apresentado neste livro foi elaborado para se adaptar ao seu estilo de vida agitado. De maneira simples, fácil e sem perda de tempo, você vai aprender técnicas de meditação que podem contribuir para reduzir a ansiedade e o estresse, baixar a pressão arterial, melhorar a atenção e a concentração, entre outros benefícios à saúde mental, espiritual e física.

RESGATE SEU CASAMENTO: COMO PROTEGER SEU RELACIONAMENTO DAS ARMADILHAS DO MUNDO MODERNO
(William J. Doherty)
Seu casamento está se deteriorando e você sente que ele logo pode acabar? Ou você é recém-casado e não quer cair nas armadilhas que levam tantos casais ao divórcio? Em qualquer caso, se você e seu cônjuge querem ser felizes e investir no relacionamento a dois, o livro *Resgate seu casamento* pode ajudá-los.